新一代信息技术与健康医疗融合应用

主　编　李小华　陈晓民　刘家红

副主编　（按姓氏笔画排序）

乔　昕　李　斌　张武军　张瑞虹　陈联忠

周　毅　赵　霞　胡文聪　赖志林

编　委　（按姓氏笔画排序）

王　淼	广州赛特智能科技有限公司	张智邦	广东省电信规划设计院有限公司
方俞文	广东省电信规划设计院有限公司	张瑞虹	广东省电信规划设计院有限公司
石大义	广东省电信规划设计院有限公司	陈芝宜	广东省电信规划设计院有限公司
曲振忠	北京嘉和美康信息技术有限公司	陈树乐	广东南方通信建设有限公司
乔　昕	北京深睿博联科技有限责任公司	陈晓民	广东省电信规划设计院有限公司
刘家红	广东省电信规划设计院有限公司	陈联忠	北京嘉和美康信息技术有限公司
麦磊鑫	广东省电信规划设计院有限公司	林小彬	广东省电信规划设计院有限公司
李　琳	中山大学	林志辉	广州医科大学附属第五医院
李　斌	广州医科大学附属第五医院	周　毅	中山大学
李小华	中国人民解放军南部战区总医院	赵　霞	中国人民解放军南部战区总医院
李昌勇	广东省电信规划设计院有限公司	胡文聪	广东南方通信建设有限公司
余俊蓉	中山大学附属第一医院	傅　鹏	广东南方通信建设有限公司
张　伟	北京深睿博联科技有限责任公司	温必荣	中国人民解放军南部战区总医院
张武军	中山大学附属第一医院	赖志林	广州赛特智能科技有限公司
张海波	中国人民解放军南部战区总医院		

U0283500

人民卫生出版社

·北京·

图书在版编目（CIP）数据

新一代信息技术与健康医疗融合应用 / 李小华，陈晓民，刘家红主编 . —北京：人民卫生出版社，2023.5
ISBN 978-7-117-34757-0

Ⅰ. ①新… Ⅱ. ①李…②陈…③刘… Ⅲ. ①计算机应用－医学②信息化－应用－医疗卫生服务 Ⅳ. ①R319②R197.1-39

中国国家版本馆 CIP 数据核字（2023）第 076054 号

| 人卫智网 | www.ipmph.com | 医学教育、学术、考试、健康，购书智慧智能综合服务平台 |
| 人卫官网 | www.pmph.com | 人卫官方资讯发布平台 |

新一代信息技术与健康医疗融合应用
Xinyidai Xinxi Jishu yu Jiankang Yiliao Ronghe Yingyong

主　　编：李小华　陈晓民　刘家红
出版发行：人民卫生出版社（中继线 010-59780011）
地　　址：北京市朝阳区潘家园南里 19 号
邮　　编：100021
E - mail：pmph @ pmph.com
购书热线：010-59787592　010-59787584　010-65264830
印　　刷：北京顶佳世纪印刷有限公司
经　　销：新华书店
开　　本：889×1194　1/16　印张：16
字　　数：507 千字
版　　次：2023 年 5 月第 1 版
印　　次：2023 年 7 月第 1 次印刷
标准书号：ISBN 978-7-117-34757-0
定　　价：52.00 元

打击盗版举报电话：010-59787491　E-mail：WQ @ pmph.com
质量问题联系电话：010-59787234　E-mail：zhiliang @ pmph.com
数字融合服务电话：4001118166　E-mail：zengzhi @ pmph.com

本书得到下列科技项目与基金项目支持

广东省基础与应用基础研究基金项目（2021A1515220186）

广州市科技计划项目（202102080526）

中国工程科技发展战略广东研究院重大战略咨询项目"健康广东发展战略研究"课题3：广东省医学与新

一代信息技术整合相关研究（2020-GD-2）

国家重点研发计划"智慧医养康服务一体化技术与应用研究"（2022YFC3601600）

国家重点研发计划"友好智慧健康宜居环境系统集成研究"（2021YFC2009402）

致　谢

感谢以下公司参与本书编写并提供技术资料（排名不分先后）

广东省电信规划设计院有限公司

北京嘉和美康信息技术有限公司

北京深睿博联科技有限责任公司

广州赛特智能科技有限公司

广东南方通信建设有限公司

前　言

新兴信息技术推动社会创新发展,需要信息技术与各行业之间的深度融合。20世纪90年代初,手机、电视开始采用数字信号,新兴数字信号技术与通信技术的融合产生了信息与通讯技术(ICT),极大地推动了技术进步和社会发展。新一代信息技术渗透到社会经济的各个层面,创建了两者深度融合的产物——数字经济。作为新兴融合发展业态,数字经济成为重组产业要素资源、重塑经济结构、改变竞争格局的关键力量,成为国家、地区的发展战略,成为推进新一轮科技和产业变革的必然选择。

近年来,国家先后发布了多份推进新一代信息技术创新发展的文件。《"十四五"国家信息化规划》指出,"十四五"时期是信息化创新引领高质量发展的重要机遇期,提出了构建普惠便捷的数字民生保障体系目标任务。《国务院办公厅关于推动公立医院高质量发展的意见》要求推动云计算、大数据、物联网、区块链、第五代移动通信(5G)等新一代信息技术与医疗服务深度融合。《"十四五"全民健康信息化规划》提出以新一代信息技术为有力支撑,以数字化、网络化、智能化促进行业转型升级,重塑管理服务模式,为建设健康中国、推动卫生健康事业高质量发展提供坚强的技术支撑。推动新一代信息技术与健康医疗的融合创新,实现共建共享、全民健康的"健康中国2030"战略目标,是广大医学信息化工作者的责任和担当!

本书通过介绍新一代信息技术的基本原理以及与健康医疗融合应用的现状与展望,让读者较为系统、全面地了解和掌握新一代信息技术与健康医疗的融合应用。全书分为15章,包括健康医疗数字化转型、互联网+医疗、医疗物联网、医学大数据、医疗云计算、医学人工智能(医疗数据、医学文档、医学影像、医疗机器人)、5G+健康医疗、医疗区块链、网络与信息安全、数字孪生和未来技术等内容,是国内目前内容最为完整的一部介绍新一代信息技术与健康医疗融合应用的专著。

本书编者包括国内医学、医学信息学、信息与通信、计算机科学等领域的专家学者,他们在新一代信息技术与健康医疗融合应用领域有深入的了解和广泛的实践。对于他们在本书编写过程中付出的辛勤劳动,致以衷心的感谢和崇高的敬意!

作为国内首部较为完整地介绍新一代信息技术与健康医疗融合应用的专著,本书的出版将为广泛深入开展新一代信息技术与健康医疗融合应用提供思路和指引,本书适用于医疗机构、医学院校、科研机构、信息化企业的研究、开发、应用以及教学、培训等。由于编写时间有限,疏漏之处在所难免,敬请读者指正。

主编

2023年3月

目　录

第 一 章

概　述

新一代信息技术的快速发展正在改变世界,从产业模式和运营模式,到消费结构和思维方式,信息技术对产业,甚至对国家发展进程的影响程度将会越来越深。在医疗卫生行业,新一代信息技术与医疗健康的融合发展已成为不可阻挡的时代潮流,大数据、人工智能、物联网、5G 等新一代信息技术在医学影像、区域医疗、医院管理等多个领域均起到重要作用,是促进医院数字化转型、推动医疗健康科技创新和行业高质量发展的核心技术力量。国家高度重视新一代信息技术在医药卫生领域的融合应用,以重塑医药卫生管理和服务模式,优化资源配置、提升服务效率。

第一节　新一代信息技术

新一代信息技术是以互联网、物联网、大数据、云计算、人工智能、5G 通信、区块链、数字孪生等为代表的高新技术,它既是传统计算机、集成电路与无线通信等信息技术的纵向升级,也是信息技术之间以及与相关产业的横向融合,如工业互联网就是新一代信息技术与制造业深度融合的新兴产物。除此之外,新一代信息技术也与生物工程、健康医疗产业等进行了深度融合。

一、新一代信息技术的发展历程

新一代信息技术不只是指信息领域的一些分支技术,如集成电路、计算机、无线通信等的纵向升级,更主要的是指信息技术的整体平台和产业的代际变迁。新一代信息技术是引领人类社会全面迈向信息时代的导航器。进入 21 世纪,信息技术的发展更是日新月异,信息技术产业加速融合发展,新一代信息技术产业突飞猛进,已经成为新时期推动经济社会又好又快发展的强大动力。

(一)新一代信息技术的演化

信息技术的创新不断催生出新技术、新产品和新应用,新一代信息技术的概念和内涵在不断演化。20世纪 80 年代以前普遍采用的大型主机和简易的哑终端被认为是第一代信息技术平台。从 20 世纪 80 年代中期到 21 世纪初,广泛流行的个人计算机和通过互联网连接的分散的服务器被认为是第二代信息技术平台。近 10 年来,以移动互联网、社交网络、云计算、大数据为特征的第三代信息技术架构蓬勃发展,新一代信息技术被国务院确定为七大战略性新兴产业之一,主要包括集成电路、人工智能、云计算、大数据、物联网等,数字化、网络化、智能化是新一代信息技术的突出特征。

（二）新一代信息技术的新体系

《中华人民共和国国民经济和社会发展第十二个五年规划纲要》中明确了战略性新兴产业是国家重点扶持对象,其中信息技术被确立为七大战略性新兴产业之一,新一代信息技术分为六个方面,分别是下一代通信网络、物联网、三网融合、新型平板显示、高性能集成电路和以云计算为代表的高端软件[1]。2016年12月,国务院印发《"十三五"国家战略性新兴产业发展规划》,明确要推动信息技术产业跨越发展,拓展网络经济新空间,实施网络强国战略,加快建设数字中国,推进"互联网 +"行动,实施国家大数据战略,做强信息技术核心产业,推动物联网、云计算和人工智能等技术向各行业全面融合渗透,构建万物互联、融合创新、智能协同、安全可控的新一代信息技术体系(图1-1)。2021年,《中华人民共和国国民经济和社会发展第十四个五年规划和2035年远景目标纲要》指出,我国新一代信息技术产业将持续向数字产业化、产业数字化方向发展。在数字产业化方面,将重点培育壮大人工智能、大数据、区块链、云计算、网络安全等新兴数字产业。新一代信息技术领域将秉持万物互联、广域覆盖、宽带实时、智能泛在的愿景,全面走向国际前列。

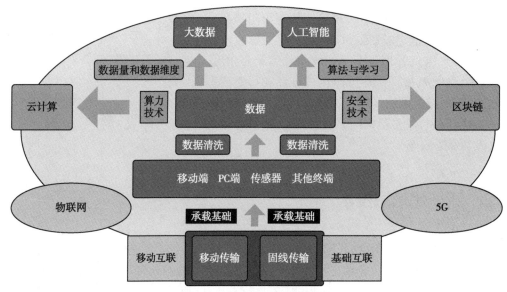

图 1-1 新一代信息技术体系

（三）新一代信息技术的新趋势

未来的5~10年是全球新一轮科技革命和产业变革从蓄势待发到群体迸发的关键时期,全球科技呈现多点突破、交叉汇聚的态势,颠覆性技术不断涌现。信息革命进程持续快速演进,物联网、云计算、大数据、人工智能等技术广泛渗透至经济社会的各个领域,信息经济的繁荣程度将成为国家实力的重要标志。

如果说过去20年信息产业的重点是生产和销售计算机、通信和电视设备,信息化的主要工作是推进数字化,那么未来新一代信息技术产业的重点将是网络化和智能化,将更加关注数据和信息内容本身的价值,数据才是驱动新一代信息技术发展的强大动力。新一代信息技术产业不仅重视信息技术本身的创新进步和商业模式的创新,而且强调信息技术渗透融合到社会和经济发展的各个行业,推动其他行业的技术进步和产业发展。新一代信息技术产业发展的过程,实际上正是信息技术融入社会经济发展各个领域创造价值的过程。新一代信息技术产业的发展每年都在以惊人的速度攀升,信息技术的快速发展正在改变世界,信息技术对城市地区,甚至对国家发展进程的影响程度将会越来越深刻,而它自身的发展趋势也会根据科研技术进展和市场热度不断变化,如今数字经济、人工智能、跨界融合和大工程、大平台模式已成为新一代信息技术产业发展的新趋势。

根据 Gartner 公司 2021 年发布的新兴信息技术周期曲线[2]（图 1-2），预计人工智能将在 5~10 年内达到高峰期，未来 10 年人工智能技术将无处不在，实现普惠化、大众化。区块链、数字孪生、物联网平台等数字化的生态系统技术正在成熟度曲线上快速移动。区块链和物联网平台现在已经越过了顶峰，它们将在今后 5~10 年内达到成熟阶段，数字孪生和知识图谱将紧随其后。

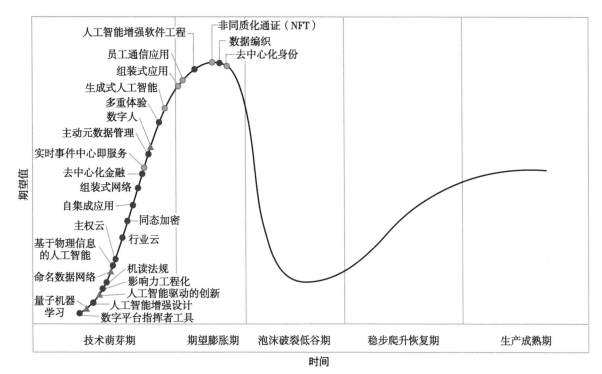

达到生产成熟期需要的年限：○ 不到2年　◑ 2~5年　● 5~10年　▲ 超过10年　⊗ 到达生产成熟期前即被淘汰

图 1-2　2021 年新兴信息技术周期曲线

二、国内外研究应用的进展

当前，新一代信息技术加速更迭，数字化、网络化、智能化深入发展，产业数字化转型成为大势所趋。以标准化为重要抓手，全力推进新一代信息技术创新和融合应用，是紧扣制造强国和网络强国建设目标，落实国家信息化发展战略的重要举措。

（一）国外研究应用的进展

近年来，国外机构和学者针对新一代信息技术标准研制和应用开展了广泛的研究，涵盖智能制造、基础软件、工业软件等诸多领域。国际标准组织（ISO）和美国机械工程师协会（ASME）等标准开发机构认识到标准对智能制造的重要性，制定并完善了一系列标准。美国国家标准与技术研究所（NIST）发布了当前智能标准概况，并为美国形成了拥有相关标准化框架的智能制造生态系统。德国工业 4.0 认为标准化是高度模块化和多供应商系统的关键，信息技术标准的应用推广是保证智能工厂生产线多模块之间互操作的基础，同时可以促进技术供应商之间的紧密合作。其他标准发展组织、委员会和工作小组也致力于信息与通信技术标准化活动的研究工作，如国际电工委员会工业过程测量、控制和自动化技术委员会（IEC/TC65）、电气和电子工程师协会（IEEE）、智能制造协调委员会（ISO/SMCC）等。

（二）国内研究应用的进展

从国内看，由于我国信息化和软件服务业的国际竞争力不断提高，正朝着追求质量和效益竞争的高质量发展模式转变。结合两化融合背景，健全信息技术标准体系建设工作对推动我国信息化和软件服务业转型升级、推广科研成果和新兴技术产业化、争取信息技术产业国际话语权具有重要意义。在推动国内标准化工作建设方面,通过借鉴美国、欧洲、日本标准化治理体系的成熟模式和发展实践,根据国内外信息技术和产业发展的最新形势,国家从健全优化标准化组织管理机制、建立多方主体共同参与标准制定修订长效机制、建立标准化复合型专业人才队伍培养机制、健全中国标准国际化工作机制等方面提出了中国信息技术标准化发展战略。

经过多年探索,我国形成了较为完整的新一代信息技术标准体系,凝聚了信息化和软件服务业高质量发展共识,汇聚了产业数字化转型发展合力,为我国信息化建设发展提供了重要保障。2021 年,中共中央、国务院印发的《国家标准化发展纲要》指出要"在两化融合、新一代信息技术、大数据、区块链、卫生健康、新能源、新材料等应用前景广阔的技术领域,同步部署技术研发、标准研制与产业推广,加快新技术产业化步伐"。

根据中国医院协会信息专业委员会《2019—2020 年度中国医院信息化状况调查》显示(图 1-3、图 1-4),已经有一部分医院应用了虚拟化与云计算、物联网、人工智能等新一代信息技术。

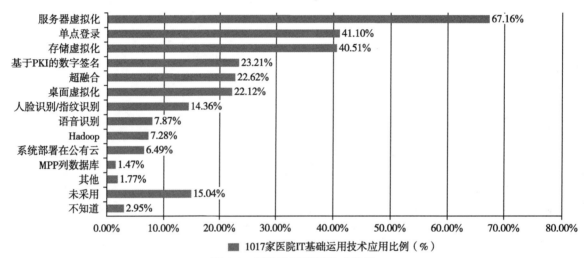

图 1-3 医院新 IT 基础技术应用

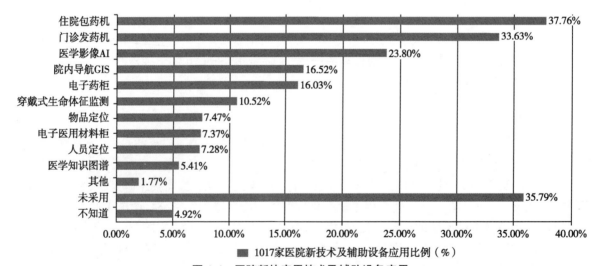

图 1-4 医院新的应用技术及辅助设备应用

第二节　融合与应用

我国已进入长寿时代,慢性病患者数量增加推动健康医疗需求增加,同时国民收入及政府在卫生方面支出增长、信息技术进步和政策利好推动医疗行业发展。医疗科技在数字医疗服务、医疗信息化、制药信息化、人工智能（AI）药物研发、AI医学影像、类器官技术及生物芯片等医疗健康领域中都极为关键，是未来健康医疗的重点发展方向之一。

一、融合与应用的驱动因素

我国新一代信息技术与健康医疗融合与应用发展源于多种因素推动，最主要的四个驱动力为需求、政策、投资及技术（图1-5）。

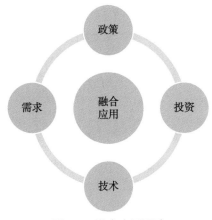

图1-5 融合应用驱动

（一）卫生资源需求驱动

我国卫生生态系统包括医疗系统、医药系统和医保系统，存在医疗效率低、非医保覆盖药品价格高、医保系统入不敷出等痛点。我国医疗资源与医疗需求严重倒置，数量最少的三甲医院承担了全国过半的就诊人次，大量基层医疗资源未被利用；同时就诊时的"三长一短"问题消耗了患者的时间，医院各环节信息不流通、效率低。新药研发具有研发成本高、研发周期长、成功率低三大高风险特性，药物开发的投资回报率从2010年的10.1%下降至2019年的1.8%。医学影像分析工作烦琐重复，工作量巨大，极度消耗医生的精力，影像科医生人员缺口大、工作效率低，服务模式需要创新。

（二）政策驱动

数字医疗行业发展过程中离不开政策扶持；医疗是政策导向型行业，医疗信息化主要受政策驱动，推动医院、医保、远程医疗等各个环节信息化进程，规范行业发展方向。政策驱动制药信息化发展，覆盖全过程的药物追溯系统、健康信息服务、大数据应用为制药信息化重要的发展方向。

1. 世界卫生组织发布的《数字健康全球战略报告（2020—2025）》指出，数字健康被理解为"与开发和使用数字技术改善健康相关的知识和实践领域"，包括更广泛的智能设备，使用智能连接设备的数字消费者，与物联网、人工智能、大数据和机器人技术相结合的健康服务等内容。

2. 2020年3月，民政部、中央网信办、工业和信息化部、国家卫生健康委员会联合印发了《新冠肺炎疫情社区防控工作信息化建设和应用指引》，要求将社区防控工作与现代信息技术深度融合，强化"外防输入、内防扩散"的技术支撑，提高社区防控的信息化、智能化水平，减轻参与城乡社区疫情防控工作人员的工作压力。充分发挥物联网、大数据、人工智能等信息技术的优势，有效支撑社区疫情防控工作。

3.《"健康中国2030"规划纲要》提出以提高人民健康水平为核心，以体制机制改革创新为动力的发展愿景，是我国一段时期内推进中国健康医疗建设的行动纲领。以互联网＋、物联网、大数据、云计算、人工智能、5G通信、区块链、数字孪生等为代表的新一代信息技术正在成为引领和推动新一轮科技革命的核心力量,将会深刻影响健康医疗行业,新的医疗服务模式、健康管理形态、行业监管要素及手段将会快速迭代更新。

4. 国家卫生健康委员会、国家医疗保障局、国家中医药管理局围绕解决人民群众医疗健康中的急难愁盼问题,研究制定并颁布了《关于深入推进"互联网+医疗健康""五个一"服务行动的通知》(以下简称《通知》),要求推进新一代信息技术在医疗卫生健康行业深度应用创新发展,进一步优化资源配置,提升服务效率,加强线上监管,强化安全保障。支持"互联网+医疗健康"示范省(区、市)结合实际先行先试,探索创新医疗健康服务新模式,提升患者看病就医获得感。

《通知》包括五方面内容:一是推动"一体化"共享服务,提升便捷化、智能化、人性化的服务水平,主要包括坚持线上线下一体融合,优化医疗服务流程,推动区域信息共享互认,方便老年人就医等内容。二是推动"一码通"融合服务,打破多码并存、互不通用的信息壁垒,包括强化行业内的"一码通行"等内容。三是推进"一站式"结算服务,完善互联网+医疗在线支付工作,包括推行"一站式"及时结算、落实"互联网+"支付政策等内容。四是推进"一网办"政务服务,化解办事难、办事慢、办事烦的问题,包括扩大政务共享服务,便捷信息查询服务,推进基层减负服务等内容。五是推进"一盘棋"抗疫服务,加强常态化疫情防控信息技术支撑,包括强化早期监测预警,加强疫情防控支撑,深化防疫服务等内容。

(三)投资驱动

资本的加持会使行业快速扩张,资本对国内医疗信息化的支持,推动了其发展,在此过程中以腾讯和阿里巴巴等为代表的国内企业也在积极布局并投资医疗软件相关业务,在推动行业需求增加的同时,促进了对行业的资本支持。

(四)技术驱动

近年来我国重视对医学、技术及相关复合型人才的培养,一定程度上满足了卫生信息行业发展对医疗、技术及相关领域人才的需求。

国家不断加强医疗行业顶层设计,推进新一代信息技术与健康医疗高度融合,促使健康医疗行业从高增长进入高质量发展阶段,以5G、大数据中心、人工智能、区块链、云计算等新型基础设施作为重要载体,具备数字化升级、智能化应用、技术融合与创新等特征的一系列卫生健康服务与管理活动。新一代信息技术将在业务和治理层面为健康医疗行业发展带来根本改变。

二、主要的融合与应用

互联网、大数据、人工智能等新一代信息技术的成熟发展并渗透应用于医疗信息化行业,为医疗资源配置、临床业务流程、医院管理、发展战略决策等提供了重要的数据与技术支撑。与此同时,新一代信息技术的融合应用将有助于优化和创新健康医疗运作模式,丰富诊疗过程的技术手段,促使医疗机构实现智能化、精细化管理,提升医疗机构的运营效率与监管机构的监管效率,进而逐步催生出新的市场需求,为健康医疗创造崭新的机遇。

(一)互联网+健康医疗

近年来,互联网+医疗成为各方资本纷纷关注的热点,希望通过互联网+颠覆传统医疗健康行业,打造互联网医疗新业态。医疗健康领域已成为互联网+的新风口,各类应用层出不穷,各种商业模式百花齐放[3]。互联网+健康医疗产业是互联网与健康医疗相结合而形成的一种新兴产业,随着人民生活水平的提高与人口老龄化的加剧,人民群众对医疗健康的需求日益增长。在国家政策、供需不平衡和技术进步等多因素的驱动下,互联网与健康医疗产业开始加速融合,互联网医疗市场发展迅速。与传统医疗体系相比,互联网+健康医疗的模式拓展了服务范围,资源得到了优化配置,在咨询、就医、购药等方面为人民带来了更多的便利。

互联网＋医疗在分级诊疗、健康管理、公共卫生、医药流通等方面正逐步发挥重要的支撑作用。在分级诊疗领域,我国致力于建立"基层首诊、双向转诊、急慢分治、上下联动"的分级诊疗模式。在国家政策的推动下,各地积极开展探索,并已形成了以慢病管理、医联体、诊疗病种、家庭医生签约、医保政策为切入点的多种分级诊疗模式。

1. 健康管理领域　互联网＋健康管理已创新出多种服务模式。通过建立物联网数据采集平台,居民可通过智能手机、平板电脑、智能手表等移动设备或相关应用全面记录个人运动、生理数据;通过建立健康管理干预辅助平台,签约医生可动态监管用户的健康数据,并通过电话、视频、短信等方式提供远程健康协助,提升用户健康管理的依从性。通过建立管理大数据分析平台,疾病防控部门可通过分析云端数据,对传染病流行或者突发公共卫生事件进行预警,对健康、亚健康人群进行危险因素干预。在互联网＋的助力之下,我国正大步迈向个性化、精准化健康管理时代。

2. 就医流程优化领域　互联网＋有效缓解了就医"三长一短"的现象。借助移动互联网、移动终端等应用,患者可完成包括预约挂号、候诊、检查缴费、报告查阅、药品缴费、医患互动等多个环节,大大缩短了院内就诊时间。医生可随时通过移动设备了解患者的信息,及时了解患者出院后的康复状况,医护团队可以实时共享信息以保证紧密合作,降低信息误传的概率。医院可通过审方系统和辅助诊断系统支持医生合理用药和治疗,提升诊疗效果并控制费用,进而大大提升患者在院内的就医体验。

3. 公共卫生领域　"互联网＋"的应用可以通过记录人们的日常行为、生理数据完善已有的电子健康档案,解决档案记录不全、更新不及时、信息不真实等问题;完善、全面的居民电子健康档案极大地方便了居民的诊疗活动,为业务管理部门制订卫生保健计划提供决策依据。同时,通过深化应用互联网＋技术,管理部门可深入监管整个服务环节,全面提升了公共卫生监测评估能力。

(二)医疗物联网

物联网是继计算机、互联网之后的又一新的信息科学技术,目前世界多个国家将物联网作为发展新经济技术的主要突破口之一[4],同时物联网也是未来智慧医疗的核心。2021年3月15日,国家卫生健康委员会制定了《医院智慧管理分级评估标准体系(试行)》,提出了一整套用于指导医院以问题和需求为导向持续加强信息化建设、提供智慧服务,进而建立智慧医院的基础框架体系。该标准体系明确了医疗物联网参与下的急救衔接、信息推送、药品调剂与配送、智能导医、远程医疗、安全管理等部分的具体功能和评价指标,这为医疗机构践行医疗物联网政策提供了具体的操作标准指南。

物联网技术在医疗领域的应用能够帮助医院实现人和物的智慧化管理,图1-6为医疗物联网应用的架构。

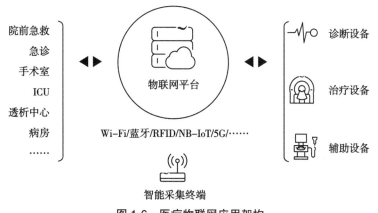

图1-6　医疗物联网应用架构

物联网技术在健康医疗领域有多方面的用途,其基本内容包括以下五个方面。

1. 人员管理智能化　实现对患者的监护跟踪、流动管理、出入控制与安全管理。应用婴儿安全管理系统、医护人员管理系统加强出入婴儿室和产房人员的管理,对婴儿、母亲与护理人员进行身份确认,在发生偷抱或误抱时及时发出报警,同时可对新生儿身体状况信息进行记录和查询,确认新生儿安全。

2. 医疗过程智能化 依靠物联网技术通信和应用平台,实现包括实时付费、网上诊断、网上病理切片分析、设备互通、挂号、诊疗、查验、住院、手术、护理、出院、结算等智能服务。

3. 供应链管理智能化 提供药品、耗材、器械设备等医疗相关产品在供应、分拣、配送等各个环节的供应链管理系统。依靠物联网技术,实现对医院资产、血液、医院消毒物品等的管理。产品物流过程涉及很多不同信息,企业需要掌握货物的具体地点等信息,从而作出及时反应。在药品的生产上,通过物联网技术实施对生产流程、市场流动以及患者用药的全方位监测。

4. 医疗废弃物管理智能化 实现医疗废弃物全程可追溯,可以通过物联网设备采集数据、提炼数据,实现医疗废弃物收集转运全流程监控并进行分析、统计,以作出管理决策。

5. 健康管理智能化 实行家庭健康安全监护,实时得到家庭成员全面的医疗信息。远程医疗和自助医疗可以及时采集信息,并使信息高度共享,可缓解资源短缺、资源分配不均的窘境,降低公众的医疗成本。

物联网在医疗信息化领域的应用对社会具有重要意义。人民群众对于医疗卫生服务的要求越来越高,而物联网技术的出现,不仅满足了人民群众关注自身健康的需要,而且推动了医疗卫生信息化产业的发展。物联网技术在医疗领域的应用潜力巨大,能够帮助医院实现人和物的智慧化管理,满足医疗健康信息、医疗设备、公共卫生安全的智能化管理等方面的需求,从而解决医疗平台支撑薄弱、医疗服务水平整体较低、医疗生产安全隐患等问题。

(三)医疗大数据

大数据技术在医疗领域的技术层面、业务层面都有十分重要的应用价值。在技术层面,大数据技术应用于非结构化数据的分析、挖掘,大量实时监测数据分析等,为医疗卫生信息平台建设提供技术支持。在业务层面,大数据技术可以向临床医生提供临床辅助决策和科研数据分析等服务;向管理者提供优化医疗服务流程、绩效管理、运营管理支持;向居民提供健康监测支持。图1-7为健康医疗大数据的主要应用场景,大数据技术在健康医疗领域的应用包括以下几方面。

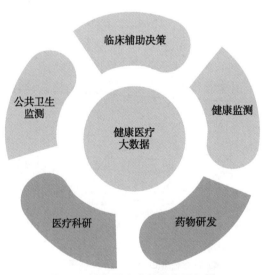

图1-7 健康医疗大数据应用场景

1. 临床辅助决策 在传统的诊疗模式中,医生只能依靠自己的经验和知识储备对患者进行诊治,局限性很大。大数据技术则可以将患者的体征信息、病历数据、影像数据、检验结果等各种数据录入大数据系统,通过机器学习和挖掘分析等方法进行整理分析,可为医生制订患者的诊疗方案提供参考依据。

2. 医疗科研 在医疗科研领域,运用大数据技术可以很方便地对各种数据进行筛选、分析,为科研工作提供强有力的数据分析支持。如利用大数据技术实现对多源异构的原始医疗数据进行处理,形成标准化、高质量的临床专病数据库,极大地提升了医生的科研效率,深度挖掘真实世界医疗大数据的临床价值,推动我国医疗技术水平的提升。

3. 健康监测　在居民的健康监测方面,大数据技术可以对居民的体征信息、诊疗信息、体检信息等进行监测和收集分析,经过大数据整合处理后的这些信息可以为患病居民治疗方案的制订提供更有针对性的支持。对于健康居民,大数据技术通过集成整合相关信息、挖掘数据对居民健康进行智能化监测,并通过移动设备定位数据对居民健康影响因素进行分析,为居民提供个性化的健康管理服务。

(四) 医疗云

虚拟化技术的首次开发是在20世纪60年代,当时是为了对大型机硬件进行分区以提高硬件的利用率。虚拟化是一个广义的术语,在计算机方面通常是指计算元件在虚拟的基础上而不是真实的基础上运行。虚拟化技术可以扩大硬件的容量,简化软件的重新配置过程。中央处理器(CPU)的虚拟化技术可以单CPU模拟多CPU并行,允许一个平台同时运行多个操作系统,并且应用程序可以在相互独立的空间内运行而互不影响,从而显著提高计算机的工作效率。云计算是信息时代的又一种革新,具有很强的扩展性和需要性,可以为用户提供一种全新的体验,核心是可以将很多计算机资源协调在一起。用户通过网络就可以随时随地、便捷地从可配置计算资源共享池中获取所需的服务器、网络、存储、应用程序和服务等资源,同时获取的资源不受时间和空间的限制,使管理资源的工作量和与服务商的交互降到最低。

虚拟化是操控硬件的软件技术,而云计算是指由操控产生的服务。可以将虚拟化视为技术,将云计算视为服务,虚拟化是云计算的基础技术能力。云计算和虚拟化是密切相关的,但是虚拟化对于云计算来说并不是必不可少的。

医院的主要核心业务系统都有独立的服务器和各自的存储,并且需要在各个系统的终端上设置相应的软件配置,首次配置和日后维护的工作都是相对烦琐的。应用服务器虚拟化配合存储虚拟化,与独立服务器配合各自的存储相比,前者的灵活性强,可以根据信息系统对于计算能力和存储空间要求的不同来分配资源,并可以根据系统对于性能要求的增加进行动态资源扩容;后者则只能在最初设计的时候考虑足够的资源来满足日后的系统扩展要求,若不能满足,则只能通过停机、添加新服务器和存储来满足系统对资源的要求。

(五) 医学人工智能

2012年以来,人工智能在深度学习算法的突破下迎来了新一轮的发展热潮,计算机视觉、智能语音、自然语言处理等人工智能的核心技术在金融、安防、医疗、教育等多个行业发展迅速,极大地提升了行业效率,解决了行业痛点[5]。2017年人工智能被写入《政府工作报告》,并出台了《新一代人工智能发展规划》等多项政策文件[6],制定了人工智能发展规划远景目标,人工智能成为国家战略。

"人工智能 + 医疗"是人工智能技术赋能医疗健康产业的现象,以机器学习和数据挖掘为两大核心技术的人工智能在医疗行业深入融合,各应用场景下的医疗人工智能产品和服务带来了医疗健康行业的降本增效,从而衍生出医疗数据服务、机器学习服务、医疗研发服务等新的医疗新兴细分行业,拓展了医疗领域的边界,重塑了医疗健康相关产业链。目前,人工智能在健康医疗中的融合应用主要包括以下内容。

1. 智能问诊　智能问诊主要用来解决目前医疗领域普遍存在的医患沟通效率低与医生供给不足两大难题。智能问诊是患者在完成挂号后,访问具有智能问诊系统的医院手机应用程序(App)或公众号的智能问诊模块,系统根据患者交互输入的基本信息、症状、既往病史、过敏史等信息生成初步诊断报告,将其推送给医生,减少医患沟通内容、缩短问诊时间,提升医患沟通效率。

2. 医学影像　医学影像是目前人工智能在医疗领域最热门的应用场景,主要运用计算机视觉技术对医学影像进行分割、特征提取和对比分析,以及手术中的三维影像重建等。我国目前影像科、放疗科医生供给严重不足,具有丰富临床经验、高素质的医生十分短缺,影像科医生基于经验判断容易导致误诊和漏诊,医生阅片数量庞大且耗费时间较长。人工智能应用在医学影像领域将能够为医生阅片和靶区勾画提供辅助和参考,大幅节省医生的时间,提高诊断、放射治疗及手术的精度。

3. 疾病风险预测　现代医学是从患者的各种生化、影像的检查结果中对疾病作出诊断,如果要实现疾病的未来发展预测,往往力不从心。随着人工智能技术的发展,能够实现部分疾病的可能性预测。人工智能可以根据患者的行为以及影像、生化等检查结果进行疾病的筛查和预测,目前国内外的研究已经通过人工智能技术实现了脑疝预测、慢性肾病分级预测、心脏病患者死亡预测、骨关节炎发展预测、流行病风险预测等。

医疗数据的敏感性和严格的隐私保护规定限制了"人工智能＋医疗"所要求的高质量聚合数据的收集。"人工智能＋医疗"的发展离不开高质量的临床大数据的支撑,但某些临床数据涉及患者隐私等诸多问题,难以满足多平台之间的互联互通,阻碍了"人工智能＋医疗"的发展。当人工智能的输出结果与医生的认知权威相悖时,需要有完善的机制来解决人机分歧。因此,需要完善人工智能的辅助决策体系,明确人工智能(AI)系统的辅助决策定位。同时明确人工智能的伦理界限,细化个人隐私信息界定范围,对于数据的收集与共享必须符合国家相关法律法规和政策要求。

(六) 5G+ 健康医疗

移动通信经过了几十年的发展以及持续不断的消费升级,通信制式已经从第一代移动通信技术(1G)的模拟通信进入了当前的第五代移动通信技术(5G)的全数字通信时代,带动了各个产业的升级发展。5G通信技术作为我国战略性新兴产业,以其高速率、低时延和大连接等特性为各行业的创新发展奠定了传输基础。5G新技术在医疗领域的技术融合、移动应用、数据共享、物联网应用等方面有着丰富的应用场景,对满足各种医疗场景下(图1-8)的就诊需求、推动医疗信息化发展、提升医疗机构精细化管理水平具有重要作用。

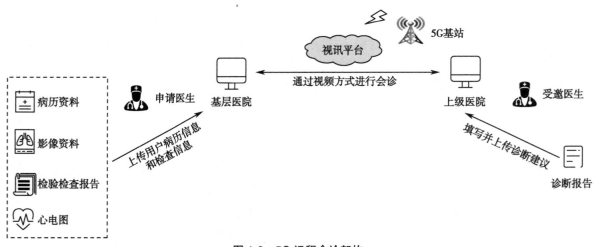

图 1-8　5G 远程会诊架构

1. 数据共享方面　5G 有效解决了现有 4G 网络大数据量传输的瓶颈问题,能够提供更加稳定、快速、低延迟的数据传输,为实现医疗数据共享,提升院前急救水平奠定了基础。在影像数据传输方面,通过 5G 可实现患者影像资料在区域间各机构的共享,专家和患者在移动设备上快速浏览和下载,并且传输的影像资料的质量可达到医学诊断级别。在院前急救能力提升方面,通过 5G 移动边缘计算、网络切片等新技术的应用,实现车内患者病情状态、病历信息等从急救车实时传输到院内接诊中心,对患者病情可进行实时数据共享,使急救医生能够快捷掌握患者病情变化情况。

2. 远程通信方面　5G 新技术的核心竞争力主要体现在通信能力提升,基于"5G+4K"的视频互动能够有效支持多学科会诊的开展,医生通过移动端可查看患者资料,快速便捷地开展会诊。在远程查房、教学等方面,借助 5G 网络和移动推车等终端设备,可实现视频高清交互。在护理方面,5G 低时延、高可靠的特性被充分应用于静脉治疗优化和病情变化预测领域。

3. 定位与状态监测方面　通过 5G 网络高效率的反馈特性,可实现患者的精准定位。对于摔倒或者受到攻击等突发情况,可实现自动警报。结合可穿戴设备、利用 5G 传输完成患者的在家随访,定时传输患者的血压、体温等数据。通过智能化分析作出预判和提醒,医生可提前介入以使患者获得最佳治疗时机,促进医疗服务从医院转移至家庭。医院成为大数据中心,为患者提供更加科学、合理的治疗和康复方案。

4. 新技术的融合创新　① 5G+ 虚拟现实,通过 5G+ 虚拟现实技术实现高清手术直播,打破了传统网络的束缚,医生可以无卡顿地观摩现场手术情况,并同步进行场外临床操作技能指导。相比传统的手术示教活动,5G+ 虚拟现实技术的协同模式具有更快速、更精准、更直观、更安全等优势,可帮助临床医生多次模拟学习高难度手术,提升手术成功率。② 5G+ 医疗机器人,结合 5G 网络技术、远程控制技术、机器人操作技术等,实现跨地域远程精准手术操控和指导,有效保障远程手术的稳定性、实时性和安全性,降低患者就医成本、助力优质医疗资源下沉。

5G 网络凭借其优势突破了传统网络带宽延时等瓶颈,为健康医疗带来更多的场景应用,特别是医疗数据共享、远程会诊、院前急救等场景,都将加速医疗信息化的升级创新,推动智慧医疗服务体系建设。当前 5G 在医疗领域整体发展前景态势好,有关 5G 医疗健康的前期探索已经取得了较好的示范效果,未来还需要进一步融合其他新一代信息技术,优化业务场景,支撑医疗机构实现数字化转型,促进医疗行业的数字化转型真正走向智慧化和智能化。

(七) 医疗区块链

随着健康医疗大数据的快速发展,医疗业务数据呈现指数型快速增长,大量数据涉及居民个人健康、个人隐私等信息,如何高效地进行存储、管理、分享,成为限制行业发展的瓶颈。图1-9 为区块链的分层架构,区块链凭借着其去中心、防篡改、可追溯、隐私保护的分散管理特性,为解决健康领域中数据存储和共享的安全性问题提供了路径,当前区块链技术正以惊人的速度、颠覆性的方式向前发展。

近年来,学者们强调区块链技术对传统互联网安全的突破,专注于构建区块链共识过程基础模型、分布式数据等技术的介绍,并致力于将这种加密的安全技术应用于电子病历、医疗数据乃至自我医疗管理等医疗领域中,进而产生了医疗区块链等方面的概念技术。区块链技术应用于医疗健康领域是大势所趋,它所带来的将会是一个彼此信任、公开透明以及自动执行的健康管理模式变革。区块链技术从数据处理技术提升、健康业务流程优化以及健康管理应用拓展三方面深入医疗健康领域,并引入了远程医疗,安全拓展了数据交流能力,降低了监控成本,推动健康协作,但如何把区块链 + 应用到整个健康领域的生产环节,利用好区块链底层技术平台,是医疗健康领域的重大工程。未来的研究将更加注重对区块链技术的应用,从数据安全性存储向整个数据开发和决策支持系统延伸,将时间戳技术从溯源管理向信用管理方向延伸,将医疗监测向健康监控方向延伸。同时,也将共享不同数据格式,基于区块链的各类技术平台之间制定统一标准,研究如何实现分部门、分等级、分终端信息进行数据共享。

(八) 医学数字孪生

数字孪生是物理实体的虚拟模型,现实世界的数字映射,既描述其静止状态,也描述其动态行为,还可以从大数据中预测未来的发展趋势,为实体提供最优决策支持。得益于物联网、大数据、云计算、人工智能等新一代信息技术的发展,数字孪生逐渐从概念走向落地,其应用正从制造业、工业等领域不断衍生拓展,而在医疗健康领域,更呈现出广阔的前景。

1. 数字孪生在医疗健康领域的应用　使用现代数据管理、人工智能、远程诊断等技术可以缓解日益增长的患者医疗保健需求与不充分的医院服务之间的矛盾。人体是一个复杂的系统,健康管理可以改善人体的健康状况,减少到医院的次数,提高诊断和治疗的质量和效率。如今,人们越来越关注智能医疗和健康管理,数字孪生可能成为解决当前医疗需求的有效方案之一。

数字孪生应用到人体时,可通过人体的数字化表现动态反映人体的生理状态和生活方式,对改善人们的身体状态具有较高价值。将数字孪生应用到医疗健康领域,可以基于患者的健康档案、就医史、用药史、智能可穿戴设备检测数据等信息在云端为患者建立医疗数字孪生体,并在生物芯片、增强分析、边缘计算、人工智能等技术的支持下模拟人体运作,实现对个体健康状况的实时监控、预测分析和精准医疗诊断。

虽然,数字孪生在医疗健康领域处于起步阶段,但未来的想象空间很大,如今数字孪生技术在心血管

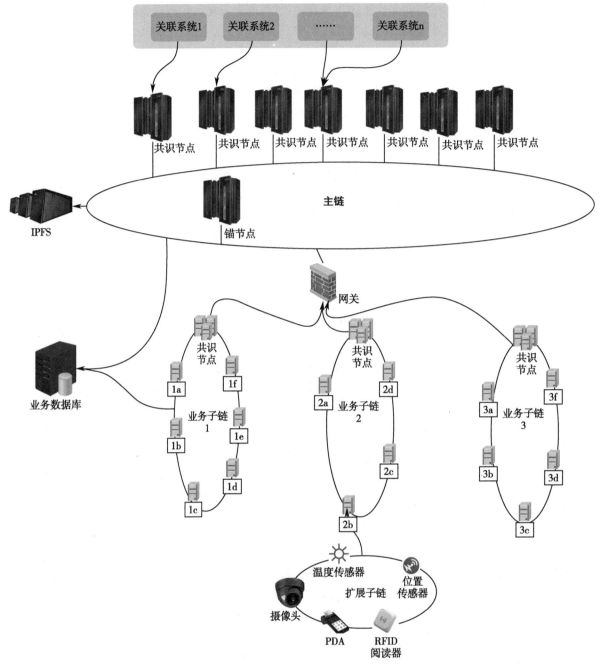

图 1-9 区块链分层架构

疾病、癌症、传染病和生物制药等方面都有应用案例。

（1）心血管疾病：心脏是人体的重要器官之一，利用数字孪生模型可以加深对心脏功能的认知，最大程度地发挥基于数据建立的分析模型的作用，进而帮助实现从描述病情到预测病情的转化。基于人工智能的数字孪生模型经过训练，可以将心脏的电生理特性、物理特性和结构相关数据整合到三维图像中，有相关研究团队对这项技术的准确度进行了测试，在计算机上对 100 例接受心力衰竭治疗患者的数字孪生体进行分析后发现，预测结果与实际情况具有相似性。

（2）癌症：癌症严重威胁着人们的健康和生命，随着癌症诊疗技术水平的提高、患者生存时间的不断延长，对癌症患者进行实时检测和管理可以使其生活质量达到最优化。近期，发表在 *Nature Medicine* 上的一篇文章报道了一种创新性的具有持续生命周期的癌症患者数字孪生（cancer patient digital twin，CPDT）框架，通过使用先进的电子设备和生物技术来动态反映患者不同治疗和时间的生理状态、生活方式。

CPDT 可持续解释不断演变的癌症状态和供体的免疫系统,减少临床决策中存在的固有不确定性,从而改善临床结局,促进患者与临床医生间的互动,更好地服务于当前的医疗体系。

(3)传染病:新型冠状病毒(COVID-19)是当前全球最为严重的传染病,来自韩国首尔科技大学的 Abirel Azzaoui 等研究人员公开了一个数字孪生与区块链技术相结合的、在人群层面管理 COVID-19 的框架。区块链技术是一个去中心化的系统,允许数据被记录在其共享数据库中,同时使记录的数据很难或不能被修改。在这个框架中,一个人的智能手机代表其数字孪生体。用户通过智能手机上传数字孪生数据,这些数据包括一次性输入的数据(如姓名、年龄、性别和潜在的健康问题等)以及根据用户当前症状和 COVID-19 测试结果更新的数据(包括医院可验证的测试识别数据等)。患者的数字孪生体利用智能手机的位置信息自动识别密切接触者,并记录其信息,用于轨迹追踪。当患者的数字孪生数据(包括经常访问的地点、密切接触者、症状、任何潜在的健康问题和测试鉴定等数据)被发送到区块链后,系统会根据患者症状的严重程度,将其自动分配到最能满足其医疗需求的医院。

(4)生物制药:由于数字孪生可以使流程开发和生命周期管理更具成本效益和时间效率,所以也被用于生物制药行业,如药物的开发。Kalyanasundaram Subramanian 等学者报道的一种肝脏数字孪生体,是通过使用常微分方程的数学框架,整合肝脏功能、疾病和药物效果相关信息而创建的。由此产生的虚拟肝脏可以有效再现真实肝脏功能,模拟疾病演变和药物治疗的影响,数字孪生体结合实验测量的系统可以让人们更加深入地了解药物性肝损伤。

2. 数字孪生的前景与展望 在医学领域中,数字孪生是一个新兴概念,将个体与之对应的数字孪生体进行比较,有益于加深人们对健康与疾病的认识。数字孪生的用途并不局限于疾病的诊断和治疗,还能用于健康和疾病状态的预测。尽管数字孪生技术在医疗健康领域有伦理、技术和医疗等有待解决的问题,但其进展令人鼓舞。数字孪生与元宇宙联系非常密切,数字孪生是元宇宙落地的基础和搭建真实和虚拟空间的桥梁。数字孪生技术上的成熟度直接决定了元宇宙在虚实映射与虚实交互中所能支撑的完整性。随着数字孪生技术在医疗健康领域中的应用逐渐展开,元宇宙未来必将在医疗健康领域发挥积极作用。

三、融合与应用的意义

健康医疗行业借助新一代信息技术的应用和普及,对传统医疗行业进行创新,改变健康管理方式、创新就医方式、改善就医体验、重构购药方式和医患生态;提高医疗服务效率,提升医疗水平和健康管理能力,降低医疗费用,使患者享受安全、便利、优质的诊疗服务。

在互联网 + 环境下,医疗健康行业必须进行创新,实现互联网医疗,弥补传统医疗模式的不足,帮助患者更好地进行科学、有效的疾病预防,实现治未病;使优质医疗资源进行跨时空的最佳配置,优化患者院内就医流程,帮助患者免去不必要的就医环节,节约时间,提高效率,给患者提供更方便快捷、便宜的购药体验;促进医患沟通,使医生价值最大化、服务最优化,提高医疗服务效率,提升医疗水平和健康管理能力。当前,我国医疗人工智能行业市场规模得到了快速扩容,人工智能将在各种场景下提高医疗服务水平,改善发展现状。

第三节 展望

随着云计算、物联网、移动互联网、大数据、人工智能、5G 网络、区块链等新一代信息技术逐渐成熟和广泛应用,将推动医疗服务和健康管理模式的深刻变革,各种新模式、新业态、新技术、新服务加速涌现,信息化成为建设现代化卫生健康服务体系、推动医疗服务模式转型创新、提升服务能力和质量的重要动力。智慧医疗是"健康中国 2030"战略实施的重要支撑和保障,已成为我国卫生健康领域发展的重要趋势。智慧医疗是提升医疗服务便捷化和健康管理精细化,满足人民群众日益增长的健康医疗服务需求的重要途径和战略选择。为推进新技术应用,2020 年 10 月国家卫生健康委员会印发《关于加强全民健康信息标准化体系建设的意见》,明确提出加强互联网+医疗健康、健康医疗大数据、医疗健康AI、医疗健康5G技术应用、医疗健康区块链技术应用标准化建设,未来健康医疗将更加充分地利用、融合新一代信息技术。

1. 互联网　互联网平台的打造使得人民群众可以借助线上平台挂号、预诊分诊、线上支付,特别是针对慢性疾病患者开展日常医疗服务,节省了大量时间,带来极大便利。

2. 物联网　在物联网体系下,医院、家庭和可穿戴医疗设备成为智慧医疗的感知层组成部分,是健康数据的流量入口[7]。健康数据上传云端后通过大数据分析为患者提供急救、慢病管理和个人健康管理等服务。

3. 大数据　卫生健康大数据的应用日益广泛,除了满足个人的健康需求外,利用大数据创造新价值,成为保障全周期、全方位健康的重要突破口。

4. 云计算　提高了医疗系统的计算效率,将医疗服务带到一个新的水平,为患者打开智慧医疗的大门。

5. 人工智能　全方位模拟人的思维和行为(如学习、推理、思考、规划),大幅度提高工作效率以及精确度。

6. 5G通信　为医疗多媒体的使用、医疗数据传输提供良好的传输环境[8]。

7. 数字孪生　在虚拟器官、基因组医学、个性化健康信息、定制药物治疗、全身扫描和手术计划方面都取得了巨大进展。

新一代信息技术赋能医疗健康产业,打造智慧医疗健康生态产业链,包括诊断、治疗、康复、支付、卫生管理等各环节,建设以患者为中心的医疗信息管理和服务,实现体系互联、共享协作、临床创新、科学诊断等功能。

未来,新一代信息技术将广泛地应用于健康医疗场景。

1. 系统全覆盖　各种智能辅助诊疗系统广泛应用,如疾病(影像)辅助诊断、治疗方案优选、各种数字孪生、虚拟仿真、手术机器人、远程手术和手术指导、数字三维重建、手术导航、3D打印等系统。

2. 网络全运行　有线全光网、无线网、IoT、移动互联网、医疗5G专网、卫星网等统一融合应用。

3. 设备全链接　包括检查、诊断、治疗、康复等医疗设备和设施。

4. 业务全过程　涉及医疗、护理、医技、药事、质控、运营管理等全过程信息化管理。

5. 流程全优化　包括就医服务、业务工作、运营管理流程等信息化管理优化。

6. 管控全要素　包括医疗行为、运营管理、隐私安全、系统运行、卫生监管等。

7. 数据全方位　既包括数字型、文本型、字节型、图形图像、音视频等类型,也包括医疗护理、药品物资、经济管理、后勤保障等各个部门和层次。

8. 信息全共享　在系统互联互通、数据分级分类分域安全管理的基础上,实现医疗信息、管理信息共享和利用,全面消除信息孤岛。

新一代信息技术在医药卫生领域的融合应用,能够重塑医疗卫生管理和服务模式,进一步优化资源配置,提升医疗服务效果。

(赵　霞　张海波　温必荣)

◆ 参考文献

[1] 健康界.国家卫计委公布2017年分级诊疗工作路径[EB/OL].(2010-12-08)[2022-06-30].http://www.cn-healthcare.com/article/20170116/content-488889.html.

[2] 徐顺怡,窦克勤,王欣.新一代信息技术标准发展现状、经验及建议[J].中国信息化,2022(02):40-45.

[3] 孟群,尹新,梁宸.中国"互联网+健康医疗"现状与发展综述[J].中国卫生信息管理杂志,2017(02):110-118.

[4] 万振,邱丹,刘元喆,等.国内医疗物联网技术发展及应用现状[J].医疗卫生装备,2020(11):82-86.

［5］朱小伶.人工智能技术在智能医疗领域的应用综述［J］.无人系统技术,2020(03):25-31.

［6］王笛,赵靖,金明超,等.人工智能在医疗领域的应用与思考［J］.中国医院管理,2021(06):71-74.

［7］俞磊,陆阳,朱晓玲,等.物联网技术在医疗领域的研究进展［J］.计算机应用研究,2012(01):1-7.

［8］赵峰,孙小磊,胡益斌,等.5G技术在医疗领域中的应用探讨［J］.中国医疗设备,2020(11):158-161.

第 二 章

数字化转型

医疗健康行业数字化转型关乎医生、患者、管理者、产业方等多方的当前和未来的痛点、难点的解决。近年来,发达国家掀起了数字经济和生物经济的发展大势。两者的结合催生出数字健康的发展大潮,数字健康是抢占国家之间、组织之间、医疗健康机构之间发展先机的有力武器。数字化转型好的国家、组织和医疗健康机构,将能充分、高效融合生物学、数字疗法、智慧医院等先进技术,在数字技术和数据资源等资源要素的驱动和优化配置下促进医疗健康行业在数字产业化和产业数字化之间协同前进,既有创新发展的驱动,又有规模应用的效应,实现健康中国的宏大愿景。本章从医疗健康行业数字化转型过程面临的机遇和挑战、建设内涵、发展历程、总结展望等进行阐述,试图归纳总结数字健康建设中的组织战略、模型方法和技术架构,为医疗健康行业同仁提供借鉴。

第一节 数字健康的机遇与挑战

一、医疗健康行业的发展现状

(一) 数字经济发展大潮

21世纪初,在互联网继续发展的同时,ABCDI,即人工智能(artificial intelligence)、区块链(blockchain)、云计算(cloud computing)、大数据(big data)、物联网(internet of things)等新一代信息技术纷纷进入商业应用阶段。一、二、三产业迅速将互联网和ABCDI数字技术应用于生产和经营。学界和业界逐渐将互联网和ABCDI等新一代信息技术与经济深度融合的产物视为数字经济[1]。数字经济事关国家发展大局,是把握新一轮科技革命和产业变革新机遇的战略选择。在国家战略中,数字经济发展速度之快、辐射范围之广、影响程度之深前所未有,正在成为重组全球要素资源、重塑全球经济结构、改变全球竞争格局的关键力量。2021年,我国数字经济占GDP比重达39%,是世界范围内数字经济增速较快的国家之一[2]。

在数字经济的发展路线中,可分为数字产业化和产业数字化。数字经济发展的创新驱动力来自数字产业化,规模化价值则来自产业数字化。据2020年数据显示,在中国数字经济体中数字产业化占比为19%,而产业数字化占比高达81%[2]。

1. **数字产业化** 数字技术驱动产业发展。当前,全球正加速进入科技革命跃迁、经济范式转换和生产要素重置的重要变革期。数字科技对各行业具有极强的交叉融合特征和支撑赋能作用,可在医疗健康,科学大设施、大装置、大装备等重大国家战略中发挥更大作用。其中,用云量成为数字经济发展活力的重要指标,国内用云量前10的省(区、市)基本与数字经济发展排名一致。

2. **产业数字化** 业务深度融入数字技术。2022年国务院印发的《"十四五"数字经济发展规划》指出,数字经济是以数据资源为关键要素,以现代信息网络为主要载体,以信息通信技术融合应用、全要素数字化转型为重要推动力,促进公平与效率更加统一的新经济形态。规划的指导思想为,以数据为关键要素,以数字技术与实体经济深度融合为主线。同时,近期国家在部署建设全国统一大市场,提出建立统一的技术和数据市场,尤其是数据要素市场在促进数据资源开发利用中的重大作用,挖掘数字经济的新动能。

新一代信息技术近年来发展加速,发展模式突出自主可控与引进利用的两翼驱动。受技术、政策、市场的共同驱动,数字科技已然成为各行业转型发展的新动能,数字化转型已跃升为各行业转型发展的主流。在中国GDP中仍有61%的产业数字经济渗透空间,是巨大的蓝海市场[2]。

在产业数字化中,核心是转变思路,将传统观念中把数据和分析当成一种IT的技术和能力转变为战略上归结的行业业务能力,实现一切业务数据化和一切数据业务化。一切业务数据化是为了活在当下,一切数据业务化是为了发展未来。应成体系地将物理现实中的业务运营和分析都映射到数字世界中的数据、流程和模型,建设贴合行业特色的、以数据为中心的自适应领域型人工智能,贯穿数据的建设、管理、分享、利用和AI模型的建设和运营全过程,从而通过数据分析实现业务价值变现,通过数据分析助力企业韧性发展,优化学科建设、技术选型、运营管理、人才培养等,作出更多符合当下和长远业务情景的决策,提供源源不断的创新源泉,从而加速数字化转型的进程。

在数字化转型过程中,建设的三大技术内核为连接、数据和智能[2]。连接包括网络、信息基础设施和信息系统业务流程协同,实现人与人、人与物、物与物之间广泛且在线的连接、共享、协同。在连接的助力下,内外部数据边界消融,为AI模型和算法提供丰富营养。智能是基于知识和数据驱动,依赖可信依据而非依赖直觉的自动化、智能化的循证医学和业务决策体系。

显然,在千行百业的发展中,深度融入新一代信息技术实现数字化转型,潜力巨大、价值斐然。当前,我国数字经济正转向深化应用、规范发展、普惠共享的新阶段。国内同行认为,未来数字经济有六大融合趋势,即多源数据融合、全栈技术融合、复杂场景融合、全链生态融合、数字产业融合、生产消费融合。

(二)生命科学和生物技术学科发展现状

生命科学在近150年的发展过程中,大约每半个世纪出现一次地标性突破,并形成三个发展阶段。环环相扣的三轮生命科学革命,其标志是生命科学研究范式发生的深刻变化,从生物表观,到生命过程,再到系统生物学运用,广泛影响着生命科学研究的各个领域,极大地影响了人类健康和经济社会发展。研究从定性描述向动态、精准和定量解读演变;科学数据共享,成为学界普遍遵循的规则;合成生物学与人工智能兴起,结合工程学理念和自动化技术,对生物体进行再设计与合成,为科学研究提供了新的范式[3]。

(三)医疗健康行业发展现状

1. **组织机构** 主要由国家卫生健康委员会、国家疾病预防控制局、国家医疗保障局等政府相关机构履行行业政策制定、监督执法等职能,医学院校、科研院所、咨询机构提供相关人才、教育的支撑及政策、技术服务咨询等工作。其中,国家卫生健康委员会作为核心机构,承担着居民个人、公共群体的医疗诊疗与防治的政策制定、监督等职能,并指导所属医疗卫生机构开展医疗健康业务(图2-1)。

2. **业务发展**

(1)行业愿景目标:医疗健康终极目标是维护和促进个人及群体的健康,实现生产力要素中人才这第一资源的生产力的持续维护、促进和改善,其依托生命健康、生物医药等研究与医学健康临床实践,由医疗健康专业人员操作专业仪器设备、器械乃至人工智能软硬件平台,对患者开展医疗健康服务,是医疗服务、

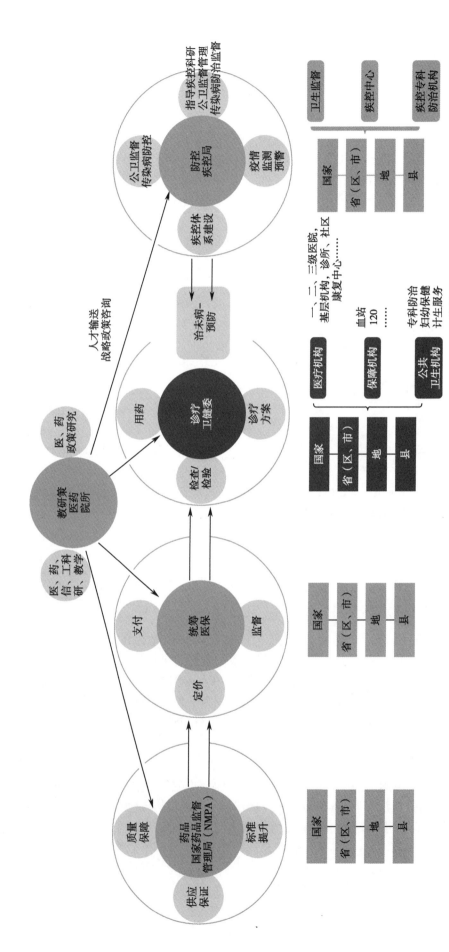

图 2-1 医疗健康行业的主要政府管理机构

健康管理促进、健康保障多个领域综合作用的结果,涉及医疗、医药、医保、医械联动,遵循质量与安全、公平与效率、公益行业发展三个底线,是关系到国家经济社会发展的民生大事[4]。

（2）需求与发展形势:从国内看,常态化疫情防控以及人口老龄化等对医疗健康行业高质量发展的需求日益迫切。从全球看,新冠疫情给世界各国的医疗系统造成了很大的冲击,前疫情时代的正常秩序已被破坏,医疗系统面临巨大挑战。综合来看,大量的临床研究推进医学的前沿发展,在临床治疗、科技创新方面带来了新的突破,也对医院管理模式创新提出了新的挑战,国际同行需要携手,建设人类命运共同体、卫生健康共同体是大势所趋。很多国家在适应各自国家经济社会发展的战略纲领下提出了相应的医疗健康战略发展目标,中国于2016年提出了《"健康中国2030"规划纲要》[5]。

（3）建设主体和痛点难点:从医疗健康行业生态看,当前行业主体建设依然以医疗服务为主,落地在医疗健康机构建设上,并以医疗服务为主体,不断延展范围,实现从医院治病向治未病、预防、治疗、康复的健康维护一体化方向发展。发达国家已经实现医疗健康充足服务,但在发展中国家,医疗健康行业生态发展底子薄,对于行业生态的核心技术供给保障自主能力弱,高质量发展屡被卡脖子。同时,医疗服务资源总量不足和分布不均,多层次医疗保障体系、公共卫生应急响应与治理体系建设都在深水区改革路上,需要持续开展医疗健康领域的供给侧结构性改革,医疗、医保、医药融合协同发展压力巨大,同步解决看病难、看病贵问题阻碍重重[6]。

（4）行业建设条线:从医疗健康行业开展的业务分析,条线多、门槛高、技术复杂、注重理论与实践结合,根据对国家、省（区、市）相关医疗健康行业的多个五年规划看,医疗健康领域业务包含大项10类,共46个事项。医疗健康领域10类业务包括:医疗服务资源格局、医药卫生体制改革、公共卫生体系、重点疾病防控、干预主要健康因素、保障人民全生命周期健康、中医药传承创新发展、健康服务业、健康优先发展保障体系、组织实施保障,全力支撑全民健康生活、健康服务、健康保障、健康环境、健康就医[7]。

3. **业务发展现状**　我国面临医疗资源总量、规模不足且分布不均,服务水平差异大,医疗服务供需缺口持续扩大,支付能力和结构不足的长期矛盾。在结构分布上马太效应明显,东部地区各种医疗资源明显多于中部、西部地区,需要国家顶层设计统筹发展,以分级诊疗、按疾病诊断相关分组（DRGs）付费/按病种分值（DIP）付费改革等三医联动的医改为抓手,推进优质高效医疗服务体系建设。在各级医疗卫生机构的信息化建设中,中级以上医院建设程度高、覆盖广,基层医疗机构最弱。公立医院高质量发展提出了四个60%的指标,即医疗服务收入占医疗收入比例、人员支出占业务支出比例、人员支出中固定薪酬占比、出院患者四级手术比例,但目前实现较好的医院约为30%,迫切需要医院从以整体、系统、协调的角度考虑,调整、优化结构,提档升级,实现医、教、研、防一体化的整合型医疗[6]。

4. **数字健康相关产业现状**　数字健康的建设是为配合医疗健康行业的政策、治理,融合基础层、技术层、应用层的新一代信息技术,以自动化、智能化、流程化、人性化匹配业务战略,深化行业发展的新动能建设,为内涵建设、外延扩展提供体系化的技术工具支撑和赋能。反过来,数字健康也引领行业业务战略向数据驱动、大数据方向发展,从而形成业务与信息技术双向促进,迭代演化的正向循环态势,是产业数字化、数字产业化的典范。全球数字健康市场规模约为4万亿美元,多年发展依然势头强劲。当前,欧美发达国家蹄疾步稳,将数字健康以及全国医疗行业的数字转型置于优先地位,不断完善产业生态,实现个性化精准医疗的完全整合。中国的数字健康市场约为千亿人民币规模,产业生态呈现:①高速发展但格局分散;②专业性强,沉积积累要求高,定制开发实施和售后服务要求高,区域特征明显;③用户规模大且复杂、交付周期长,核心竞争力是将先进架构和技术融合业务需求进行产品化落地的能力,即场景洞察、商业模式设计,整体解决方案是头部级竞争壁垒所在[8,9]。从行业市场份额分布看,医院与公共卫生信息化建设投入经费占比将逐渐优化,近年来公共卫生占比在稳步提升,突出公共卫生预防保健与医防结合的理念将得到社会进一步的全方位支持。

5. **价值医疗是医疗健康行业发展的方向**　从三医联动的角度看,国内医院将走向控制支出规模、压缩资源的高质量发展道路。医保基金作为最大支付方,在经济转向高质量增长、健康需求增长的现实前提下,将面临医保增长减速乃至此前一半公共卫生支出分摊医保总额的困境[10]。以数据驱动支付改革,实现精准付费,是以市场化手段实现多方利益的有力保障,医院将在薪酬收入、资源利用、诊疗方案、管理效率等方面更多支持数字技术和数据分析[6,10]。医保基金因量化精准、结算便捷高效等技术手段助益,在疾病质效管理中更主动地靠前提供服务;商业健康险等将找到用户数字画像下的更多赋能机会和精准赔付,助力多元化健康支付和社会贫富均衡;患者将降本增效;药械企业将更规范地进行研发和生产,临床价值关注更高,数字化营销更深入;医疗健康信息化企业将有更多数字技术切入机会以助力产业数字化;大健康行业机构将找到更多自身机会,实现数字化高效运营[11-14](表2-1)。

表 2-1　国内部分地区医疗健康业务资源发展现状总体情况

省份	人均卫生总费用/元	每千人医疗卫生机构数/所	每十万人三级医院数/所	每千人综合医院床位数/张	每千人儿科床位数/张	每千人妇产科床位数/张	每万人医生人数/名	每万人护士人数/名	医护比1∶X
北京	11 609.10	0.48	0.49	3.05	0.19	0.30	49.16	53.35	1.09
上海	9 495.90	0.23	0.19	2.81	0.17	0.25	30.78	38.25	1.24
天津	5 698.40	0.38	0.28	2.20	0.18	0.25	29.72	26.51	0.89
浙江	5 433.30	0.58	0.23	3.12	0.19	0.31	35.13	37.57	1.07
青海	5 107.20	1.07	0.33	3.92	0.39	0.58	28.63	31.11	1.09
江苏	5 012.00	0.43	0.22	2.91	0.24	0.31	31.56	34.68	1.10
宁夏	4 992.60	0.63	0.22	3.83	0.31	0.38	29.88	34.99	1.17
西藏	4 881.80	1.98	0.37	2.77	0.27	0.56	26.58	17.08	0.64
新疆	4 843.20	0.73	0.21	4.15	0.33	0.45	26.90	30.64	1.14
广东	4 582.00	0.47	0.19	2.64	0.23	0.32	25.26	30.93	1.22
陕西	4 508.40	0.91	0.18	3.97	0.41	0.40	28.04	38.81	1.38
重庆	4 430.70	0.67	0.17	3.35	0.24	0.30	26.66	33.01	1.24
海南	4 307.90	0.57	0.25	3.10	0.19	0.33	25.33	33.94	1.34
内蒙古	4 272.90	0.97	0.35	3.04	0.22	0.34	30.75	31.67	1.03
山东	4 121.40	0.83	0.3	3.26	0.27	0.32	31.31	33.90	1.08
吉林	4 072.90	0.83	0.19	3.51	0.22	0.32	29.37	29.48	1.00
辽宁	3 966.10	0.79	0.35	4.06	0.22	0.35	28.47	31.96	1.12
湖北	3 951.20	0.6	0.23	3.39	0.25	0.32	25.92	32.77	1.26
福建	3 941.90	0.7	0.21	2.60	0.29	0.38	25.03	29.25	1.17
四川	3 900.10	1.00	0.26	3.53	0.23	0.31	26.47	32.30	1.22
黑龙江	3 728.40	0.54	0.28	4.01	0.24	0.28	24.93	26.03	1.04
湖南	3 601.20	0.83	0.14	3.35	0.29	0.33	27.53	34.76	1.26

续表

省份	人均卫生总费用/元	每千人医疗卫生机构数/所	每十万人三级医院数/所	每千人综合医院床位数/张	每千人儿科床位数/张	每千人妇产科床位数/张	每万人医生人数/名	每万人护士人数/名	医护比1:X
河北	3 561.10	1.12	0.10	3.10	0.28	0.34	30.11	24.37	0.81
云南	3 425.50	0.53	0.16	3.48	0.30	0.43	23.47	32.62	1.39
贵州	3 352.10	0.79	0.17	3.85	0.33	0.53	24.79	33.50	1.35
甘肃	3 303.70	1.01	0.16	3.71	0.32	0.39	23.72	30.02	1.27
山西	3 282.00	1.13	0.16	3.12	0.23	0.33	28.35	29.23	1.03
广西	3 278.50	0.68	0.16	2.42	0.23	0.26	23.20	30.72	1.32
河南	3 227.70	0.73	0.10	3.53	0.31	0.33	26.08	28.93	1.11
江西	3 170.60	0.79	0.18	2.72	0.22	0.24	20.67	25.81	1.25
安徽	3 159.70	0.42	0.13	2.94	0.22	0.33	21.74	25.67	1.18

注:数据来源于《中国卫生健康统计年鉴(2020)》《中华人民共和国 2020 年国民经济和社会发展统计公报》。人均卫生费为 2018 年数据,除特别注明外其余为 2019 年数据(不含港澳台地区数据)。

价值医疗(value-based healthcare,VBHC)关注临床疗效/健康结果(health outcome)与相关医疗开支(cost to deliver the outcomes)之间的平衡,强调以患者为中心的全程的、整合的医疗照护模式,以及以价值为核心的支付模式升级。价值医疗近年来已经成为欧美发达国家政府和支付方推动医疗体系改革的关键词。一方面,医疗服务方和药械企业等医疗产业顺应潮流对其医护模式和产品价值进行了重新定义,通过多方合作来推动患者临床疗效和整体人群健康水平的提升,同时有效控制医疗开支的持续上涨。另一方面,研究和实践证明,价值医疗思路可以指导中低收入国家医疗体系的发展和改革,包括中国在内的发展中国家近年来也在政策环境、医疗体系和支付模式升级等方面取得了显著的进展。

价值医疗是以最低的成本获得最大的医疗价值,被卫生经济学家称为最高性价比的医疗。价值医疗提倡医院在治病救人的同时,最大程度地考虑患者的医疗费用、治疗效果和需求等,从而为患者提供高价值的服务,同时也将有利于医疗费用控制。

数字技术推动价值医疗成为一个系统的链条,推动包括从标准建立到技术应用、结果衡量和持续改进等一系列过程,具体包括:①服务质量和医疗效果等临床标准的建立,指导医疗体系的医疗服务供给;②通过建立数据和信息标准体系,完成医疗服务机构的信息化基础建设,以及形成相应的信息互联互通机制,打通数据孤岛;③通过信息和互联网技术,推动医疗服务机构的服务质量提升和医护模式升级;④对医疗效果和所需成本的系统化衡量,以及在系统衡量结果基础上的对标研究和持续改进。

二、数字健康的发展机遇

数字健康服务于行业本身,为医疗健康行业战略发展服务,提供数字原生技术(数字健康产业化)与产业数字化相关的技术平台和应用融合。数字健康发展机遇与医疗健康行业本身的发展机遇形成互相影响、相辅相成的关系。

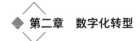

(一)从基础设施角度看

云原生、未来网络、云与数据安全、量子计算、类脑计算、数据智能等领域的新变革有望重塑信息基础设施;计算、网络平台、终端、管道在微型、移动、智能化方面不断推进软件定义、持续推广应用并逐渐融合,人-网-物三元万物互联,造就一体化网络体验;分布计算架构在开发设计端越来越虚拟化、体系重用化,无服务器计算、容器、微服务等云原生技术叠加中台在业务、技术协同方面的方法论,将进一步促进医疗健康行业的业务流程和管理协同共享;类脑计算、量子计算与通信、元宇宙、脑机交互与接口等新兴的计算范式、计算平台、通信范式,将重塑医疗健康行业未来计算与网络的空间。

(二)从科研、技术、生产一体角度看

数字经济中重要的生产要素新发现、新挖掘的基础理论和技术创新,与信息技术的融合正迸发出强劲的跨界创新势能,拓展了医学健康等生命科学领域的边界,也加速了技术向医学健康各应用场景的渗透,将创造出更多新业态、新模式。网络化、平台化、生态化发展成为产业的新范式,生命组学、大数据技术、大队列为核心的精准医学成为生命科学研究的主要模式。计算能力、自动化、机器人和人工智能的快速发展正在改变生物医药、健康医疗行业的面貌。基于大数据的人工智能技术在改善人类健康方面具有巨大潜力,能提高诊断筛查的速度和准确性,有助于提高临床护理、药物研发的质量和效率,支持多种公共卫生干预措施,真实世界研究将持续高速增长。开放式、体系化的科技创新组织模式成为主流,学科间、科学与技术、科技与产业相互融合和转化更加迅速,合成生物学、纳米生物学、生物信息学、计算生物学、组织工程等学科领域不断崛起。

(三)从物理、数字世界的协同进化角度看

数字孪生、扩展现实(XR)将进一步联通融合虚实两个世界,创造全新的体验和数字生产力,驱动虚拟世界更真实、真实世界更丰富。全息数字人等数字孪生技术将在健康医疗大数据发展完善过程中得到不断发展,虚实结合中促进医疗健康行业数字化程度不断提升,进而驱动医疗健康行业的生产力、生产要素得到提升和优化配置。

(四)从数据要素发展看

"十三五"期间,我国数据要素市场规模快速上升,复合增速超过30%,2020年达到545亿元,预计在"十四五"期间这一数据将会达到1 749亿元。在数据要素供给、确权、开放共享、流通、交易等多个环节,相关法律法规等制度性措施有待完善;数据资源规模大,但数据质量参差不齐。健康医疗行业数据融合发展的潜力和机遇并存。

(五)从医疗健康行业发展的需求痛点看

医疗健康旨在维护、促进个人和群体健康,保障居民生理、心理和社会适应三方面状态良好。随着经济社会全面发展,我国居民人均预期寿命不断增长,健康保障意识不断提高,注重定期体检、保健,开展疾病早筛,并积极拥抱新一代数字技术带来的便捷高效,数字健康已成为数字经济中非常重要且关键的行业,尤其是健康医疗大数据已经成为国家战略资源。近年来,我国医疗技术手段得到不断提升,而心理健康、社会适应、生活方式等新问题日渐凸显,据最新调查研究显示,当前国内近2/3居民处于亚健康状态,18%的居民处于疾病状态,健康状态居民仅占15%,其中35~55岁人群处于亚健康高发期,而青少年的身心健康也面临着严峻挑战。突出的问题包括:人口老龄化带来慢性疾病困扰,发病率、病死率、致残率、疾病占比均处于高水平,居民对自身疾病的知晓率、治疗率、控制率低,呈现"四高三低",这些问题是当前医疗支出和因病死亡的主要因素(2020年慢性疾病在支出费用和因病死亡中占比分别为70%和88.5%);全球1/4人口罹患精神疾病、神经疾病,而国内抑郁障碍患者就诊率仅为9.5%,即便如此,其治疗费用占社会全部疾病负担的19%。疾病诊治和支出问题重重,掣肘之处诸多[14-16]。

医疗涉及社会和经济的各个方面,重点是利用训练有素的临床医生的知识、工具和技能来促进和改善患者的医疗服务,进而确保人们的健康。然而,当社会和技术发生变化,知识不断更新,革命性技术不断出现,所有医疗干系方都将扮演新角色时,临床医生将面临越来越大的压力和挑战,必须学习新的技能,调整思维和方法,从而以新的方式与同行和患者合作。数字科技在这方面起到了很大的帮助作用——数字工具进步让临床医生轻而易举地就能获得作出正确决策所需要的信息。有了大量的数据,临床医生可以用更加个性化的方法治疗患者,而精准医疗的出现将进一步推动这一趋势(图2-2)。

(六) 从医疗健康行业运营与经营管理看

应对全球气候变暖,推动医疗系统碳达峰、碳中和,是当前社会可持续发展的必然选择,但当前全球的医疗系统碳排放量已排名世界第五,低碳医疗健康将成为主流。"无害医疗组织"发布的 *Health Care's Climate Footprint* 显示,美国、中国、欧盟是全球医疗系统碳足迹的前三大贡献者,前十大医疗系统碳排放国家占全球卫生保健排放总量75%。当前中国现实的医疗需求决定其碳足迹将在短期内仍处于上行期,医疗系统碳减排面临较大压力,医疗健康产业稳健发展和低碳发展的矛盾将日渐突出。

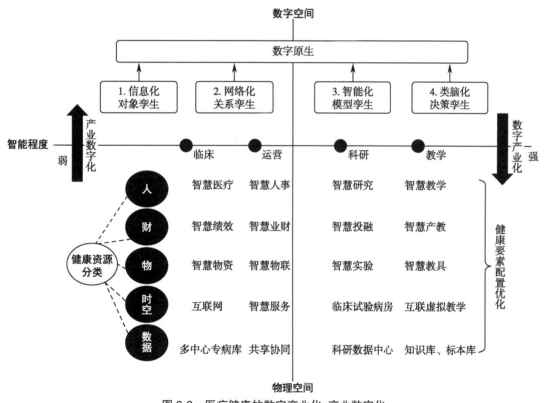

图2-2　医疗健康的数字产业化、产业数字化

(七) 从医疗健康与新一代信息技术融合角度看

电子病历数据中非结构化文本的可用性不断提高,医疗健康数据的广度、深度、粒度正在以肉眼可见的速度快速增长;大脑感知觉、情绪、抉择、语言等各种高级认知功能背后的原理逐渐解密,助推新一代人工智能更强大、更经济、更自主[17]……医疗健康行业在新一代信息技术为主的技术驱动下,演化变革将越来越频繁、高效。

(八) 从国家战略、行业政策角度看

技术赋能医疗碳中和,低碳生物与医疗数字化技术将得到突破与发展。中国直接医疗支出中个人占

比高（2020年为46.5%），医保支出占比较低（2020年为48.9%），在公共卫生费用占比逐渐提高的严峻形势下，发挥商业保险、医保等多种社会支付手段的作用，有效提高减轻居民就医负担的能力，增强医保费用支出效能、医疗服务价格占比、商业健康险供给侧核心保障和需求分析挖掘能力，迫切需要数据驱动的方式在医疗保险需求和供应端做好结构性准确匹配，实现医保和商业保险融合新模式的发展。医疗健康组织机构和医疗服务从业人员必须全面履行《中华人民共和国数据安全法》（以下简称《数据安全法》）《中华人民共和国个人信息保护法》（以下简称《个人信息保护法》）《关键信息基础设施安全保护条例》等国家信息安全保护法规中规定的应尽职责；医保、医药、医疗三医联动全面医改，涵盖从监管到约束再到引导的多层次相关政策，以及公立医院绩效考核的硬性要求（图2-3）。

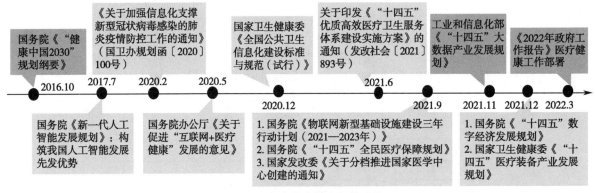

图2-3　近年来数字健康相关政策

三、数字健康面临的挑战

医疗健康经过几十年的信息化建设，国内外很多领先型医疗健康机构积极拥抱ABCDI数字化技术，已经在内外部的业务功能、互联互通、协作共享方面取得了巨大进步，医疗、教学、科研、产业化结合日趋紧密，支持各种学科交叉融合，为医学健康基础理论与技术创新提供的数字基础设施、平台、应用和集成日渐丰富，但距离数字健康期望的，在各种生态、组织、场景、流程中实现高度类人自主智能、高效、低耗、数据驱动的全场景深度融合应用的差距甚远，面临艰巨的挑战。

数据洪流下，即物理世界充分数字化后，人工智能的作用将越来越大，人工智能不仅依赖于底层架构与数字基建的完善，也非常依赖于内容与场景的丰富程度，此时人工智能将替代或辅助人去发挥建设性作用，成为数字世界与现实世界双向赋能的核心生产要素[17]。当前的人工智能还属于弱人工智能，鲁棒性、可解释性弱，耗能高，处理数据的种类较为单一、有限，融合处理多模态信息的普适性框架和算法少见，尤其在处理文本等非结构化数据等用于开发预测模型方面，效果、质量和性能均未达到大规模商用的程度，前路依然漫长。在类脑计算等新一代人工智能发展方向上，受限于神经信息如何产生感知觉、情绪、抉择、语言等各种大脑高级认知功能的机制等基础理论未能突破，目前依然只能在部分识别感知模型改进等细分领域实现商用，成体系颠覆性模拟人脑智能实现自主决策的框架和算法依然在艰难探索。未来，持续探索可信和安全的人工智能技术，将成为AI普适化和工业化的重要保障。科学家正在探索一种能够将知识驱动和数据驱动相结合的有效方法，从而更好地发挥两者的优势，提升人工智能的鲁棒性和可解释性（图2-4）。

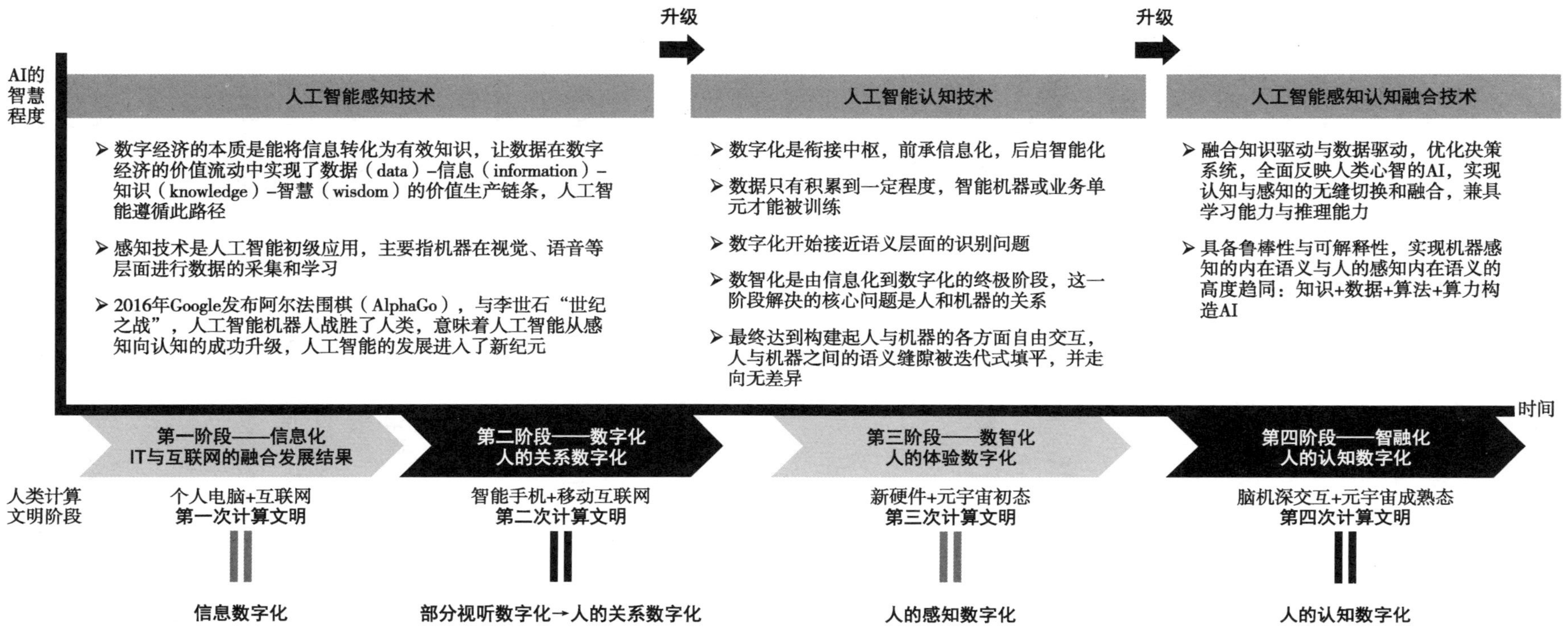

AI的智慧程度

时间

人工智能感知技术 → 升级 → **人工智能认知技术** → 升级 → **人工智能感知认知融合技术**

人工智能感知技术
➤ 数字经济的本质是能将信息转化为有效知识，让数据流动中实现了数据在数字经济的价值流动——数据（data）—信息（information）—知识（knowledge）—智慧（wisdom）的价值生产路径，人工智能遵循此路径
➤ 感知技术是人工智能初级应用，主要指机器在视觉、语音等层面进行数据的采集和学习
➤ 2016年Google发布阿尔法围棋（AlphaGo），与李世石"世纪之战"，人工智能机器人战胜了人类，意味着人工智能的发展进入了新纪元，人工智能从感知向认知升级，人工智能的成功升级

人工智能认知技术
➤ 数字化是衔接中枢，前承信息化，后启智能化
➤ 数据只有积累到一定程度，智能机器或业务单元才能被训练
➤ 数字化开始接近语义层面的识别问题
➤ 数智化是由信息化到数字化的终极阶段，这一阶段解决的核心问题是人和机器的关系
➤ 最终达到构建起人与机器的各方面自由交互，人与机器之间的语义鸿沟被迭代式填平，并走向无差异

人工智能感知认知融合技术
➤ 融合知识驱动与数据驱动，全面反映人类心智的AI，实现认知与感知的无缝切换和融合，兼具学习推理能力
➤ 具备鲁棒性与可解释性，实现机器感知的内在语义与人的感知内在语义的高度趋同：知识+数据+算法+算力构造AI

人类计算文明阶段

第一阶段——信息化 IT与互联网的融合及发展结果	第二阶段——数字化 人的关系数字化	第三阶段——数智化 人的体验数字化	第四阶段——智融化 人的认知数字化
个人电脑+互联网 第一次计算文明	智能手机+移动互联网 第二次计算文明	新硬件+元宇宙初态 第三次计算文明	脑机深交互+元宇宙成熟态 第四次计算文明
信息数字化	部分视听数字化→人的关系数字化	人的感知数字化	人的认知数字化

图 2-4 人类计算文明的演进路线

　　国内外数字健康建设,是瞄准医疗健康领域的基础研究、临床需求、转化实践、公共健康等业务发展目标,面向医疗卫生机构(医院、公共卫生机构等)、政府监管部门(卫生健康、疾病预防控制、卫生监督、食药监等)、科研及产业化(医学院、药企、药品流通、医械研产等)企业,提供全面一体化的通信、计算、应用、数据、智能等信息化建设解决方案的活动统称。具体来说,是医疗健康服务的数字化、网络化、信息化,通过计算机科学和现代网络通信技术及数据库技术,为医疗卫生机构之间以及机构所属各部门之间提供医疗健康患者信息和管理信息的收集、存储、处理、提取和数据交换,并满足所有授权用户的功能需求。狭义的数字健康包括医院信息化、区域卫生信息化和其他产业链延伸;广义的数字健康还应包括医院管理、医保信息化、药品流通信息化、临床管理、公共卫生信息化等。

一、数字健康的建设内涵

　　数字健康不是单一的技术堆积,也不是某一个功能的代名词,而是指具备信息化、互联网化、智能化特征的医疗健康服务业务。其中,信息化是指医院建立了不同维度的数据系统以及各维度数据的集成系统;互联网化是指医院推出了面向患者、运营、管理的各类移动应用,为相关人群提供诊前、诊中、诊后环节数据的输入与输出;智能化是指医院运用了大数据、云计算、物联网技术、自动化设备、机器人、智能工作流与运营管理系统。数字健康可实现患者、医务人员、医疗机构、医疗设备之间互联互通,提高运营水平,优化诊前、诊中、诊后医疗健康服务环节的体验。

　　总体上,我们认为,数字健康建设应包括图 2-5 所示内容。

二、数字健康的业务需求层次模型

　　总结分析国内外数字健康的相关建设经验,医疗健康服务供需双方的需求模型是影响数字健康服务机构信息化建设成功与否的根本因素,而其信息系统具体的设计与实施,则涉及各阶段,应做好顶层设计,不断迭代优化,形成良性生态。

　　数字健康信息化建设,需要准确理解建设各方需求,并通过业务与 IT 的协同实现整体推动。医疗健康服务的不同利益攸关者对数字健康信息化建设都有不同层级的需求,从系统学及协同学角度看,本质上是期望 IT 与业务协同,人文与技术呼应。医、护、技、药、管等医疗健康服务提供方,其需求可分为功能、身心满足的好用易用、智能效率提升三个层次;患、陪、亲、朋等医疗健康服务的需求方,需求可分为生理、安全、社会、尊重、自我实现五个层次。

　　在整合型医疗体系中,尤其关注患者端的需求满足,包括生理需求(医疗效率、管理秩序、空间辨识度、便捷度、舒适性、服务设施)、安全需求(交流状况、隐私尊重、领域感受、安全性)、社会需求[空间感官、社会感的保持(交流、陪护)、绿色、弹性、扩展可能性]、尊重需求(尊重、关注、回应、共情、正念)、自我实现需求(自主参与、自疗自愈)。同时,从供方角度来说,除了标准的功能性需求,更多应关注好用易用、智能辅助等需求,切实结合医院学科特色、发展定位等战略目标开展个性化建设(图 2-6)。

三、数字健康的建设模式

　　从建设的方式看,医疗健康服务机构对信息化系统一般有新建或改造需求,具体包括新建、替换、升级三种方式,各方式的建设特点及周期见表 2-2。

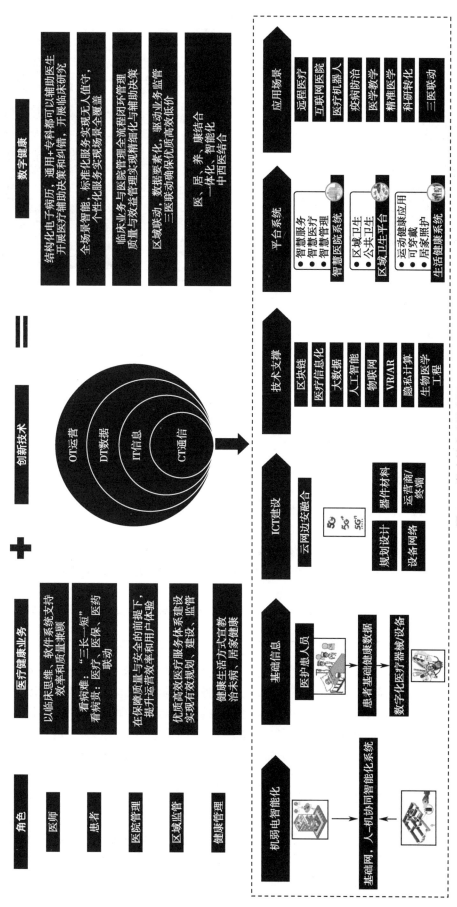

图 2-5 数字健康建设内涵

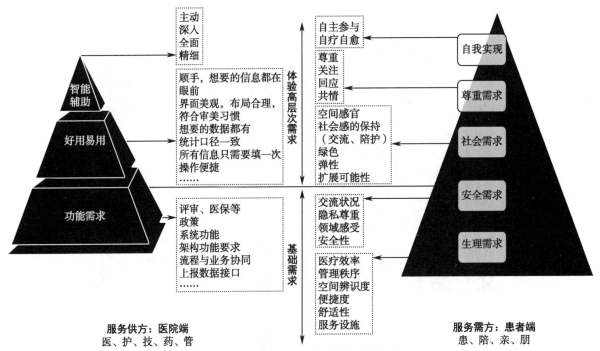

图 2-6 数字健康马斯洛需求层次模型

表 2-2 数字健康信息系统建设模式

建设模式	具体方式	建设特点	建设周期 / 年
新建	新建医院	需要更加关注医院的定位、类型、专科特色、重点学科、建设目标、建设规划等	5~10
新建	新建院区	需要考虑新院区信息系统建设与旧院区系统的关联性,多院区业务的互动性,数据的整合性等	5~10
新建	新建系统	院内部分业务此前未实现信息化 / 通过新建系统满足业务需求,需要调研该业务具体需求,与其他业务的交互	1~2
替换	替换原有系统	原系统技术架构、功能已无法满足医院业务发展 / 保证正常业务的开展,了解旧系统的不足和架构,考虑平滑过渡的替换方案、历史数据的继承问题、与原有系统的对接问题等	1~2
升级	升级原有系统	升级到系统的最新版本或新增部分功能模块,需要详细梳理升级后系统架构的先进性、是否满足对标要求等	0.5~1

　　为了满足需求层次模型,数字健康信息化建设须结合业务需求做好规划、建设和运营管理(表 2-3)。数字健康全过程建设实施应覆盖四个核心环节,包括业务战略驱动的建设启动期、设计目标驱动的设计采购期、实施部署驱动的调适优化期以及接受内化驱动的使用运维管理期。其中,业务战略决定了顶层设计,设计目标决定了 IT 协同支撑的能力,实施部署决定了上线使用的质量,接受内化决定了机构文化的管理和创新。调适优化阶段是管理的核心前置,接受内化是管理思想的落地和 IT 传承,十分规划,七分管理[4]。

　　数字健康信息化建设过程依赖路径多,主要根据管理、互联网医疗、集成架构、IT 咨询的不同进行针对性设计和实施部署。为了确保建设全过程成功顺畅,需要保障业务流程标准化、信息系统生态化、数据标准规范化,将建设全过程纳入机构战略发展并作为重要支撑进行全局管理。具体来说,包括高层支持(含价值认同、变革态度、领导能力)、IT 业务协同(含 IT 理解业务的能力、业务应用 IT 的能力、沟通协调能力)、制度与流程能力(含构建能力、执行能力、优化能力)、人员参与(含参与态度、参与能力)、文化建设(IT 战略性及信息化氛围)五个要素。

表 2-3　数字健康不同层级机构的信息化建设需求各异

需求		研究型医院（国家（区域）、省）	地市三级医院（大型民营医院）	二级医院（中小型民营医院）	一级及未定级医院（民营诊所、社区康复中心等）
业务		临床、研究、教学、转化结合紧密，数据共享与智能要求高	更注重医疗服务质量与水平提升，及院内运营管理精细化；业务扩展与集成的需求凸显	以基础医疗服务流程优化为核心需求，关注性价比与产品易用性	↑
服务		前瞻性场景探索，复合型专家驻场服务，定制化需求较高	业务复杂性高，数据量大，建设难度大，定制化需求高；偏好厂商驻场服务，定制化需求高	建设难度相对低，对标准产品接受程度高，定制化需求较弱	较弱 ↑
采购	付费能力	超强 经费来源广、充足	强 自身资金充足，一次性付费压力小	中等 部分自筹＋第三方资金＋银企合作	较弱 主要依靠政府资金或自筹
	付费方式（常见）	招投标，一次性采购软硬件	方式灵活，常见为一次性采购＋年服务	年订阅／租赁模式	
新技术接受度		超高 在标准保障体系前提下，信息安全、标准规范高	高	低 传统产品全面部署，云化迫切度不高，系统的替换与升级需求相对较低	高 信息化尚未完全铺开，采买新技术与新产品的成本低，接受度较高

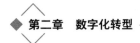

四、数字健康的产业发展模式

医疗卫生行业政府与医疗机构议价能力较强,不同层级机构对信息化建设的诉求各异,看重供应服务商既往案例及服务团队力量,倾向于与常年合作方合作;打破服务、技术、经验壁垒,探索可持续发展的商业模式,高效转化客户,打开并稳固市场成为数字健康生产服务供应商的首要任务。

第三节 数字健康的发展历程

数字健康、智慧医疗是智慧城市巨大系统中的一部分,以居民健康为核心,通过医疗物联网、医疗云、移动互联网、数据融合、数据挖掘、可穿戴设备,将健康医疗基础设施与 IT 基础设施进行融合,通过城市公共卫生基础环境、基础数据库、软件基础平台、数据交换平台、卫生信息化体系(包括卫生综合运用体系、公共卫生体系、医疗服务体系、医疗机构信息化体系)、保障体系的建设,构建城市医疗卫生信息化统一支撑平台,将分散在不同机构的健康数据整合为逻辑完整的信息整体,满足与该系统相关的各种机构和人员的需求,并在此基础上进行智能决策,跨越了原有的时空限制和技术限制,实现服务最优化的医疗健康体系。

数字健康在医院发生的场景被称为智慧医院,通过信息集成及通信协同实现人、物、系统之间的高效沟通,解决医院信息孤岛问题,采用一体化建设指导思想,从而实现高度感知、互联与智能,使医院成为一个能优化配置医疗资源,持续进行服务创新的高效生态系统,在数字化医院逐步实现功能覆盖全面、系统运行稳定的基础上进一步推进,通过主动感知医务人员和患者的行为,具备自主学习功能,不断自我挖掘调整,达到提升运行效率、保障医疗安全、改善服务质量、降低综合运行成本的目标,形成三位一体的智慧医疗、智慧服务和智慧管理,已经成为未来医院发展的必由之路。

一、国内数字健康的建设现状

经过近 30 年的发展,医院信息管理系统的发展形势十分令人鼓舞,无论是国家、医院还是软件公司都投入了大量的人力、物力与财力。目前,我国绝大部分三级医院已经建立了医院信息管理系统(HIS)。它已经成为医院管理业务运行中必不可少的基础性设施,而且基层医院的信息系统建设也在快速发展。同时,医院信息系统的开发和应用正在向深度发展,从侧重于经济运行管理,逐步向临床应用、管理决策应用延伸。县级以上医院基本上建设了自己的医院信息管理系统,部分经济发达的乡、镇医院也建设了医院信息管理系统。中国医院协会信息管理专业委员会对 482 所医院(其中三级医院 272 所、二级医院 189 所、其他类医院 21 所)信息管理系统的上线情况进行了调查。调查结果显示,在所有的 HIS 中,门急诊划价收费系统、门急诊药方管理系统、入 / 出 / 转管理系统、费用管理系统、床位管理系统、病区(住院)药房管理系统、药库管理系统等建设状况良好,且上线比例均在 90% 以上。此外,全国医疗卫生领域医疗软件生产供应商约有 500 家,其中医院信息管理系统生产供应商 300 家,大、中、小型生产供应商各占 15%、60%、25%,供应商的数量也间接反映出我国医院信息化的发展规模和水平。

我国港澳台地区对医疗信息化建设同样非常重视。医生可以通过 HIS 随时随地地调阅患者在其他医院的相关信息,减少错误,节省患者的重复开支。同时,中国香港的公立和私立医疗体系紧密结合成为一个整体,通过互联互通,可以为医疗机构提供最佳的临床决策支持,提高诊断准确性,加强患者和疾病管理。公私营医疗机构电子病历互联计划的实施,还可以强化政府的疾病监测,为政府制定公共卫生政策提供依据。

二、国外数字健康的建设现状

国际上的数字健康、智慧医院主要体现在移动、远程医疗和数据智能上。2020年,欧盟委员会发布了《欧洲数据战略》,该战略强调了数据在社会中发挥着日益重要的作用,并提出单一数据市场的理念。该战略的核心实施领域包括医疗健康,发展一个共同的欧洲健康数据空间(European health data space)是《欧洲数据战略》推动的关键行动之一。欧盟还建立了通用的开放式集成平台——智慧医院人工智能平台,利用人工智能和机器人技术为医疗保健专业人员、患者、信息系统管理人员和医疗机构行政主管部门提供共享和互联的智慧服务,目标在于诊断创新、后勤效率、治疗改善、手术支持和辅助医疗,促进医疗行业的高效数字化转型。

(一)美国数字健康的概况

美国在智慧医疗领域发展非常快,涉及电子病历、医患沟通、移动医疗、个性化和连续医疗等。近10年来已经划拨270亿美元用于医疗电子健康档案的建立,尤其是智能医疗知识库,它实现了为近1万多种症状、2 000多种诊断、5 000多种药物、6 000多种临床过程提供智能诊断和方案。在院内智慧医疗以患者为中心,利用先进的信息化技术可以改善疾病预防、诊断和研究,并最终让医疗生态圈的各个组成部分受益。在院间,美国政府通过应用创新的信息及通信技术,全面改造及优化现有区域医疗服务体系,信息系统连接各个医疗管理部门、各级医院和患者,在实行电子处方和数字化病历的基础上构建医疗协作平台,医疗信息自由流动、即时分享,患者在不同地点就诊时,其病历资料随时可以被调阅并可通过互联网获得远程诊疗。比较典型的信息系统包括美国退伍军人健康信息系统(VISTA)、区域医疗信息系统(health information technology,HIT)等。

(二)英国数字健康的概况

近年来,英国的智慧医疗卫生得到很大的发展。2002年,英国提出卫生信息化策略。2009年,英国开发了国家级知识库、决策知识系统,同时政府还施行了其他方面的措施,包括临床处方的决策、建立电子处方系统、医生支持系统、医学知识地图等。

从2010年开始,英国开展了无线远程医疗项目,搭建了全国卫生信息网基础设施,部署了一系列应用服务。患者通过该信息网可选择并预定医院服务,获得自身的电子病历档案,网上办理出院手续等;医生通过该信息网实现包括电子病历、网上预约、电子处方、医学影像共享及远程医疗咨询等功能。该信息网惠及了英国5 000万人、2.8万家医疗机构和100多万医务工作者,并发展出整合性医疗影像交换服务(integrated care records service,ICRS)等创新应用。国家卫生信息网已经取得了阶段性成就,成为欧洲国家级卫生信息化建设的典型代表。

(三)德国数字健康的概况

《美国新闻与世界报道》发布的一项对全球医疗保健的最新研究中,德国的公共医疗保健系统跻身全球前10名,在关键技术、医疗基础设施、专业人才储备等各个方面名列前茅。德国不仅致力提高医疗技术水平,对医院建设也独具匠心,在医院建造阶段就充满了细节与人性化设计,根据医疗器械、设备占用空间、尺寸和技术要求提前进行严谨、合理的线路规划,使建筑空间和机械设备同步匹配,为今后使用预留足够空间。同时,德国一直致力于加强医疗信息化建设。2010年,德国海德堡建成首家绿色医院,部署涵盖能源管理、患者诊疗和通信基础设施的综合性解决方案。德国HIS的建立一般以某一公司的HIS为主干,将标准的接口应用于不同专科的分系统或子系统集成,实现资源共享,还开发了远程医疗会诊和诊断编码系统。德国的医疗器械、药品创新名列前茅,支持数字医药、医疗基础上的全面数字健康。

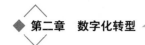
（四）亚洲其他国家数字健康的概况

随着高龄化问题日益突出,日本医疗机构资源不足的问题逐渐凸显。日本着力推出高品质生活的家庭移动医疗护理概念计划,力争在家庭层面分散医疗护理需求压力。从家庭日常基础数据的采集、保存和健康指导,到症状、疾病随时随地自查,再到构建云端个人的医疗数据库,IT 技术一步一步地渗透、改变着日本健康医疗领域。

在新加坡的斐瑞医院,医生将平板电脑、手机连接到医院系统,患者可以使用远程医疗咨询服务。韩国盆唐首尔大学医院是亚洲唯一的数字化七级医院,其自主开发的医疗信息系统享誉全球。

（五）国外数字健康信息化建设的标准与规范

美国国际医疗卫生机构认证联合委员会(JCI)最早开展医疗机构评审,其评审标准受到了国际公认,是将医疗质量管理与持续改进理念贯穿于内,权威、科学、客观的一套评审体系。JCI 评审标准每 3 年修订一次,第 4 版 JCI 评审标准有将近 338 条、1 297 个衡量要素。美国所有医疗机构,无论是综合医院、专科医院或社区卫生服务中心,全部使用 JCI 标准进行评审。其他国家,如新加坡的所有公立医院,也全部以 JCI 标准来评审。澳大利亚卫生服务标准委员会(Australian Council on Healthcare Standards,ACHS)于 1996 年出台了评估和质量改进项目(evaluation and quality improvement program,EQIP)的医院评审项目,其核心标准是质量改进、感染控制、工作与环境安全性、为患者提供不间断医疗服务等,共计 10 个标准,113 个指标,澳大利亚所有公立医院和私立医院都要接受 EQIP 评审。

（六）国外数字健康的文化价值观

美国凯撒医疗集团的医疗质量管理之所以始终处于世界领先地位,与患者第一的文化密不可分。集团内部的医疗质量管理坚持以患者为先,实行精细化管理理念,有严格的技术规范、诊治标准和流程,没有过度诊疗现象,为了确保患者安全,建立了严密的质量监控体系。对医务人员的绩效考核,主要运用平衡记分卡(balanced score card,BSC),从医疗质量、服务效率、患者满意度、团队合作方面展开。连续多年获得"全美最佳医院"的梅奥医学中心,其核心价值观是患者需求至上,这离不开文化和价值观建设。梅奥医学中心的考核指标和策略是对医院价值观的量化,考核的最终目的是用来提高医疗能力,包括确定员工的岗位调整、培养与发展,以及评估和优化部门运营。在患者需求至上的文化中,医务工作者会成为患者及其家人的朋友,积极互动以改善患者的就医体验、尊重患者并怀有同情心。

三、数字健康信息化建设的发展历程

数字健康信息化建设,经历了从信息化到数字化在线化到智能化三个主要发展阶段。信息化的重点在于业务信息系统建设和管理,实现了业务的信息系统全过程管理;数字化的重点在于全过程信息的感知、采集、处理和分析,将业务、管理、服务、教学、科研等过程融合发展,实现了状态的全过程记录,并通过区域互联、业务信息系统互联网化实现在线化;智能化通过综合决策,业 - 财一体化,被动人为决策向知识与数据驱动的人机协同决策迈进,提供了全周期、全流程的智慧大脑。

四、数字健康信息化建设的成功要素

智慧健康建设的成功要素,重点和难点在三个层面,即流程标准化、系统生态化、数据融合化。流程标准化和优化是指业务战略、执行层在业务制度、流程方面的构建、执行、优化能力。系统生态化是指信息化系统要形成生态,具备四个特点,即智慧智能互联、系统生态整合、实用高效安全、更新运维方便。数据融合化是指各业务条线、各事项、各领域、各协作伙伴,小数据能采集感知,上层数据能融合汇通,形成从执行层(战役级)、管理层(战术层)、顶层(战略层)不同层次、粒度、视角的要素化数据资源,驱动业务与 IT 更精准地协同进化,不断迭代升级。

五、数字健康信息化建设的发展趋势

当前是数字健康建设的最好时代。一方面,"健康中国 2030"战略稳步推进,数字化成为健康中国战略实施的重点之一;另一方面,互联网 + 、人工智能、5G 等新技术、新模式为数字健康建设赋能,区块链 + 医疗健康融合发展为数字健康建设提供最新动力。由政策引导、技术推动的数字健康建设是推进数字中国、健康中国建设的重要内容,是贯彻落实国家治理现代化的重要实践。

未来基于数字健康的信息化建设将对以下方向进行改变。

1. 规范的数据标准　治理各种医疗、健康机构的数据,制定统一规范的数据标准体系;设计完整高效的数据治理流程;实施持续优化的数据质量管理;打造先进实用的数据智能治理与服务平台;多中心专病数据库和全院一库型临床、科研大数据平台成为标配,形成创新深入的数据应用能力;夯实稳固可靠的安全保障基础;构建科学清晰的数据治理组织体系。

2. 跨机构互联互通　集成整合个人健康、电子病历、保险支付及其他行为数据,建立标准规范,保障隐私安全,科研合作(特别是跨境场景)生态中需要实现数据可用不可见,互联互通将走向规范化、规模化。

3. 信息化赋能医疗　建立持续的开放合作机制,鼓励管理、医护和跨学科专业人士精诚合作,持续性发现问题并提出创新方案,并在医院内、专科联盟内、医联体内、医共体内以及相互之间试点和推广,从而改善跨区域的医疗质量和患者体验。

4. 全流程重塑体验　以患者为中心,突破医疗健康机构的物理边界,延伸到诊前、诊中、诊后每一个环节,打造高效、便捷、个性化的就医体验和健康管理闭环。

5. 大数据驱动决策　基于集成的结构化数据进行分析,通过实时监测、风险预测、及时干预,构建基于大数据智能分析的临床诊断、预防干预、运营管理、决策支持。

6. 自动化高效运营　借助自动化设备、物联网技术和流程优化,实现机构内物资和人员可识别、可溯源、可追踪。

(刘家红)

参考文献

[1] 国务院."十四五"数字经济发展规划[EB/OL].(2022-01)[2022-06-20].http://www.gov.cn/zhengce/content/2022-01/12/content_5667817.htm.

[2] 中关村数字经济产业联盟,元年研究院,《管理会计研究》.成就数据驱动型企业——中国企业数字化转型白皮书[R].(2022-07)[2022-08-05].https://www.yuanian.com/ynyj/bps/szhzx/.

[3] 国家发展和改革委员会.《"十四五"生物经济发展规划》[EB].(2021-12)[2022-06-18].https://www.ndrc.gov.cn/xxgk/zcfb/ghwb/202205/P020220920618304472104.pdf.

[4] 广东省电信规划设计院有限公司.数字健康建设与咨询白皮书:2022[R].(2023-02)[2023-05-03].https://mp.weixin.qq.com/s/c6Cu-1ngKNpLtN9Ahwgmlg.

[5] 中共中央,国务院."健康中国 2030"规划纲要[EB/OL].(2016-10-25)[2022-05-19].http://www.gov.cn/xinwen/2016-10/25/content_5124174.htm. 2016-10-25.

[6] 亿欧智库.2021 年中国医疗健康产业数字化研究报告[R].(2021-10)[2022-06-26].https://www.iyiou.com/research/20211012912.

[7] 国务院办公厅."十四五"国民健康规划[EB/OL].(2022-05)[2022-06-12].http://www.gov.cn/zhengce/content/2022-05/20/content_5691424.htm.

[8] 中国医院协会信息专业委员会.2019-2020 年度中国医院信息化状况调查报告[R/OL].(2021-03-12)[2022-4-20].https://chima-1256452791.cos.ap-beijing.myqcloud.com/CHIMA_CIO_REPORT_2020.pdf.

［9］ 艾瑞咨询.中国医疗信息化行业研究报告［R/OL］.(2022-03)［2022-06-15］.https://m.thepaper.cn/baijiahao_17686922.

［10］中南财经政法大学风险管理研究中心,燕道数科.2022中国保险发展报告［R］.(2022-04)［2022-09-15］.https://www.xdyanbao.com/doc/cek0uoqzjz?bd_vid=10241972361656032850.

［11］亿欧智库.2021年中国数字疗法洞察研究报告［R/OL］.(2021-12)［2022-05-01］.https://www.iyiou.com/research/20211222947.

［12］华润集团.智慧医疗白皮书-医疗行业数字化转型［R］.深圳:2021年行业数字化转型洞察系列报告-医疗行业.(2021-12)［2022-05-01］.https://www.sohu.com/a/510345347_121123713.

［13］IT桔子.2021-2022年中国医疗健康行业投资发展报告［R］.(2022-03)［2022-05-01］.https://www.sgpjbg.com/baogao/63388.html.

［14］丁香医生.2022国民健康洞察报告［R］.(2022-10)［2022-12-01］.https://business.sohu.com/a/593827404_121123902.

［15］德勤中国.生命科学与医疗行业智信未来调研结果［R］.(2022-01)［2022-11-01］.https://www.waitang.com/report/43421.html.

［16］南方周末,基因港.2021中老年群体健康消费现状及趋势调研报告［R］.(2022-04)［2022-06-15］.http://irm.infzm.com/2021/pdf/middle-aged_and_elderly_health_survey.pdf.

［17］中国信息通信研究院.人工智能白皮书(2022年)［R］.(2022-04)［2022-06-25］.http://www.caict.ac.cn/kxyj/qwfb/bps/202204/P020220412613255124271.pdf.

第三章

互联网 + 医疗

作为 20 世纪的伟大发明,互联网从方方面面改变着人们的生活,引领了众多领域的进步与创新。在医疗健康领域,互联网技术的应用有助于缓解医疗资源供给分布不均、医疗服务质量差异,满足人民群众日益增加的医疗健康需求,是我国积极引导和支持的创新医疗服务模式。

卫生健康行业与互联网深度融合,形成了互联网 + 医疗健康的新模式新业态,互联网医疗解决方案不断涌现,有效赋能传统的医疗服务模式,并在新冠疫情期间发挥了重要作用。互联网技术带来的智能导诊、智能预问诊、健康宣教、处方流转、线上诊疗,推动了健康数据互联互通,支撑了分级诊疗制度的有效实施,为院内院外 / 线上线下一体化和更多健康服务模式提供了技术和数据基础。

第一节　概述

随着云计算、人工智能、移动互联网、大数据、物联网、区块链等技术不断发展,网络的重要性日益凸显,互联网成为信息时代的重要基础设施,融入社会生活的方方面面,深刻改变着人们的生产方式和生活方式。作为公共服务的重要组成部分,医疗行业也得益于互联网的高速发展,在优化资源配置、提升运营效率、拓展服务覆盖、改善群众体验方面取得了巨大进步。

一、互联网的发展历史

互联网的前身是美国国防部高级研究计划署(ARPA)于 1969 年启用的高级研究计划局网络(阿帕网,ARPANET),该网络是世界上第一个运营的分组交换网络,使数据在节点间克服了电路交换须在传输前建立专有线路的缺点,为设备的广泛连接与快速拓展提供了条件。1974 年,TCP/IP 协议出现,并于 1983 年成为阿帕网的通信协议,该协议的第 4 版(IPv4)于 1981 年提出,至今仍是互联网的基础通信架构。蒂姆·伯纳斯·李(Tim Berners-Lee)于 1989 年在瑞士的欧洲核子研究中心(CERN)发明了万维网(World Wide Web),随后编写了第一个网页浏览器,他发明的统一资源标识符(URI)、超文本标记语言(HTML)和超文本传输协议（HTTP）共同形成了互联网的重要组成部分。20 世纪 80 年代后期,第一批互联网服务提供商（ISP）公司成立,互联网由此前政府、学术机构主导的非商业性网络逐步探索出更为广阔的应用前景。

我国于 1994 年接入国际互联网,1995 年首个互联网服务供应商瀛海威创立,1996 年全国骨干网 ChinaNet 建成并正式开通,公用计算机互联网开始提供服务,互联网进入快速发展期。2000 年新浪、网易、搜狐在美国上市,我国迎来门户网站时代。同一时期,腾讯、阿里巴巴、百度先后创立,互联网走入千家万户。2012 年我国手机网民数量达到 3.88 亿,手机首次超越台式电脑成为第一大上网终端,智能手机的强大功能为移动互联网的暴发创造了条件。据中国互联网络信息中心发布的第 51 次《中国互联网络发展状况统计报告》显示,截至 2022 年 12 月,我国网民规模达 10.67 亿,其中在线医疗用户规模达 3.63 亿。

人脸识别、扫码支付、无感支付、在线购物 / 订购服务、送货上门 / 服务上门、短视频 / 直播已经成为大家生活的新常态,地图导航、打车、外卖、购物、电子政务、电子证件、健康码等在让民众感受到科技带来生活便利的同时,也为其他生产领域借助互联网实现跨越式发展提供了众多可借鉴的成功模式。2015 年 7 月国务院印发《关于积极推进"互联网 +"行动的指导意见》,推动了互联网与各传统领域融合创新赋能,推广包括互联网 + 医疗在内的 11 项专项行动,是构筑经济社会发展新优势和新动能的重要举措。互联网行业实现跨越式发展,基础支撑、创新驱动、融合引领作用凸显,在国民经济和社会中的地位显著提升,为互联网赋能医疗行业奠定了坚实基础。

二、互联网与医疗的融合

20 世纪 60 年代,医疗行业开始通过电话线传输心电图、X 线片等医疗记录,但受通信条件的制约,传输速度和效果十分有限。21 世纪初,远程医疗开始转而基于互联网,相对于模拟通信,基于数字通信的互联网在传输质量和连通性等方面展现出巨大优势,远程会诊、远程咨询等面向医疗的应用取得进展,互联网的迅速发展释放了远程医疗的巨大需求[1]。同时期,远程医疗传入我国,随着国内互联网的普及,众多医院纷纷开展在线服务,提供在线预约等便民服务,并接入区域全民健康信息平台,开展信息互联互通。互联网也助推了跨医疗机构连接和患者服务,医疗机构通过网络共享患者的诊疗记录,医务人员以此获得患者的就诊历史,实现医疗信息的整合共享;患者能够在线查阅个人健康档案,预约医疗服务,了解健康指导知识。随着人工智能等新一代信息技术的发展,健康管理应用、医药电商、互联网医院等互联网 + 医疗新模式不断涌现,推动便民惠民服务向纵深发展。

互联网医疗是以互联网为基础、以新一代信息技术为支撑、以诊疗流程优化为目标、以诊疗效率质量提升为原则,与传统线下诊疗服务深度融合而形成的一种新型医疗健康诊疗服务模式。

互联网 + 医疗健康应用不断深入,在就医诊疗、结算支付、患者用药、公共卫生、家庭医生、远程医疗、健康信息、应急救治、政务共享、检查检验等方面发挥了重要作用,通过探索创新医疗健康服务新模式,有效提升老百姓看病就医的获得感。

三、我国互联网医疗的现状

我国互联网医疗大致可以划分为三个阶段:在个人电脑时代,以在线预约挂号为代表的 1.0 阶段;在移动互联时代,以在线诊疗为代表的 2.0 阶段;在云大物智移时代,以医疗、医药、医保联动、互联网 + 医疗健康多产业连接及新技术融合为代表的 3.0 阶段。目前我国互联网医疗正在从 2.0 阶段向 3.0 阶段发展,在宏观政策及技术发展的共同推动下,互联网与医疗已经深度融合。

我国互联网医疗发展与政策密切相关。国内互联网医疗政策的演变大致可以划分为三个时期[2]。

1. 引入期（2014 年 5 月—2018 年 3 月）　2015 年 7 月,国务院印发《关于积极推进"互联网 +"行动的指导意见》,加快推动互联网与各领域深入融合和创新发展,提出健康医疗等民生领域互联网应用更加丰富,公共服务更加多元,线上线下结合更加紧密的发展目标[3]。2016 年,国务院印发《"健康中国 2030"规划纲要》,提出发展基于互联网的健康服务,规范和推动互联网 + 健康医疗服务等要求。国务院办公厅印发的《关于促进和规范健康医疗大数据应用发展的指导意见》和《关于促进"互联网＋医疗健康"发展的意见》，均对互联网＋医疗健康的建设完善提出意见，为互联网医疗提供了发展支撑。

2. 介入期（2018年4月—2018年7月）　2018年4月国务院办公厅发布《关于促进"互联网＋医疗健康"发展的意见》，大力支持互联网＋医疗健康发展，此后关于互联网与医疗行业结合的政策陆续发布。

3. 深入期（2018年7月至今）　2018年国家卫生健康委员会印发《互联网诊疗管理办法（试行）》等3个文件规范互联网诊疗行为，是国家层面针对互联网诊疗服务发布的首批规范性文件，有力规范了行业健康发展，保障了医疗质量和安全，2019年修订的《中华人民共和国药品管理法》允许网上销售部分处方药品，互联网药店处方药监管步入新阶段，同年国家医疗保障局联合国家卫生健康委员会发布《关于推进新冠肺炎疫情防控期间开展"互联网＋"医保服务的指导意见》，进一步深化处方流转、医保支付相关规范。

2020年印发的《关于进一步完善预约诊疗制度加强智慧医院建设的通知》为持续巩固疫情防控成果和改善医疗服务，规范监督互联网诊疗质量安全，加快推进线上线下一体化的医疗服务新模式，不断增强人民群众就医获得感提出了新的要求。2022年印发的《互联网诊疗监管细则（试行）》针对当前互联网诊疗监管中面临的突出问题，为规范互联网诊疗活动、加强互联网诊疗监管体系建设、防范化解互联网诊疗安全风险、保障医疗服务安全和质量提供了监管支撑。当前，全国进入了新一轮互联网医院建设的热潮。

截至2020年底，全国29个省（区、市）建立了省级远程医疗平台，全国远程医疗服务县（市、区）覆盖率达到88.5%，建成面向边远贫困地区的远程医疗协作网4 075个，实现832个脱贫县的远程医疗全覆盖。据不完全统计，截至2021年3月已有7 700余家二级以上医院建立起了预约诊疗制度，提供线上服务；截至2022年6月，全国已建成超过1 700家互联网医院，初步形成线上线下一体化的医疗服务模式；国家全民健康信息平台基本建成，7 000多家二级以上公立医院接入了省统筹区域平台，2 200多家三级公立医院初步实现了院内信息互通共享。

互联网技术的核心是连接，可以通过连接、感知、融合的核心能力对医疗中的人、资源、服务、流程进行创新赋能，从而实现互联网＋医疗健康的蓬勃发展。互联网与医疗健康的融合逐步形成了多个主流的发展模式，根据使用的目的及对象，可以分为个人、医疗机构、公共卫生服务管理、社会第三方的应用场景。

第二节　技术原理

互联网技术是在计算机技术的基础上开发建立的一种信息技术，通过计算机网络的广域网实现不同的设备相互连接，加快信息的传输速度、拓宽信息的获取渠道，促进各种不同软件应用的开发，改变了人们的生活和学习方式。伴随着互联网技术的不断发展，我国医疗信息化迎来了新一轮跨越式发展，现代智能医疗体系加速形成，基于互联网的医疗服务成为医疗健康行业未来的发展方向。互联网＋医疗健康是指以互联网为载体、综合利用云计算、大数据等信息技术手段，与传统医疗产业深度融合，形成的一种新型医疗健康服务业态。

一、互联网的技术原理

在互联网整体的应用和发展过程中，传感技术、通信技术和计算技术这三项技术是互联网推动行业信息化发展的三大支柱，分别为互联网提供了信息感知与获取、信息连接与传输、信息处理与赋能的能力（图3-1）。传感器技术的发展让互联网具备了更宽的数据触角，使信息由传统的人工录入转为设备主动获取，更加主动地探索和了解世界，实现万物互联；通信技术方面，互联网以以太网（Ethernet）、TCP/IP、HTTP等协议为核心，使不同国家、不同语言的人们基于统一的通信协议实现无障碍沟通；在计算技术方面，各类应用和服务程序使24小时无休的高可靠服务成为可能，个人开发的应用即可面向全球提供服务，而分布式存储和云计算为海量数据的存储和处理提供了支撑平台。互联网的这些技术基础,都有力支持了医疗行业与互联网技术的深度融合。

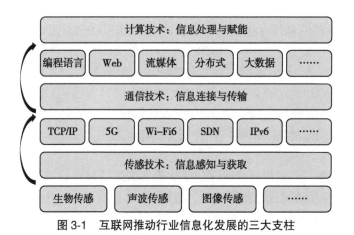

图 3-1 互联网推动行业信息化发展的三大支柱

二、互联网＋医疗健康平台的技术原理

随着国家推进互联网＋医疗健康以及智慧医院的建设,互联网在健康医疗领域的基础支撑作用愈发重要,成为数据共享交互、业务互联互通、产业融合的重要基础平台。

互联网＋医疗平台架构如图 3-2 所示,主要包括基础设施层、组件层、支撑层、基础服务层、业务服务层、接入层、表现层,另外还具备开放平台的特性,支持第三方应用、智能设备、线下业务系统的接入。

1. 基础设施层　是支撑平台运行的硬件设备和网络服务,具备高可用、弹性伸缩、自动化运维部署、计算存储分离、资源隔离的能力。

2. 组件层　提供服务运行所需的服务与发布管理的平台,包括镜像仓库、容器服务、容器编排、消息队列、数据存储、缓存服务、全文检索、安全防护等组件。

3. 支撑层　提供平台服务开发所需的构架能力,包括微服务运行套件及应用程序接口(API)网关、数据管理、持续集成、日志收集分析等。

4. 基础服务层与业务服务层　基础服务包括基础数据、语音视频、统一认证、支付结算、统一对账、消息中心、运营中心、配置中心、监控中心等,为业务服务实现提供支持;业务服务为通过互联网连接构建的医疗服务,包含患者健康卡、在线问诊、处方中心、检验检查、电子病历、线上线下转诊、病历质控、健康随访、健康宣教等。

5. 接入层　承接所有客户端请求,包括 DDoS 防护、WAF、流量监控、统一网关、身份鉴权、负载均衡、限流降级等功能。

6. 表现层　支持用户选择不同渠道的客户端,包括 App、微信公众号、小程序、个人计算机(PC)浏览器等,支撑患者、医生、护士、药师、药企、管理员等角色的使用。

三、互联网＋医疗健康平台与新兴技术的融合

从互联网＋医疗健康平台的体系架构来看,物联网可以看作是触角,云计算是存储计算的支撑平台,大数据提供的洞察分析结果作为人工智能的输入,5G+Wi-Fi6 作为信息传输的载体,使 AI 智能系统能作出正确的决策。互联网＋医疗健康中新兴技术的主要融合应用分为以下四种。

(一)存储

随着大数据时代的到来,医疗设备逐步更新,医疗数据存储成为医疗机构新的挑战,尤其是检查影像

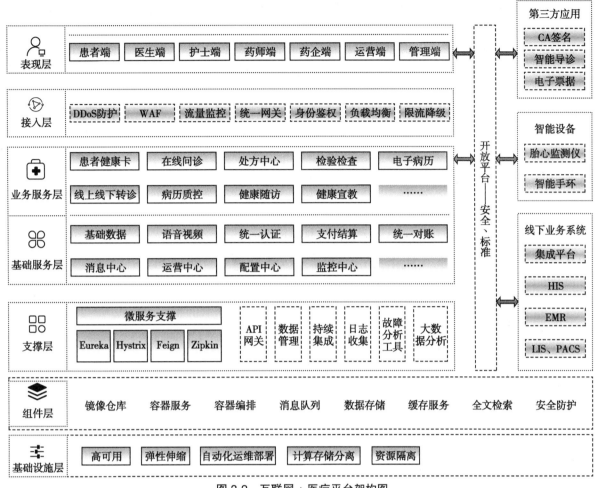

图 3-2　互联网＋医疗平台架构图

数据。云存储采用分布式存储技术,将数据分散存储在各存储节点系统中;在数据提取时,各节点并发提供数据下载业务,实现数据高速下载,性能更强。私有云＋公有行业云的应用在医疗行业已经逐步落地,电子健康档案、影像数据共享等各类基于信息互通共享的业务服务也在云存储的技术支撑下在各地得到了推广应用。

（二）采集

在信息采集方面,互联网与生物传感器、物联网、远程监测有很多融合,运用场景包括数字化医疗设备、生命体征监测设备等传感器采集用户的体征数据,通过无线或有线网络将这些数据传送到远端的服务平台,由平台上的服务医生根据数据指标为用户提供预防、保健、监测、呼救于一体的健康管理服务体系和远程医疗,而生物传感器是上述医疗和健康服务体系建立的关键要素。生物医学传感器可对物理量、化学属性和生物信息进行传感和指标测量。

（三）处理

在处理信息的技术方面,互联网与云计算、人工智能等技术有很多融合。云计算具有低成本、弹性扩展、高计算能力、资源整合、多租户、可靠性和安全性等显著优势,其通过网络以按需的方式提供给用户服务。伴随着云计算技术产品、解决方案不断成熟,云计算在医疗保健行业的应用日益广泛。

（四）应用

公众号／窗口号、小程序(微信、百度、支付宝)、App(安卓、iOS)、移动端 H5、PC 网页等丰富的载体让

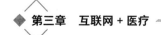

大众有着丰富的途径来近距离使用互联网＋医疗健康,二维码技术让大众以更为便捷的方式通过移动端进行快速应用。

患者就诊服务、健康宣教、慢病管理、医护移动诊疗、分级诊疗、健康档案都可以借助互联网技术实现空间与时间的优化,拉近患者、医护药技等医护人员、医疗机构、行业主管部门、生态服务商的距离,提供更为密切、智能、安全的互动模式,国家卫生健康委员会在近几年不断从政策上指导助力相关应用的深入发展,在医院智慧服务分级评估标准体系中3级及以上互联网技术更是覆盖了全部条款,全面覆盖诊前、诊中、诊后、全程、基础及安全六个维度,由此可见互联网技术在医疗健康发展中核心的支撑作用。

第三节　主要应用

我国人口超过14亿,解决广大居民看病需求是政府长久以来重要的工作之一,为推动医疗改革,自2009年开始,政府陆续出台了许多重大政策来推进改革进程,但看病难、看病贵、基层医疗机构改革与基本药物制度改革依然困难重重。2015年国务院出台《关于积极推进"互联网＋"行动的指导意见》和《关于推进分级诊疗制度建设的指导意见》,将发展互联网医疗作为下一阶段的重点任务,鼓励各地积极探索电子医嘱、电子处方、网络配药等各类医疗服务。

互联网医疗应用可以从患者个人、医疗服务和管理机构以及公共卫生机构等方面切入。

一、个人

（一）便捷诊疗

便捷诊疗既是互联网＋医疗健康的重要应用方向,也是互联网在卫生健康行业实现便民惠民的基础途径。国务院办公厅2018年印发《关于促进"互联网＋医疗健康"发展的意见》,提出发展"互联网＋"医疗服务。随后,国家卫生健康委员会和国家中医药管理局联合印发《关于深入开展"互联网＋医疗健康"便民惠民活动的通知》,对互联网＋在医疗健康领域的便民惠民服务措施进行细化,文件提出运用互联网信息技术,改造优化诊疗流程,贯通诊前、诊中、诊后各环节,改善患者的就医体验,并列举了分时段预约诊疗、智能导医分诊、候诊提醒、检验检查结果查询等便捷诊疗服务类型。

互联网对于便捷诊疗的支持与医院的智慧化建设密不可分,提供了多种全新的服务模式,常以App、公众号、小程序等形式提供,主要体现在对诊疗流程的优化改造,包括减少原有诊疗环节的耗时,以及提供新的服务内容[4]。门诊方面主要包括分时段预约、在线支付、在线报到;住院方面包括预交金线上缴纳、在线入院登记与出院结算、费用清单在线查询等;医技方面则支持检查检验的结果查看、检查预约等。同时,居民电子健康卡、健康码的应用有效推动了患者无卡便捷就医,实现诊疗记录的信息共享。在线支付和就诊记录联网也为医保快捷支付、异地结算提供了条件。

目前,便捷诊疗已成为医院推进互联网＋医疗的标配和主打,并仍在不断拓展新的应用场景,将诊疗服务由传统的人工、自助机、App等需要患者主动获取的方式,转向医院主动为患者推送服务,从提供通用功能向千人千面、适老、适幼等更为人性化、个性化、智能化的方向努力。

（二）互联网诊疗

互联网诊疗是实体医院的线上补充,是指医疗服务提供方通过在线平台为患者提供诊疗服务,包括在线咨询问诊、处方开立,以及相关联的药品配送、线下预约挂号等,将医疗服务与互联网技术整合,从时间和空间两个层次拓展了医疗范围的提供[5](图3-3)。互联网诊疗有利于将传统医疗服务的以医疗为中心转为以健康为中心,对居民个人进行健康全方位、全周期的管理,包括了以互联网为载体和技术手段的健康教育、医疗信息查询、电子健康档案、疾病风险评估、在线疾病咨询、电子处方、远程会诊及远程治疗和康复等多种形式的健康管理服务。互联网诊疗提供的服务覆盖了诊前、诊中、诊后的所有环节。①诊前:主要是提供导诊、分诊功能,利用互联网的高触达性和便捷性,让患者不用到医院即可完成导诊分诊、预约挂号等过程;②诊中:医疗资源与需求的高效匹配;③诊后:形成持续完善的管理闭环,为线下就诊铺垫。

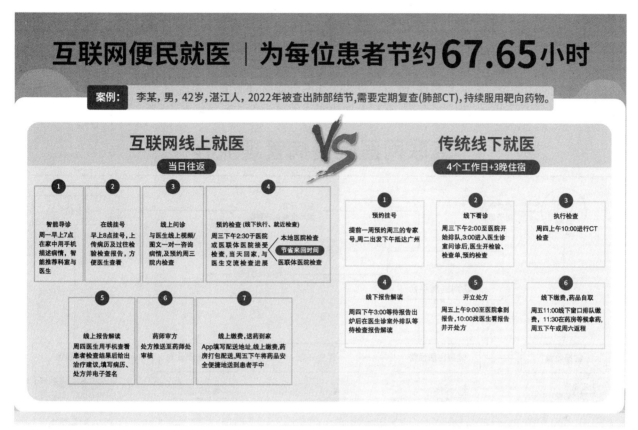

图 3-3 传统就医与互联网就医对比

对于患者来说,互联网诊疗方式节约了时间成本和就医成本,提升了就医体验,使得患者可以更便捷地享受到全健康管理环节的优质医疗资源,并促进个人形成健康管理理念,利于患者培养健康管理习惯。

以线上购药为例,2014 年国家卫生健康委员会的《互联网食品药品经营监督管理办法(征求意见稿)》首次提出了开放处方药的销售,2019 年,国家发展和改革委员会等 21 部委联合下发了《促进健康产业高质量发展行动纲要(2019—2022 年)》,提出建立互联网诊疗处方信息与药品零售消费信息互联互通、实时共享的渠道,鼓励医药电商和医院处方流转平台建设。在政策支持和疫情背景催化下,大量用户建立起线上渠道为主的购药习惯。互联网诊疗逐渐从传统的医疗模式中变革成为联动用户、医院、医生、医药、保险、服务等多元素多角色参与的拓扑生态网。

(三)健康管理

互联网＋健康管理指的是借助互联网技术,融合云计算、大数据、物联网、人工智能等新技术,结合实体医疗资源,构建集疾病预防、治疗、康复护理、健康促进为一体的医疗信息大数据平台,以居民为中心提供覆盖诊前、诊中、诊后全过程的医疗健康服务,帮助个人主动进行健康管理。

现阶段国内的健康管理主要包含四种模式。

1. 手机 App 通过手机 App 对用户的饮食、锻炼和生活行为数据进行采集,通过统计分析后提供个性化健康管理建议。

2. 智能可穿戴设备 利用智能可穿戴设备相对精确地监测患者的心率、血压等信息,实现慢性疾病患者自身健康状况的监测。

3. 大数据技术　利用大数据技术对不同用户进行分析,千人千面精准推送健康教育内容,结合基因检测等筛查手段,给出疾病风险信息。

4. 人工智能技术　医疗服务智能化应用包括智能患者陪护、智能问诊助手等技术,提高医院诊疗效率。

互联网＋健康管理意义重大,首先,在一定程度上解决了医疗资源区域分配不均衡的问题,患者通过互联网能够足不出户享受到优质的医疗资源,降低医疗服务成本,提高了医疗服务的可及性、科学性和精准性;其次,提升了患者治疗的依从性[6];最后,更加精准地对接和满足群众多层次、多样化、个性化的健康需求,打造疾病预防、治疗、康复护理、健康促进为一体的健康管理服务模式,结合家庭医生签约服务,培养居民自我健康管理意识,促进全民健康,有利于加快实现健康中国战略目标(图 3-4)。

互联网医院慢病管理流程

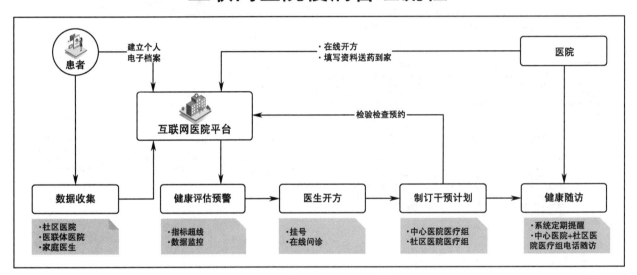

线下传统医院慢病管理流程

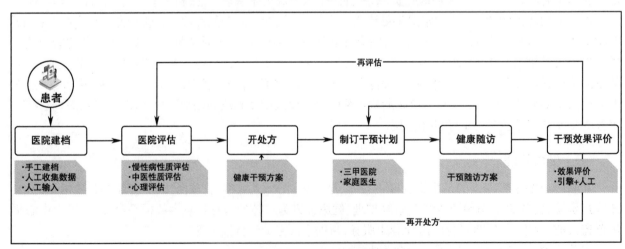

图 3-4　互联网＋医疗慢病管理的优势

(四) 互联网＋康养

康养是以健康疗养为核心,从疾病预防、治疗、养护三方面建立规范的服务体系,全周期覆盖人类的健康状况。国务院发布的《"健康中国 2030"规划纲要》提出要把健康产业与养老、旅游、互联网、健身、休闲结合起来,大力发展健康产业新业态和模式。2022 年,国务院印发《"十四五"国家老龄事业发展和养老服务体系规划》,鼓励具有医养结合能力的卫生机构在人才储备、长期护理等方面发挥示范引领作用,积极探索应对人口老龄化的措施,通过内设医疗机构、分级诊疗等手段构建"防、治、养"三位一体的专业服务,以健康的生活方式提升人类生命质量。

在国家政策的大力支持和推动下,康养产业的数字化转型迎来了新的机遇,以互联网＋康养服务体系作为建设指导,积极探索以健康人群康养需求为目标的互联网平台[7]。充分运用互联网、大数据、AI、机器学习等技术,推进优质医疗服务机构的线上线下服务融合,同时鼓励医疗服务机构转向开放平台化,通过对产业链的资源整合,将护理院、养老院、康复中心、医养机构进行线上连通,利用互联网新兴技术,打造集医疗养护与康养相结合的综合性服务平台,形成各式便捷普惠的一站式康养服务,方便老年群体、慢性疾病人群、特需人群等得到便捷有效的健康服务,扩大了医疗产业内康养服务产品有效供给,打造健康生活服务体系新规范。

二、医疗机构

(一)远程医疗

远程医疗是医疗机构之间基于网络开展的会诊活动,通过互联网技术,为邀请方(患者)提供诊疗。根据 2018 年国家卫生健康委员会印发的《远程医疗服务管理规范(试行)》,远程医疗包括提供诊断治疗意见的远程会诊和为医学影像、病理、心电、超声等辅助检查提供诊断的远程诊断。下级医院遇到疑难病例,通过互联网将诊疗资料发送到具有合作关系的上级医院,或通过远程医疗服务平台匹配上级医院,由上级医院提供诊断和治疗建议,必要时还可发起视频通话,双方进行实时沟通[8]。目前,已有医疗机构将互联网与机器人技术结合,实现上级医院远程操作超声探头进行检查,一定程度上解决了基层医疗机构超声检查操作技术不足的难点。与互联网医院不同的是,远程会诊由医疗机构发起,在机构之间进行。

远程医疗在我国已有二十多年的实践经验。1999 年卫生部印发《关于加强远程医疗会诊管理的通知》,明确了远程医疗的管理基本原则,强调远程医疗必须有利于提供高质量、快捷、便利的医疗咨询服务。2010 年以来,远程医疗服务进入快速发展阶段,国家开始推动远程医疗项目建设,发挥远程医疗提升基层、偏远和欠发达地区诊疗水平的作用。2018 年实施的《远程医疗服务管理规范(试行)》则系统全面地规范了远程医疗的服务和管理,远程医疗不断规范、健全。对医疗机构而言,远程医疗可通过调动优质医疗资源,提高基层、偏远和欠发达地区医疗机构的诊疗能力,避免患者流失;对于患者而言,不仅改善了相应地区患者接受的诊疗服务水平,节约了医生异地会诊时间,同时使患者更及时地接受疾病治疗,也降低了诊疗总花费和时间;对于医疗体系而言,远程医疗在促进医疗资源下沉、医疗信息共享、协同医疗服务等方面发挥了积极作用,推动了"基层首诊、双向转诊、急慢分治、上下联动"的分级诊疗模式,助力形成"小病在基层,大病进医院,康复到基层"的就医格局,缓解了我国医疗资源不平衡的问题。

(二)互联网医院

互联网医院是依托实体医院,以互联网为载体,运用云计算、大数据、物联网等技术手段,将实体的医疗资源由线下转移到线上,提供以居民健康为中心、围绕诊疗全流程的在线医疗健康服务。目前互联网医院按照设立主体和运营模式分为三种,即实体医院的医疗资源线上服务模式;以互联网企业为主导,集聚医生资源的平台服务模式;由卫生行政部门、实体医院医联体和互联网企业共同线上融合服务模式。互联网医院利用其高效、便捷、个性化等优势,打通实体医疗机构线上线下服务,联动医院内医、护、药、技等多医疗角色提供服务,在线开展健康咨询,常见病、慢性病复诊,开药续方,检验检查预约,护理上门,远程会诊,健康教育等诊前、诊中、诊后全流程功能,积极联合社会力量开展药品配送等服务,不断丰富线上服务内涵,为疫情防控和改善人民群众就医体验创造有利条件。对于医院来说,通过互联网手段可以高效满足慢性疾病患者和轻症患者的需求,降低了线下实体医院的诊疗流量压力,释放医院优质医疗资源;对于整个医疗生态系统,通过互联网远程会诊对基层医院的重症患者进行诊疗,起到了优化医疗资源利用效率、促进医疗公平的作用。

近年来互联网诊疗的相关政策配套不断成熟。2018年国务院办公厅印发的《关于促进"互联网＋医疗健康"发展的意见》强调了互联网诊疗在目前医疗服务体系中的重要作用,国家卫生健康委员会2019年印发的《医院智慧服务分级评估标准体系(试行)》和2020年印发的《关于进一步完善预约诊疗制度加强智慧医院建设的通知》《关于深入推进"互联网＋医疗健康""五个一"服务行动的通知》强调了提供互联网诊疗服务在医院信息化智慧化建设中的关键角色,在应对疫情、满足人民群众就医需求等方面发挥了积极作用。2018年国家卫生健康委员会印发《互联网诊疗管理办法(试行)》《互联网医院管理办法(试行)》等三个文件规范互联网诊疗行为,2022年国家卫生健康委员会印发的《互联网诊疗监管细则(试行)》明确了互联网诊疗的医药、医疗、技术等监管要求,防范互联网诊疗安全风险,保障医疗服务安全和质量,同时强调了实体医疗机构在互联网诊疗中的核心位置,真正实现互联网诊疗与实体机构诊疗服务的同质化。随着政策和管理规范的不断完善,互联网诊疗行业将更加成熟,吸引参与者不断加入,更好地发挥提供医疗服务、匹配医患需求的作用,并与其他传统业务模式融合,创造更多新兴便民的服务体验。

国家医疗保障局2019年印发的《关于完善"互联网＋"医疗服务价格和医保支付政策的指导意见》和2020年印发的《关于积极推进"互联网＋"医疗服务医保支付工作的指导意见》从医保支付管理的角度为互联网诊疗的健康发展提供支持。线上医保结算是医保电子凭证全流程应用工作关键组成部分,可直接提升参保群众的医保服务体验。从挂号、看病、诊疗、买药,到支付一码通,采用实名＋实人的线上安全核验技术,通过自助设备、线上服务、移动终端等服务方式,推行一站式及时结算,优化群众就医结算流程,加强相关信息平台的衔接与互通,扩大网上缴费的使用范围。

此外,处方流转平台作为互联网医院诊疗活动的重要一环,通过互联网医院、社会药店或医院药房和患者数据对接(图3-5),在医生、药师和患者之间实现处方和药品信息互联互通,完成医生的电子处方开具、药师在线审核、药店调配核对和药品配送、药学咨询、随访等服务,为患者提供药品相关的全周期服务支持[9]。

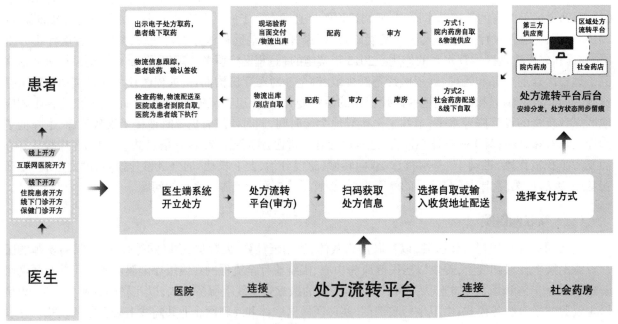

图3-5 医院处方共享平台应用场景

（三）院前急救与重症快速响应

急危重症快速响应与救治是指在患者在院外或院内普通病房出现急症或危重症特征、有迫切的医疗干预需求时，医护人员通过经验与医疗辅助设备（心电监护仪、诊疗决策支持系统等）对目标患者健康状况进行快速而准确地识别与评估后，提前进行一系列针对性医疗干预与资源调配的过程。急危重症快速反应与救治主要由院前急救和院内危重症快速响应两种场景组成，分别面向院外患者及院内普通病房的患者，其目标都在于让患者在被转运至重症监护病房（ICU）之前能够利于互联网技术快速做好充分有效的急救前干预及资源准备，最大程度地缩短响应与救治时间。

院前急救是在患者到达医院之前进行的医疗救治活动，包括现场救护和途中救护。传统的急救途中，救护车上不能提供定位、视频、生命体征数据传输，导致患者错过黄金治疗时间。随着互联网信息技术的发展，医疗信息化已经广泛应用于急救指挥中心等领域。通过互联网＋医疗可以将患者的实时心电、血压、血糖和血氧等医学指标及生命体征传送至急救指挥中心进行分析、诊断，并与现场救护人员双向交流，远程实时指导，协同紧急救治（图3-6）。

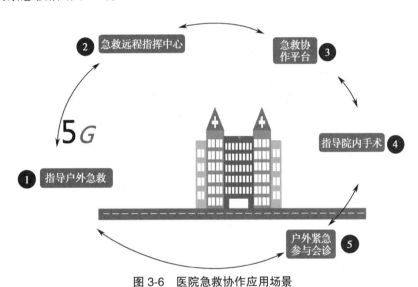

图 3-6 医院急救协作应用场景

重症快速响应的核心是将医疗干预的位点前移。通过互联网技术，医生和护士从监控台上观测患者的实时呼吸频率、氧饱和度、血压、心率、尿量等数据，若发现数据异常或数据达到设定的重症阈值，系统自动报警提醒，将实施医疗救治措施的时间点前置。基于智能心电监护与机器学习等新兴技术的危重症快速响应系统（CCRRS）已在西方国家广泛应用，可在患者病情恶化前若干小时即自动识别生命体征的异常变化与症状恶化的风险，通知医生及时进行提前干预，住院患者的死亡率降低17%~23%。通过整合诊疗数据及设备监测数据，利用机器学习技术将智能模型嵌入重症快速响应系统，提供预警和决策支持，可以预防患者病情恶化，改善预后[10]。

（四）患者随访

患者随访是患者管理及临床科研的重要组成部分，根据随访目的的不同可分为健康宣教随访、患者出院后／术后管理随访、科研随访三种随访类型。一方面，随着互联网＋技术的大规模应用，通信渠道成本的降低，健康宣教随访及患者管理随访等大规模随访成为可能，医生可通过短信及微信快速向患者发送随访信息，大幅提高随访效率；另一方面，通过建设院内数据平台及随访平台，可使符合条件的新患者自动加入随访队列并自动执行定期随访，显著减少了以往实现患者随访及科研随访所需进行的烦琐操作，提高了

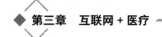

随访体验及效率。

对于科研随访而言,互联网＋技术同时也优化了传统的电话随访:一方面,通过运营商的来电号码标注功能,医院与运营商合作可将医院来电号码标注成医院号码并在患者接到来电时展示,大幅提高了随访电话的接通率;另一方面,通过给随访室配置智能电话,随访专员可一键输入随访患者的电话,提高工作效率。近年来,随着人工智能等新兴技术的发展,AI 智能语音让患者随访得到了更进一步的突破,系统可以模拟人工客服与患者进行交互沟通并智能记录患者的回复。

(五)移动医疗

移动医疗是由移动设备支持医学实践,使用手机、平板设备、移动手持终端(PDA)等移动通信设备开展医疗行为,包括移动查房、移动护理、远程管理患者、互联网医院等。移动医疗是医院信息化水平发展的自然延伸结果,拓展开展医疗服务的范围。移动医疗的概念与远程医疗有一定重合,但面向用户主要是医疗机构内部的医务人员,以提升服务效能、用户体验为主,因而政策限制相对较少;移动医疗通常包含面向患者的健康服务,提供在线咨询、在线诊疗,通过手机及可穿戴设备收集健康信息,提供健康服务[11]。

近年来医院信息化建设水平提升,医院内业务的信息化程度增加,为移动医疗的蓬勃发展提供了基础。如移动查房,医生可通过手机查看患者的诊疗记录、最新的检查检验结果,了解患者的实时体征情况,及时开立医嘱。在移动护理中,护士除了使用 PDA 进行医嘱执行、体征采集、护理记录、标本采集核对等服务外,还可在值班期间通过手机接收消息提醒,确保重要信息接收和处理的及时性。互联网应用的成熟和虚拟专用网(VPN)、网络切片等安全措施的支撑为移动医疗的安全可信开展创造了条件。移动医生工作站将办公室内的业务电脑改造为移动形式,通过互联网 VPN 接入医院内网或直接通过无线局域网接入后,即可为医生提供全功能的信息化服务。随着私有云技术的普及,很多医院也在尝试为医生配备云桌面,通过 VPN 拨入后可以安全使用云桌面远程办公。

(六)远程教学

医学领域的新技术、新方法、新理论、新知识日新月异,远程教育已成为国内外医学界广为关注的焦点。利用互联网技术开展远程教学培训,在节约了大量会务、交通成本的同时,打破了时间、空间束缚,利用先进的技术实现数据信息的多角度、多元化呈现,保证真实现场感和教学氛围,开拓了教学模式,提高培训效率。

基于互联网建立远程培训平台,通过多人视频会议、大频道直播、跨频道直播等功能实现名医远程授课、典型手术直播、实验直播、教授讲学、护士培训等多种场景的高质量医学直播。远程医疗培训平台整合音频、视频、数据同步共享、即时通信等互动功能于一体,引入全新的互动应用理念,面向医疗机构,实现实时的异地医学教育、学术交流,以及对患者的远程会诊指导。信息化手段赋能医疗培训,如教学学分管理数字化、网络化管理,极大地提高了科教管理效率。

互联网技术使得下级医疗机构能够全面接收全国乃至全球的优秀医学教学资源,不同地区的医疗工作者得以相互无阻碍、无距离交流,提高在职医务人员的素质和服务技术水平,促进区域间学术交流、医学教学、人才队伍培养,有利于基层医疗卫生事业的发展。

(七)医院管理

医院管理包括医疗护理管理、人力资源管理、财务资产管理、设备设施管理、药品耗材管理、运营管理、运行保障管理、教学科研管理、办公管理及基础与安全 10 方面内容。智慧医院管理指的是通过互联网等信息化手段,充分利用智慧管理工具,提升医院管理精细化、智能化水平。2021 年国家卫生健康委员会发布了《医院智慧管理分级评估标准体系(试行)》,2022 年国务院办公厅印发《关于推动公立医院高质量发展的意见》,强调建设三位一体智慧医院,实施医院管理能力提升。

互联网信息平台技术在医院管理中的应用很多,主要包括以下内容。

1. 基于数据循证的医院运营管理决策支持系统,支持整个医院体系中人、财、物的数据分析和联动监测,辅助医院管理工作决策。

2. 后勤智能综合管理平台,全面提升后勤管理的精细化和信息化水平,降低万元收入能耗支出。

3. 医院安防系统,提升医院安全秩序管理法治化、专业化、智能化水平。

4. 设备全生命周期管理平台,实现全院范围的各类医疗设备管理功能。

5. 耗材和药品入销存、物价、特殊医保提示、项目内涵、基本药物提示等全链条信息管理体系,实现闭环管理。

三、公共卫生服务管理

(一) 电子健康政务服务

2020 年国家卫生健康委员会发布的《关于深入推进"互联网＋医疗健康""五个一"服务行动的通知》指出,推动互联网＋医疗健康便民惠民服务向纵深发展,健康政务服务电子化,优化卫生服务流程,简化政务服务程序,改善群众就医体验,是切实提高人民获得感的重要手段。通过互联网平台技术,完善了卫生健康服务电子化,推进政府信息化辅助决策系统建设,提升健康区域建设能力,实现了经济增长、区域扩张与城市健康的平衡发展。

电子健康政务服务主要包括以下几个方面。

1. 居民电子健康码规范 以普及应用居民电子健康码为抓手,推进实名制就医,加强居民卫生健康身份标识与使用管理,拓展在诊疗服务、公共卫生服务、慢病管理、在线信息查询、健康教育、血液管理等领域的使用,逐步实现卫生健康行业内一码通用[12]。

2. 跨部门多码融合 通过加强部门之间信息互联互通能力,加强部门间协同配合,推动居民电子健康码与金融支付码、市民卡等多码融合应用,支持业务通办。推进居民电子健康档案与电子病历的有效融合应用,为居民提供全生命周期的健康管理服务,并对医疗费用支付记录等进行有效监管。

3. 各类卫生健康证明数据共享、通办 包括出生医学证明、死亡证明、预防接种、医保参保、全员人口信息、医师执业注册信息、护士执业注册信息、医疗机构执业登记信息等在内的个人卫生健康相关证明,实现数据共享,并支持政务服务跨部门、跨层级办理,实现一次提交、多证联办、一站送达。

2022 年 5 月,国家卫生健康委员会、中共中央宣传部等部门联合印发《关于建立健全全媒体健康科普知识发布和传播机制的指导意见》,要求建立健全全媒体健康科普知识发布和传播机制,增加全社会健康科普知识高质量供给,满足人民群众日益增长的健康需求。

随着互联网及其他新技术的不断融合应用,在保证个人数据安全的同时,打造医疗卫生服务居民身份认证体系和服务网络,为群众提供一体化电子健康管理服务,居民享受统一的健康服务平台、统一的就医身份认证,便民惠民手段将不断升级。

(二) 分级诊疗

分级诊疗是按照疾病的严重程度、紧急程度以及治疗方案的复杂程度进行分级,不同级别的医疗机构承担着不同的疾病治疗任务。随着医疗改革的深入推进,互联网技术在分级诊疗服务中的作用日益凸显,尤其是在新冠疫情的刺激下,远程医疗、互联网医疗迎来了蓬勃发展的黄金时期[13]。

通过大数据、互联网、云计算等信息技术手段在基层医院和上级医院之间快速建立双向转诊渠道(门诊、住院),同时随着患者转诊传递的还有患者的病案信息、检验信息、检查信息和其他临床信息,转诊前还可以通过互联网远程门诊对患者病情进行初步了解。

互联网＋分级诊疗在一定程度上缓解了优质医疗资源配置不均衡的矛盾,切实解决了基层医疗服务能力不足的难题,让基层百姓能够就近享受知名专家的诊疗服务。但是在具体的实践过程中,存在着因医疗机构信息系统不兼容导致互联互通的困难。因此,建立流程规范、信息标准、区域统一的分级诊疗管理平台对加快分级诊疗制度的推行有极大帮助。

(三)区域互认

区域互认即区域内的诊疗数据共享和互认。2022年国家卫生健康委员会、国家医疗保障局等多部门联合印发了《医疗机构检查检验结果互认管理办法》,明确规范检查检验结果互认工作。多年来,区域与区域之间,由于信息不能流通和共享,许多患者转院或异地就医需要携带大量纸质和胶片诊疗资料,这些诊疗资料或有保管不当导致模糊不清,或有遗漏导致不完整,使其在到达接诊医院时所携带的资料仅能作为参考,而不能成为诊疗依据。随着互联网技术的不断发展,互联网成为推动诊疗数据共享和互认的重要抓手[14]。

在开立检验、检查申请时,医生通过系统可查询互认报告单,确认是否存在重复开单的情况,如果检索出有其他医院可互认的报告单,则返回系统取消开立的重复检查。医院定时上传本院的检验、检查单到区域平台进行共享,下载外院报告到医院信息平台并整合到全景病历,供临床医生、护士调阅、浏览、共享。这样不仅可以有效杜绝医疗开支的浪费,也能保证患者疾病治疗的完整性和延续性。通过提升区域互认的比例,可以更好地保障医疗质量和患者安全,有效降低医疗成本。

(四)突发公共卫生事件应急服务

重大突发公共卫生事件是突如其来可能造成社会公众健康严重受损的重大传染病疫情、群体性不明原因疾病、重大食物中毒和职业中毒等事件,在防治过程中,需要最大程度地减少人的暴露风险,而互联网等新技术推动了应急服务智能化,提高了应对突发公共卫生事件的能力,加强了公共安全治理水平。

互联网主要通过提升疫情追溯能力、缩短疫情上报耗时、强化多源数据综合研判等方式助力疫情防控,利用互联网实现传染病患者的早发现、早处理,根据信息预判疫情发生风险,为疫情防控的科学决策提供依据。2020年6月,国家卫生健康委员会办公厅印发《关于做好信息化支撑常态化疫情防控工作的通知》,提出强化疫情信息监测预警、完善预警指挥系统、完善健康通行码等工作要点。2020年新冠疫情以来,多地通过健康码强化疫情追溯能力。据2021年2月发布的第47次《中国互联网络发展状况统计报告》,在疫情防控期间,全国一体化政务服务平台推出防疫健康码,累计申领人次近9亿,使用超过400亿人次。健康码支撑全国绝大部分地区实现一码通行,跨地区流动人员健康码信息在各地区可信可用,切实方便人员出行和跨省(区、市)流动,实现防疫健康码统一政策、统一标准、全国互认、一码通行。互联网技术在疫情防控和复工复产中作用凸显,降低常态化疫情防控的社会成本,提升管理的精准性和效率[15]。传染病智慧化预警多点触发和多渠道监测预警机制不断发展,通过汇集多行业多渠道数据,结合互联网、移动网络等途径实时收集的信息,依托大数据运算和传染病态势感知模型对突发传染病进行主动监测和态势预报,实现从被动监测到主动探测。

随着我国公共卫生应急体系逐步完善,突发公共卫生事件应急管理属于垂直管理体系,分为四级。建立突发公共卫生事件应急信息平台(图3-7),通过数据网络连接乡镇、县(区)、地(市)、省(区、市)、国家的卫生行政部门和医疗卫生机构的双向信息传输网络,整合不同纵深区域间的卫生信息资源,横向打破各相关行业间的壁垒,汇聚卫生健康、公安、海关、市场监管、交通运输等部门的相关数据,建立多途径、多维度、多节点监测数据汇聚渠道,主动实时监测、早期预警、态势预报、数据分析、风险评估,辅助应急指挥决策,提高应急处置能力。社区防控是社会公共卫生事件防控格局中的第一道防线,利用互联网信息平台,全面掌握疫情发展的来龙去脉,快速获取个体数据以明确疫情传播规律;同时,互联网为医疗资源的分配、调度、优化利用提供帮助,最大程度地保障社区基本医疗服务和关键防控的需求。

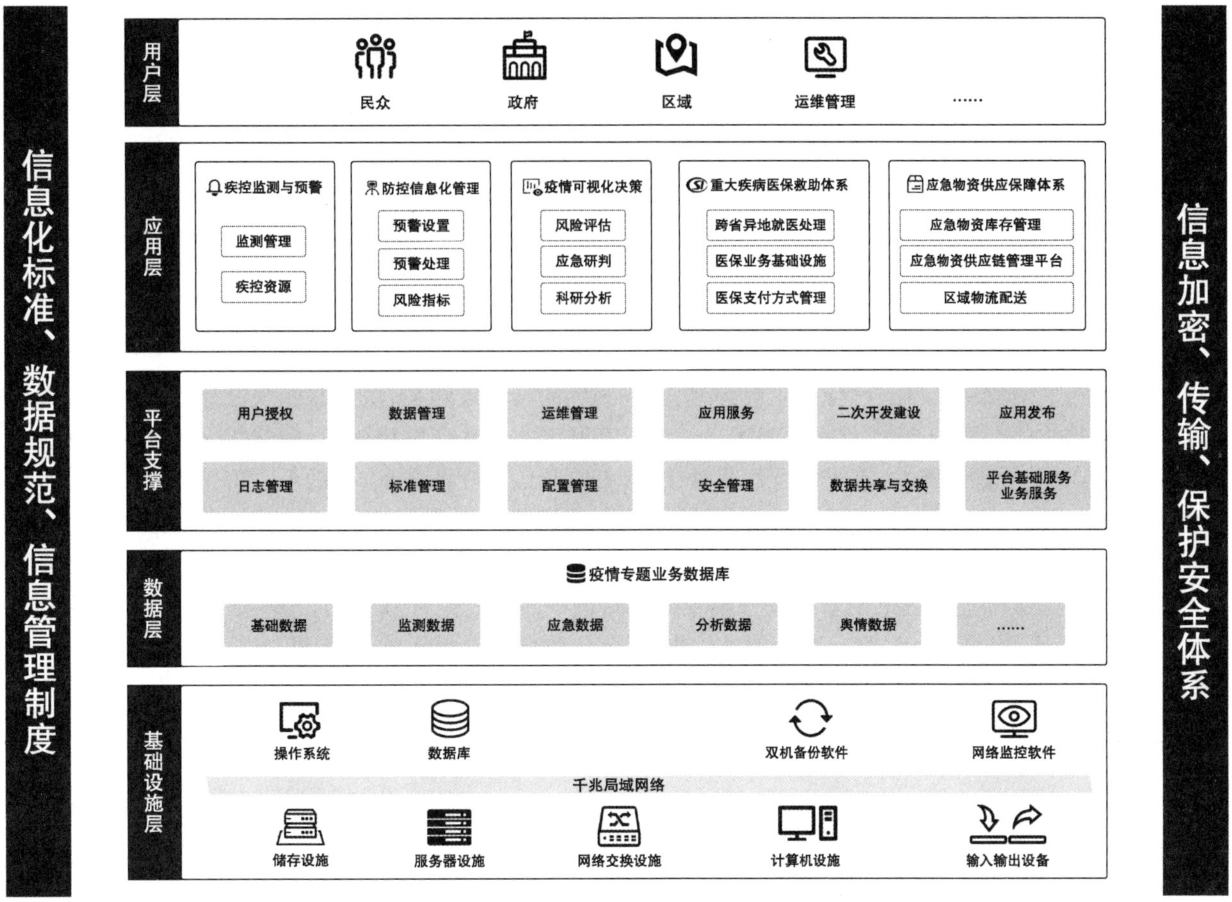

图 3-7　疫情防控及公共卫生应急管理架构图

随着抗击新冠疫情和常态化疫情防控工作的深入,利用互联网技术提升防控和应对突发公共卫生事件的水平,这对于我国的公共卫生事业的发展至关重要。

第四节　展望

一、泛在互联

高速畅通、覆盖广泛的互联网已成为信息时代的重要基础设施,而移动互联网、物联网等新技术的发展,使互联网实现了更广泛、更普遍的连接,医疗行业也借助互联网实现了时间、空间、对象上的拓展。2020 年以来,线上问诊、在线支付、网络药房等业务迅速发展,客观上促进了患者网上就医的意识,而随着医院信息化水平提升,5G、物联网和新基建的蓬勃发展,互联网将在连接医疗服务中发挥更重要的作用,为医疗资源的充分利用、资源与需求的充分匹配提供支持。

二、融合创新

作为信息连接和传递的媒介,互联网在新技术的发展和应用中有着不可或缺的作用,使技术的综合应用发挥 1+1>2 的价值,为传统医疗模式带来变革,不仅赋能业务范围与业务模式,还作为医疗行业和新一代信息技术的纽带,将人工智能、大数据、云计算、物联网等技术带入医疗行业,形成多种技术共同促进行业发展的态势。通过互联网,区域范围内的诊疗信息在平台汇集,各种物联网传感设备收集的个人健康信息组成了用户的综合健康情况,这些资料汇合形成的大数据资源为人工智能的模型研发和应用提供坚实支撑,而云计算使存储、计算资源得以灵活地经由网络分配和流动。互联网自身的发展也为医疗行业的创新提供了想象空间,高可靠低延迟的网络使远程手术、远程超声检查等依赖实时交互的服务成为可能,高带宽广覆盖的网络连接让高原、深山、岛屿等就医不便地区的患者能够享受到一线医疗机构名医的远程会诊,互联网基础设施的进一步完善、网络成本的降低与设备种类的丰富,必将催生更多融合创新的互联网医疗业务模式。

三、便捷普惠

互联网的平民化特点与医疗行业注重普惠、服务民生的特点天然契合,互联网与医疗行业的结合对于改善医疗服务的公平性、可及性具有重要意义。依托互联网重塑医疗健康服务,构建线上线下一体化服务模式,实现居民电子健康档案、电子病历互联对接,检查检验信息互认共享,有助于改善患者在就医过程中遇到的"三长一短"的现象,提高就诊的便利性;基于互联网开展远程医疗、远程教育,强化基层医疗卫生机构服务能力,促进分级诊疗开展,提升了基层与上级医院的服务效率,减少了医疗资源浪费。可以预见,互联网＋医疗健康的业务模式创新和业务覆盖拓展将进一步提升医疗服务的公平性与可及性,提供更加及时、经济和易于获取的服务,强化医疗服务的民生属性、增强群众就医的获得感。

四、隐私安全

在互联网＋医疗的应用中,网络既是个人医疗健康信息采集和利用的重要渠道,也是信息泄露和滥用的重灾区,互联网使个体分散的健康信息得以聚合,产生全新价值的同时也带来了隐私安全的风险。医疗健康关乎国计民生,只有重视个人医疗健康信息和隐私的安全,才能保障公众利益和国家安全,实现互联网＋医疗的长期有序发展。为此,应从技术创新、制度管理等方面关注隐私安全。在技术方面,网络安全等级保护制度对于卫生健康行业的信息系统、基础信息网络等提出了具体的安全要求,指导开展网络安全建设工作,差分隐私、联邦学习等隐私计算技术则使充分利用群体健康信息的同时保护个人隐私成为可能。在制度方面,《信息安全技术 健康医疗数据安全指南》明确了保护健康医疗数据时可采取的安全措施,与《中华人民共和国网络安全法》《信息安全技术个人信息安全规范》《国家健康医疗大数据标准、安全和服务管理办法(试行)》等法规共同构建形成了健康医疗信息隐私保护的框架体系,为健康数据信息的合理利用与价值发掘提供了坚实基础。随着互联网＋医疗的业务发展,新业态、新模式的出现,隐私保护技术将应运而生,相应法律法规也将随之完善。

在互联网浪潮中,医疗卫生新业态百花齐放,医药、医保、医生、患者、医疗机构等众多角色都已广泛参与其中,衍生出数字医疗、互联网医院、医药电商等各类互联网医疗业务模式,但仍有不少机构依然徘徊在医疗"外围"。在此过程中,需要在政策与规范的指导下将底层的数字化能力与机制创新融合,发掘互联网技术在通信功能之外的更多应用功能和模式,拓展成为多技术的融合,助推医疗服务从"以治疗为中心"向"以健康为中心"转变。围绕以人民健康为中心这一最终价值核心,互联网医疗将在整合医疗服务供给、提升医疗服务效率、改善医疗服务体验等方面持续发力,助力医疗卫生事业发展。

(张武军 张敦明 余俊蓉 马 锐 张瑞霖 郑苏芸)

参考文献

[1] 赵杰,蔡艳岭,孙东旭,等.远程医疗的发展现状与未来趋势[J].中国卫生事业管理,2014(10):739-740,799.

[2] 琚文胜,陈校云,殷伟东,等.我国互联网医疗政策的演进与发展[J].中国数字医学,2021,16(04):1-8.

[3] 宁家骏."互联网＋"行动计划的实施背景、内涵及主要内容[J].电子政务,2015(06):32-38.

［4］ 赵霞,李小华,周毅."互联网＋医疗"的服务特色[J].中国数字医学,2016,11(01):26-28.

［5］ 容榕,李礼安,王禹尧,等.互联网医院建设实践与思考[J].现代医院,2022,22(04):622-625.

［6］ 孟群,尹新,陈禹.互联网＋慢病管理的研究与实践[J].中国卫生信息管理杂志,2016,13(02):119-123.

［7］ 闫志俊."互联网＋"背景下智慧养老服务模式[J].中国老年学杂志,2018,38(17):4321-4325.

［8］ 孙倩倩,周守君.我国远程医疗的现状、问题及发展对策[J].南京医科大学学报(社会科学版),2022,22(01):25-30.

［9］ 柳天启,赵彩虹,陈雨洁,等.互联网药品经营模式及现状浅析[J].药学研究,2022,41(01):64-66.

［10］ 王鑫,刘红梅."互联网＋"与智慧急救的发展探讨[J].中华灾害救援医学,2016,4(03):159-162.

［11］ 王瑞,吕蓉,梁涛.可穿戴设备在疾病管理中的应用进展[J].中华护理杂志,2018,53(01):114-116.

［12］ 胡文生,李博文,洪涛,等.电子健康卡多码融合应用实践及标准规范研究[J].中国卫生信息管理杂志,2020,17(01):15-19.

［13］ 石晶金,胥婷,于广军.互联网医疗在我国新型冠状病毒肺炎疫情防控中的探索与实践[J].中国卫生资源,2021,24(02):208-212.

［14］ 张连仲.应用信息技术助力分级诊疗服务探索[J].中国数字医学,2021,16(12):5-8.

［15］ 何炜,廖维维,沈伟富,等.医学检查检验结果互认共享的数字化改革实践探索[J].中国数字医学,2021,16(12):34-37.

第四章

医疗物联网

物联网技术与传统医疗的有机结合,促进了医院数字化迈向智能化。随着物联网技术的不断发展,基于物联网技术的医疗应用已逐渐成为智慧医院建设的重要基础和关键组成部分。同时根据 2018 年《全国医院信息化建设标准与规范》中的要求,物联网等新兴技术的应用已成为三甲医院发展的重要抓手,助力医院提质增效。未来随着国家及地方的政策支持,以及边缘计算、无线网络技术、微型芯片等技术的发展,以物联网为基础的医疗应用将在医疗行业呈现爆发式增长,特别是在常态化疫情防控的背景下,无人化的需求日趋旺盛,物联网技术的更新速度越来越快,这无疑是一场巨大的技术革命风暴。

第一节　概述

健康已成为全民追求美好生活的重要方面,物联网技术能够促进中国医疗方式从传统医学跨越到多学科协同发展模式。特别是新冠疫情期间,物联网技术的重要性也得到了有效体现,大力促进了经济、健康社会的发展。从物联网技术在医疗健康卫生多领域的应用情况,我们得到了一个启示:在未来,医学发展或许能从传统医学、数据学,走向体验医学。

一、物联网的定义与概念

物联网(internet of things,IoT)是指通过信息传感设备,按照约定的协议,把任何物品与互联网连接起来,进行信息交换和通信,以实现智能化识别、定位、跟踪、监控和管理的一种网络。它是在互联网基础上延伸和扩展的网络。物联网是各种信息感知技术、网络技术、人工智能与自动化技术的聚合与集成应用,使人与物、物与物之间在信息层面建立联系和对话,并作用于行为控制和管理决策[1]。

医疗健康物联网(medical internet of things,MIoT)是物联网技术在医疗健康行业的一个重要应用领域,是物联网与医疗健康 IT 系统的有机结合。医疗健康物联网是将传感器、近距离通信、互联网、云计算、大数据、人工智能等物联网相关技术与医学健康领域技术相融合,全方位连接医生、健康管理者、居民、患者以及医疗器械、药品、环境等服务因素,支持医疗数据的自动识别、定位、采集、跟踪、管理、共享,以患者为中心,提高服务效率,实现医疗健康服务智能化,推动医疗健康行业全面深化发展。

二、物联网在医疗健康领域的市场概况

(一)政策方向

政策是医疗健康物联网行业发展的重要推动力。自 2009 年提出"感知中国"以来,物联网被正式列为国家五大新兴战略性产业之一。2010 年,物联网首次写入《政府工作报告》后,受到了国内社会的极大关注。随后的几年里,我国相继发布了《中国物联网白皮书(2011)》《物联网"十二五"发展规划》《物联网发展专项行动计划》。2021 年,工业和信息化部等八部门印发《物联网新型基础设施建设三年行动计划(2021—2023 年)》,从创新、生态、应用和支撑四个方面进行了全面部署。在数字经济浪潮下,预计我国物联网产业将迎来新一轮发展高潮,物联网呈现广泛的产业布局机会。2022 年初,国务院正式发布《"十四五"数字经济发展规划》,规划指出到 2025 年,数字经济迈向全面扩展期,数字经济核心产业增加值占 GDP 比重达 10%。其中作为数字经济典型代表的物联网,应用逐渐从拓宽分布领域向加强应用深度发展,迈向以用户价值为互联互通核心的第三阶段[2]。

(二)市场规模

根据全球市场研究和咨询公司 Marketsand Markets 预计,2025 年 MIoT 的市场估值将增至 1 882 亿美元,相对于 2020 年 725 亿美元的市场估值有较大提升,年复合增长率可达 21%[3]。在我国物联网应用领域,医疗物联网将成为仅次于工业物联网的第二大物联网市场应用领域[4]。

三、物联网在医疗健康领域应用的意义

(一)医疗健康物联网是智慧医疗线上线下融合的技术基础

随着智能终端的日益普及、通信技术的更新换代、可穿戴设备及物联网的推广应用,智慧医疗不再局限于后台的算法服务,更是延伸到线下的部件控制,真实服务于线下医疗健康服务。近年来,物联网与医疗健康行业的深度融合,不断衍生出大量的创新产品与服务模式,如服务于患者的实时数据采集、用户行为干预、慢病管理等,服务于医院的药品供应、设备维护、综合管理等,可以实现管理医疗资源的精准对接。医疗物联网成为智慧医疗推广落实的重要产业和基础技术支撑。

(二)医疗健康物联网可以有效解决医疗健康行业的痛点

随着全球人口老龄化进一步加剧,慢性疾病患者增多且呈年轻化趋势,医疗资源匮乏与分布不均匀未得到根本扭转,一直存在医疗资源供需缺口,物联网将为医疗健康产业带来广阔空间。医疗健康物联网借助可穿戴设备实现贯穿用户全生命周期的数据采集、检测、预警,后台利用大数据模型对各项数据指标进行动态监测以及智能 AI 分析,分析结果反过来可有效辅助临床诊疗,为患者提供个性化诊疗,有效缓解医疗资源的供需矛盾。

(三)医疗健康物联网为医疗健康发展提供新的机遇

随着 COVID-19 的全球大流行,一方面,为了阻断病毒的传播,衍生出许多健康监测的需求;另一方面,医院和诊所等医疗机构为了让患者得到适当的治疗,希望通过远程医疗的手段解决就医需求,而不会因患者在线下实体医疗机构就医而增加感染风险。与此同时,医院也面临着不断寻求新的方法降低成本的压力,当患者在家中便可获得诊治和监护时,医疗机构需要投入的资源数量就会相应减少,尤其当 5G 网络

大规模应用后,医疗物联网的网络连接更加灵活。

物联网体系结构从底层到顶层,依次是感知层、网络层、平台层和应用层,并以架构、标识编码、安全、测评等为共性基础,融合大数据、云计算、边缘计算等新兴技术。标识编码指的是医疗设备能拥有唯一标识,为物联网中搭建万物互联的基础;安全指的是随着数据时代的到来,数据量的快速增长使得个人隐私变得更加透明化,安全技术用于患者个人隐私、医院资源隐私乃至医疗行业隐私数据以尽可能使其免于终端、传输、平台和应用等的外界攻击。医疗健康物联网的具体架构如图 4-1 所示。

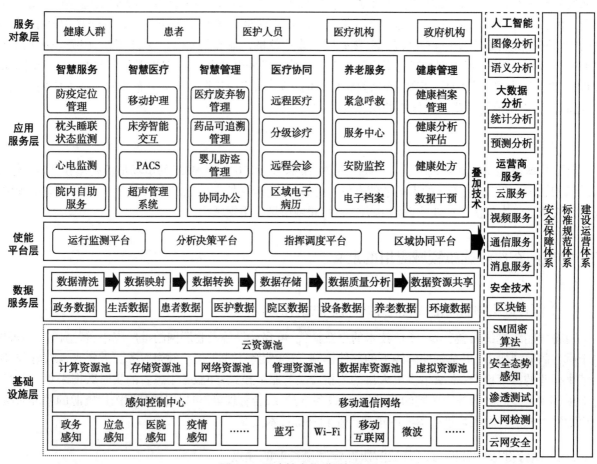

图 4-1 医疗健康物联网框架图

基础设施层是医疗健康物联网的基本特征,可以显著提高医疗健康物联网感知和识别物体及环境的能力。它由包括射频识别(RFID)在内的采集协议,以及各种智能传感器在内的感知设备构成。传感器技术是感知层的核心,同时感知层也少不了芯片技术和操作系统技术的支撑。医疗健康物联网实际上是一个异构网络,主要有以 5G、NB-IoT 为主的远距离通信,以及 Wi-Fi、紫蜂(ZigBee)、蓝牙(bluetooth)、RFID 私有协议为主的短距离通信,与医院内网、专线等业务构成医院整体通信网络,支撑医院对内对外的信息交互与数据传输。结合边缘计算等技术为实现 5G 定制网提供逻辑或物理的网络资源隔离,按需为客户提供灵活的专属隔离网络,实现网络资源隔离。

数据服务层是将院前、院中、院后的医疗数据进行规整的重要环节。通过对平台数据的处理、分析和可视化,将数据赋能过程大幅前置,充分发挥规模效应,实现数据即生产即处理,便于数据快速应用落地。

使能平台层在物联网架构中起到了承上启下的关键作用。平台层的核心是中间件技术,需要满足统一的服务规范。在医院信息平台和大数据共享平台的支撑下,医疗物联网形成一个真正意义上的开放平台,起到无缝集成物联网服务和应用程序的功能。

应用服务层是物联网架构中的最顶层,也是物联网的显著特征和核心所在。根据业务需要设立相关的物联网应用的结合,如智慧医疗的应用、智慧服务的应用、智慧管理的应用、远程医疗的应用等,并通过与大数据、AI人工智能、云计算平台等对感知层采集并传输的数据进行计算、处理和知识挖掘,从而实现对物理世界的实时控制、精确管理和科学决策。

服务对象层是医疗环节中的应用群体,其实就是医生、患者、医院管理者、医疗设备、医用耗材等。

一、技术规范指标

(一)概念框架

物联网技术是多种基础技术叠加的异构网络,在不同发展速度的情况下,尤其是人工智能、区块链等新兴技术汹涌的态势下,体系结构一般是遵循系统共性需求及特征的,因此对其研究探索成为跨入该门槛的必经之路。按照不同的逻辑框架,可以将研究对象域分为用户域、目标对象域、感知控制域、服务提供域、运维管控域和资源交换域[5],如图4-2所示。

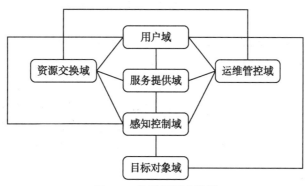

图4-2 物联网概念模型

1. 用户域 使用各类系统的、在不同行业领域的用户集合体。不同行业领域的用户需求是搭建物联网行业生态的基础,用户可以通过其他域获取数据。

2. 目标对象域 是数据采集的源头,通过硬件与软件等系统或设备采集的物理世界的各种模拟信息和数字信息以及虚拟世界的信息都可以作为采集对象。

3. 感知控制域 执行对资源的管理控制,以及资源合理分配,通过下发指令使其他域相互关联运作,并具有提供远程操作的能力。

4. 服务提供域 为操作对象提供基础服务和业务服务,实现对数据的处理、挖掘分析与协同,并提供服务的对应接口。

5. 运维管控域 保障产品稳定运行,对在此期间出现的各种问题进行快速解决,并在日常工作中不断优化系统架构和部署的合理性,以提升系统服务水平。

6. 资源交换域 通过相关设备,执行对外部信息的采集、传输以及对内部信息的精准传输交换,成为实现内部环境与外部环境通信的重要节点。

(二)业务框架

医疗健康物联网的业务与智慧医疗相对应,按照业务场景可分为智慧医疗、智慧服务和智慧管理(图4-3)。

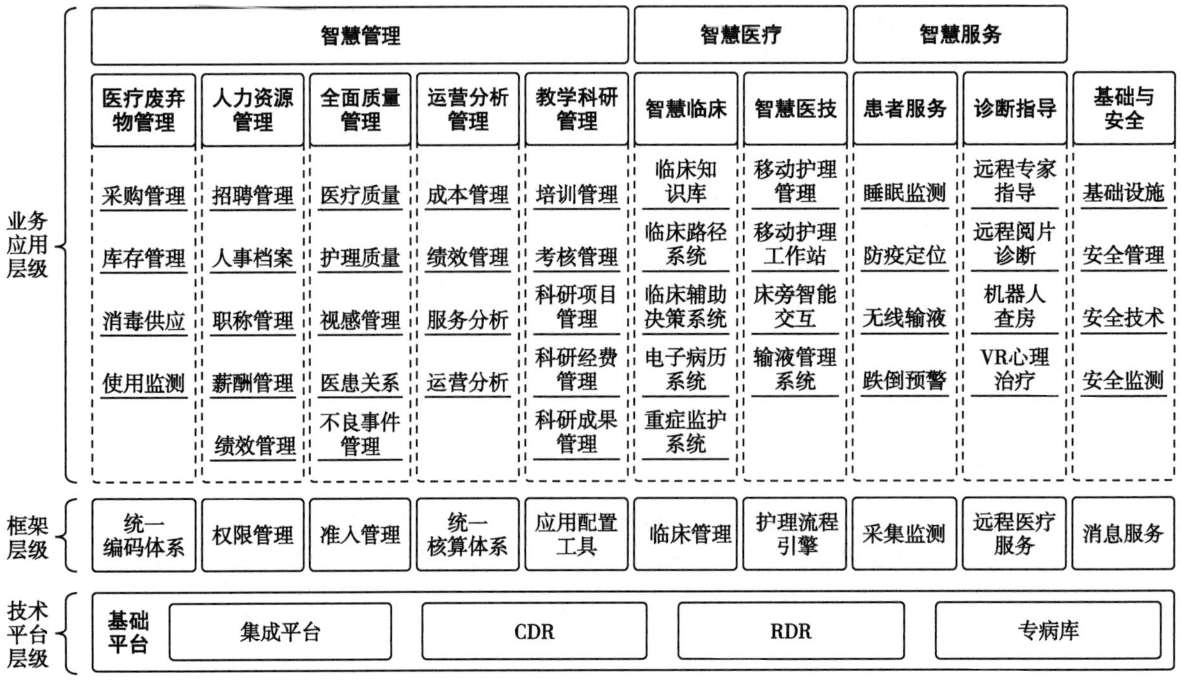

	智慧管理				智慧医疗		智慧服务		
	医疗废弃物管理	人力资源管理	全面质量管理	运营分析管理	教学科研管理	智慧临床	智慧医技	患者服务	诊断指导	基础与安全

业务应用层级

医疗废弃物管理	人力资源管理	全面质量管理	运营分析管理	教学科研管理	智慧临床	智慧医技	患者服务	诊断指导	基础与安全
采购管理	招聘管理	医疗质量	成本管理	培训管理	临床知识库	移动护理管理	睡眠监测	远程专家指导	基础设施
库存管理	人事档案	护理质量	绩效管理	考核管理	临床路径系统	移动护理工作站	防疫定位	远程阅片诊断	安全管理
消毒供应	职称管理	视感管理	服务分析	科研项目管理	临床辅助决策系统	床旁智能交互	无线输液	机器人查房	安全技术
使用监测	薪酬管理	医患关系	运营分析	科研经费管理	电子病历系统	输液管理系统	跌倒预警	VR心理治疗	安全监测
	绩效管理	不良事件管理		科研成果管理	重症监护系统				

框架层级

统一编码体系	权限管理	准入管理	统一核算体系	应用配置工具	临床管理	护理流程引擎	采集监测	远程医疗服务	消息服务

技术平台层级

基础平台	集成平台	CDR	RDR	专病库

图 4-3　医疗健康物联网业务框架图

1. 智慧医疗　融合汇聚医疗健康各方资源,为居民及患者提供全生命周期的、线上线下融合的、优质高效的医疗健康物联网服务,如诊断指导、智慧临床、智慧医技等。

2. 智慧服务　依托于物联网技术,围绕居民和患者,以及医护人员、运营管理人员的全生命周期,提供全方位的医疗健康服务和生产力提升服务。居民和患者是体系中的关键用户,将通过提供线上线下一体的、一站式服务体系,持续提升患者服务和居民健康管理的满意度;医生、护士等其他医疗健康管理机构的从业人员,既是服务的提供者,又是体系的参与者,新兴技术的应用将有效协助从业人员持续提升自身服务能力,如患者服务、采集监测等[6]。

3. 智慧管理　通过实时监测智能终端设备、智能检测设备及无线通信,实时准确地获取医院资产、设备、人员、财产、损耗、材料等方面的全院数据,科学运用健康大数据、人工智能以及互联网＋实体资源,与物联网技术融合运用,为医院决策者提供精准智能健康管理和个体化运营方案,包括健康教育、健康评估、健康干预、健康追踪和健康督导等专业化健康管理服务,实现对患者、医护人员、建筑、设备等数据的采集、评估预测、改善建议、执行控制等全过程的监控管理,让医院每一处资料都实现本身价值,如全面质量管理、人力资源管理、药品耗材管理、运营分析管理、教学科研管理、基础与安全等。

(三) 数据架构

医疗健康物联网的数据架构是统一规划的(图4-4)。打通院前(诊前)、院内(诊中)、院后(诊后)的数据壁垒,构建智慧医卫生态的数据全生命周期流程。通过数据的运维管控平台,为前端提供各种源数据的存储、治理、挖掘分析、标注、训练以及处理数据的融合、资产化、交易等前端服务,并将处理后数据作为输入源,形成数据驱动发展的良性闭环生态。

将数据转化为资产进行管理,通过数据透视、数据全生命周期管理,实现智能搜索和发现。从基础数据资产中发现隐藏数据,进一步开发数据价值。因此,建立相对完善的医疗数据体系,可以更好地帮助医院、医生、护士为患者进行针对性诊治,并提供最佳诊断方案。同时,医疗数据模型的建立可以为患者提供智能化自诊模式,人人自医,成为自己的医生。

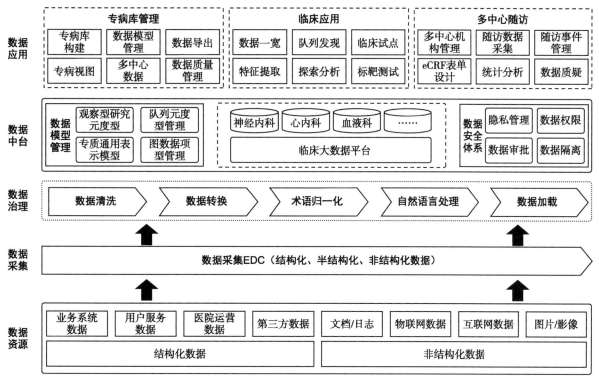

图 4-4 医疗健康物联网数据架构图

二、物联网的基础技术

（一）感知控制技术

1. RFID 技术　射频识别（radio frequency identification, RFID）是自动识别技术的一种, 通过无线射频方式进行非接触双向数据通信, 利用无线射频方式对记录媒体（电子标签或射频卡）进行读写, 从而达到识别目标和数据交换的目的, 其被认为是 21 世纪极具发展潜力的信息技术之一[7]（图 4-5）。

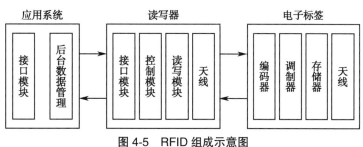

图 4-5　RFID 组成示意图

RFID 通过无线电波不接触式的快速信息交换和存储技术、无线通信结合数据访问技术连接数据库系统, 实现非接触式双向通信, 从而达到识别的目的, 用于数据交换, 串联起一个极其复杂的系统。在识别系统中, 通过电磁波实现电子标签的读写与通信。根据通信距离, 可分为近场和远场, 为此读写设备和电子标签之间的数据交换方式也对应地被分为负载调制和反向散射调制[7]。

RFID 的工作原理为电磁耦合识别[8]（图 4-6）。当无源的电子标签线圈处于读写器天线线圈感应范围内, 则会在两者之间形成磁场, 产生感应电流。电子标签与读写器形成一个闭环回路, 为电子标签的芯片供电, 从而使其处于激活状态。读写器通过内部模块, 对接收到标签的发送信号进行解码解调, 实现自动识别物体的功能。最后, 通过应用系统对采集到的数据进行进一步加工、处理、分析、传输和维护等操作,完成对物体全生命周期的智能化管理。

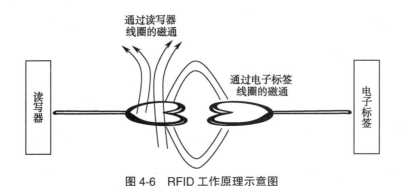

图 4-6　RFID 工作原理示意图

目前,RFID 技术在医疗健康领域应用广泛。低频段主要应用在生物标记、设备标记、资产标记等条形码或二维码中,如手术服、医疗器械设备、患者信息、婴儿防盗手环等智能标签;15MHz 以上的频段主要应用在工卡、饭卡、诊疗卡、医保卡等卡片式电子标签以及快速移动物体信息获取方面。

2. 芯片　依据芯片功能的不同,医疗健康物联网感知层所需芯片可以分为集成在传感器及传感器模组中的特定功能芯片,用于通信、视频及图像处理、定位和安全等领域。医疗健康物联网设备所采用的嵌入医疗健康物联网终端的嵌入式微处理器(MCU 或 SoC)基本应用嵌入式进阶精简指令集机器(Advanced RISC Machine,ARM)架构,其技术架构紧跟 ARM 架构的发展。这类处理器又可以分为两种类型,一种为大多数医疗设备上采用的传统嵌入式微处理器,需要配合单独的通信芯片接入物联网。另一种则是将通信部分集成至芯片内部的新型物联网专用处理器,相比传统嵌入式处理器,物联网专用处理器的集成度和成本都更具优势。

特定功能芯片中最知名的莫过于定位芯片。利用医疗健康物联网对设备及人员进行定位,进而实施管理是医疗健康物联网的一项重要功能,包括人员、物流及设备的定位管理都广泛应用了定位芯片。利用近地同步卫星进行室外定位及导航目前已经较为成熟,并为大众所熟悉。北斗卫星导航系统(Beidou navigation satellite system,BDS)是我国自主发展、独立运行的全球卫星导航系统,它与美国全球定位系统(GPS)、俄罗斯全球导航卫星系统(GLONASS)和欧盟伽利略导航卫星系统(Galileo)构成全球四大卫星导航系统。其中北斗三号全球卫星导航系统定位精度优于 10m、测速精度优于 0.2m/s、授时精度优于 20ns、服务可用性优于 99%,亚太地区性能更优。根据全球连续监测评估系统最近一周的测算结果,北斗卫星导航系统的全球实测定位精度均值为 2.34m,而结合地基增强、精密单点定位,还能提供最高为厘米级的定位服务,这为医疗健康物联网在室外的应用带来了极大的助力。

3. 传感器　传感器是医疗物联网中的基础单元,根据不同的场景需求,传感器有多种多样的分类,包括陀螺仪、加速度传感器、压力传感器、声音传感器、生物传感器、气体传感器、温湿度传感器、红外传感器等。随着应用的复杂程度不断提升,多种传感器的融合趋势非常明显,以可穿戴设备为例,一般需要感知四个自由度的线性加速度、旋转、重力、电子罗盘、计步器、活动监测与终端、运动探测等信息,涉及微机电系统(MEMS)加速度计、MEMS 陀螺仪、MEMS 地磁计以及微控制器和软件。

此外,柔性传感器日益受到医疗健康物联网的重视,尤其是可穿戴医疗健康设备。柔性电子器件是一种把电子器件安装在柔性、可延性塑料或薄金属基板上的新兴电子技术的统称,是一种在一定范围内进行弯曲、折叠、拉伸、压缩等形变后,仍能保持工作能力的电子器件。可穿戴产品无法与皮肤共形贴合,监测能力遭遇瓶颈,精准度和灵敏度都受到了考验。把传统的刚性器件变得柔软,使之更加贴合于皮肤、更适合佩戴,监测或诊断结果会更加精确。

生物传感器也是未来医疗健康物联网传感技术的一大趋势。生物传感器通过无创测量体液中的生化标志物来反映生理状态。这些生物标志物主要包括汗液、泪液、唾液和间质液,以及体液中的代谢物、细菌及激素等。无创的方式也为智慧医疗的发展提供了更多的可能性。

（二）通信技术

1. 5G　5G与物联网之间的关系非常紧密，与其说发展5G是为了满足人类日常通信的需求，不如说发展5G是为了物联网。5G的应用场景主要由增强型移动带宽（eMBB）、大连接物联网（mMTC）、低时延高可靠通信（URLLC）构成，为其提供了高速率、低时延、广泛连接、高可靠性的高效通信网络。其中，eMBB场景对速率、容量、频谱特性、移动性和网络能效的指标要求高，高带宽大容量是其最主要的特点。在近几年，终端用户数据量呈指数式增长，在5G的支持下，医院可实现远程医疗会诊、远程手术、远程示教等对带宽有大需求的应用场景；mMTC场景的特点是低功耗、大连接、广覆盖；URLLC场景的特点是高可靠、低时延，空口延时低于1ms。

由于医疗健康行业的特点，必须同时满足安全性、可靠性、实时响应所需的低时延和低功耗等要求，5G深入医疗健康物联网领域会推动医疗健康物联网的应用发展。

2. NB-IoT网络　NB-IoT蜂窝移动通信网络实现了物与物通信、物与人通信，采用NB-IoT号码作为终端业务号码，承载于物联网5G核心网专用网元，可为医院提供数据业务等基础通信服务。NB-IoT业务的四大特点为低功耗、低成本、海量连接、增强覆盖，具体内容如下。

（1）低功耗：IoT应用（如智能抄表、环境监控、智慧停车等）安装环境没有电源供应，需要使用电池，为了满足电池达到5~10年寿命的需求，NB-IoT网络引入平台专用模型（PSM）和非连续接收（eDRX）技术，极大降低了终端功耗，可使设备在生命周期绝大部分时间处于极低功耗状态，从而保障电池的使用寿命。

（2）低成本：NB-IoT终端采用窄带技术，基带复杂度低，只使用单天线，采用半双工方式，射频模块成本低，大部分（SRVCC、IMS、紧急呼叫等功能）不必要的功能可以裁剪，同时采用SoC内置功放PA，降低了对终端flash存储空间、终端尺寸、终端射频等的要求，从而极大降低了NB-IoT的终端成本。

（3）海量连接：NB-IoT比2G/3G/4G有50~100倍的上行容量提升（特定业务模型），是现有无线技术提供接入数的50~100倍，单小区可支持5万级别的用户规模。

（4）增强覆盖：NB-IoT比通用分组无线业务（GPRS）提升20dB增益，在地下车库、地下室、地下管道等信号难以到达的地方也能较好覆盖。

3. Wi-Fi+物联网融合网络　近距离无线网络，如Wi-Fi、蓝牙、RFID、ZigBee、近场通信（NFC）等，可实现医疗设备连接、资产定位、婴儿防盗、智能输液等。

（1）Wi-Fi：是医院常用网络，具有设备成本低、传输距离远、传输速率高、扩展性好、组网便捷等特点，为医护及医疗终端提供网络连接服务，如移动护理车、手持PDA等。

（2）蓝牙：具有短距离、低速率、低功率等特点，支持短距离数据交换，如穿戴设备等。

（3）RFID：具有非接触式识别优势，可穿透雪、雾、冰、涂料、尘垢等恶劣环境阅读标签，阅读速度极快，主要用于婴儿防盗、耗材管理、资产定位等领域。

（4）ZigBee：具有近距离、低复杂度、自组织、低功耗、低数据速率的特点，主要适用于自动控制和远程控制领域，可以嵌入各种设备，如患者生命体征监测、输液管理等。

（5）NFC：具有近距离、高安全、连接快、功耗低等特点，主要应用于院内医护门禁管理等场景。

随着多场景智慧应用的建设，医院内存在多种网络，不同网络须独立布线建网，同网络但不同厂家、不同场景应用也都独立建网，造成重复建设、反复施工、大量布线和设备铺设等资源浪费问题，且多网络间信号相互干扰，维护难度大。此外，相同协议之间缺乏互操作性，形成数据孤岛，如同ZigBee协议，A公司和B公司之间不兼容。

以上问题严重影响着医院智慧化建设的进程，因此以Wi-Fi+物联网的融合网络成为必要，以物联网无线访问接入点（AP）为数据总线，在AP上插入各类物联网卡，以此方式将Wi-Fi与低能耗蓝牙（BLE）、ZigBee、RFID等物联网网络进行融合接入、管理，实现院内近距离物联网的统一建设、统一管理，避免重复布线、资源浪费。

健康物联一体化管理平台 ∨

健康物联一体化管理平台提供应用开发和统一数据存储两大功能,PAAS 平台架构在连接管理平台(CMP)之上。应用使能平台(AEP)的具体功能包括提供成套应用开发工具(大部分能提供图形化开发工具,甚至不需要开发者编写代码)、中间件、数据存储功能、业务逻辑引擎、对接第三方系统 API 等。物联网应用开发者可以在 AEP 上快速开发、部署、管理应用,而无须考虑下层基础设施扩展、数据管理和归集、通信协议、通信安全等问题,可以降低开发成本、大大缩短开发时间,为医疗卫生行业提供南向终端接入和北向应用汇聚的底层能力平台。

平台通过产品模型定义、指令下发、数据上报、事件上报、配置更新、设备影子、运维与监控、报表统计等功能为医院提供一个平台与应用解耦、安全可靠、开放和弹性伸缩的平台,帮助企业和行业用户应用实现快速集成,构建物联网端到端整体解决方案[9]。平台体系架构如图 4-7 所示。

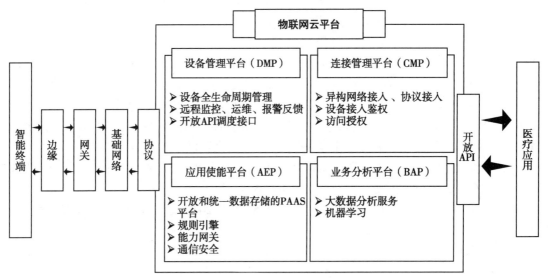

图 4-7 健康物联一体化管理平台体系架构图

不同基础属性和环境属性等的终端设备接入物联网开放平台,通过云端接入网关(CIG)、能力网关、规则引擎等技术使协议适配和满足异构网络连接,从而统一设备间存在的差异性,应用通过开放应用程序接口(API)调用经过加工、清洗、转发等流程的数据。云计算和边缘计算等云服务与物联网协同融合,提高开发人员的开发效率、降低设备响应时延,实现与应用服务器之间更高效地传输和分发。

第四节 医疗健康物联网的应用 ∨

物联网与 5G、云计算、人工智能、大数据等基础技术相互结合,产生或优化大量通用功能,催生全新的智慧医疗应用。根据适用范围、速率、带宽、时延等不同要求,物联网应用场景分类如图 4-8 所示。

根据智慧医疗的定义以及使用对象的不同,医疗健康物联网的应用场景可分为面向医务人员的智慧医疗场景、面向患者的智慧服务场景、面向管理者的智慧管理场景、面向社区的远程医疗场景。

1. 面向医务人员的智慧医疗场景 主要包括居家健康检测、移动护理服务、患者体温监控、智能输液监控、床旁智能交互系统等以移动终端结合无线通信技术的应用。

2. 面向患者的智慧服务场景 主要包括 24 小时实时监测体温贴、智慧防疫定位管理系统、老年人 / 精神病患者防走失手环、智能枕头睡眠状态监护、智能心电监护、非接触式乘梯、患者术后依从性管理等以便携式设备结合无线通信技术的应用。

	低速率	中速率	高速率
	100kbps	1Mbps	
接入技术	ZigBee、NFC、RFID	GPRS、LTE-M、bluetooth	4G/5G、Wi-Fi、光纤
应用场景	● 医疗标签管理 ● 居家健康检测 ● 可穿戴式设备 ● 智慧院区管理	● 医疗废弃物管理 ● 医疗设备全生命周期监控 ● 医疗冷链监控 ● 智慧安防管理 ● 移动医护	● 远程会诊 ● 远程教学 ● 远程手术 ● 院前急救
业务需求	● 低速率（≤100kbps） ● 业务流量低 ● 功耗敏感 ● 覆盖要求高 ● 成本要求低	● 速率要求不高（100kbps<速率≤1Mbps） ● 功耗不敏感	● 业务流量高 ● 低时延 ● 功能不敏感

图 4-8　物联网应用场景分类示意图

3. 面向管理者的智慧管理场景　包括隔离病房管理系统、药品可追溯管理系统、高低值耗材可追溯管理系统、医疗设备全生命周期监控系统、医疗冷链监控系统、老年人健康管理系统、婴儿防盗系统、智能照明系统、智能温湿度监控系统、手卫生依从性管理系统、医疗废弃物管理系统、手术器械追踪系统、资产管理系统、设备能效分析系统、内镜消毒管理系统、非接触式生物样本盘点交接系统、无线冷链管理系统、智慧安保管理系统等智能化应用。

4. 面向社区的远程医疗场景　主要包括远程视频示教、远程会诊、院外急诊救治、居家健康监测、社区健康筛查、自动化核酸检测等智能化应用。

一、智慧医疗

（一）移动护理

1. 系统概述　临床移动护理系统以无线网络为依托,使用手持数据终端(移动手持终端或平板电脑),将医院各种信息管理系统通过无线网络与移动手持终端或平板电脑连接,实现医护人员在病床边实时录入、查询、修改患者的基本信息、医嘱信息和生命体征等,以及快速检索患者的护理、营养、检查、化验等临床检查报告信息。通过将二维条码标识技术应用于患者腕带、药品标签、生化标签、器械包标签和标本标签等,采用移动手持终端或平板电脑扫描腕带等标签信息,实现快速准确地完成出入院、临床治疗、检查、手术、急救等不同情况下的患者、药品和标本等的识别,同时可以完成库房物资管理和中心供应室包的质量追溯应用,以及医院其他业务科室,如门急诊输液室的护理流程管理。

2. 系统设计　通过为护士配置移动手持终端(PDA),实施移动护理信息系统,可以很好地解决传统护理中遇到的重复录入、手工单、医嘱全生命周期无法跟踪、无法实现精细护理管理、护理医疗安全监控不力等问题。主要涵盖条码核对、医嘱执行、床旁体征采集等功能。患者采用二维条码腕带作为身份识别载体,药物外贴条码作为识别和核对载体,借助手持数据终端实现患者、药物之间的查对工作,从而大幅度提高医疗安全。

（二）输液监护系统

1. 系统概述　输液监护管理系统依托条形码技术、移动计算技术和无线网络技术实现护士对患者身份和药物身份的双重条形码核对功能,确保患者输液安全,杜绝医疗差错;依托无线呼叫技术实现患者求助时护士及时响应,并改善输液室环境的嘈杂以及减轻护士工作强度和工作压力,减少医患矛盾,创建高标准、高质量的输液护理服务新模式。

2. 系统设计　物联网实现对医院所有涉及的住院病区的覆盖,网络系统由三个部分组成,即中央站、组网实现单元和智能输液终端。医护人员可以通过中央站的显示屏,经过组网实现单元接入网络系统,收集查看每个智能输液终端的数据,通过设置可以查看自己的病区,也可以查看其他病区的信息。中央站部署在医院的每个病区,整个病区的组网实现单元通过单独的一台组网实现单元连接于中央站。中央站通过单独的一台组网实现单元统一对整个病区的其他组网实现单元进行集中管理。

输液监护软件实时感知液体容量。监护系统在上位软件上设置输液的开关、速度、报警条件,使用蓝牙下传到单片机,安装在储液瓶和输液器外的红外传感器测出滴速,通过单片机的输入输出(I/O)口输入。当红外传感器检测到液体滴落时,对比智能手机上预设的滴速,通过步进电机调整输液管粗细以控制流速。当调整完成后,通过红外传感器继续检测。当滴速误差较大时,声光报警器工作,并将问题反馈智能手机。

系统的应用减少了患者家属的陪同时间,同时也减少了医护人员的工作压力,有效提高了患者的安全。该系统将继续开发基于Wi-Fi功能的多设备监控,大规模应用于大型医院、社区诊所等需要输液的场景,将具有较高的推广和应用价值。

(三)床旁智能交互系统

1. 系统概述　床旁智能交互系统是基于患者住院、医生查房两大场景设计的智慧病房系统,方便医生和护士进行医嘱录入、输液、配液、体征录入、换床、理疗等管理。

2. 系统设计　依托成熟的物联网技术,使用基于智能平板的物理呼叫系统、无线物联网扫描枪、医护识别工卡、输液报警器、婴儿识别标签、生命体征采集等各类物联网应用,同时以智能交互终端为一站式信息服务平台,通过便捷的软硬件对接,拓展床旁医护、营养点餐、电子交班、床旁智能支付等软件应用系统。该系统将医院各种信息管理系统通过医院网络与床旁智能终端连接,实现了医生在病床边实时查询患者的基本信息、医嘱信息、生命体征等功能,可快速检索患者的护理、检查、化验等临床检查报告信息。系统合理、充分地利用HIS的数据资源,实现了HIS向病房的扩展和延伸,极大地推动了医院的信息化建设,为患者和医生提供了更友好和实用的服务。

床旁智能交互系统主要分为患者交互信息系统和开放式软件平台两个部分。患者交互信息系统主要包括医患双向呼叫、电子床头卡、患者信息集中查询、患者全病程管理、医护巡视记录、精准健康宣教、本地影音点播等模块;同时通过一定的适配调整,可以在原设备上接入更多的软件系统以扩展系统业务功能。床旁智能交互系统利于科普教育,有利于患者及家属正确认识病情和了解疾病的转归,患者从被动接受治疗变为主动配合治疗,可增加其治疗的依从性,形成和谐的医患关系。

二、智慧服务

(一)智慧防疫定位管理系统

1. 系统概述　智慧防疫定位管理系统是在北斗导航、互联网、大数据时代下,围绕病情疫区现场人、车等因素,利用防疫定位手环、Wi-Fi、北斗定位等应用,实现网格化区域的易感人群防疫监控监管。利用北斗高精度位置服务技术实现密闭空间内人员定位及轨迹跟踪,可以实现人员定位及轨迹交互检索能力,必要时可以通过送餐机器人、消毒机器人、康复机器人实现密闭空间人群的健康管理和监测。

2. 系统设计　系统提供车辆、人员的精准定位、位置查询、轨迹跟踪、轨迹查询等功能,掌握监控车辆、人员活动的实时情况。一旦发生越界,系统就会发出警报,并自动向防疫管理人员手机发送短信,协助防疫管理人员及时发现异常,并与相关人员联系。

防疫定位服务系统可以还原和捕捉确诊患者的历史轨迹和实时轨迹,能够提供人员室内米级定位及导航服务,实现精准定位隔离人员,为相关部门和人员提供防疫信息等服务。此外,还可以结合人员运行轨迹,通过分析不同时段的人流密度,对疫情防控进行辅助规划。防疫定位服务系统可面向政府机关单位协助实现疫情管控,为企业的安全复工防控提供平台服务,实现安全出行保护监管等,最大程度营造安全可靠的复工复产环境。

(二)智能枕头睡眠状态监护

1. 系统概述　可穿戴设备人体健康状态监护系统即利用穿戴式生物传感器采集人体运动与生理参数,实现对穿戴者运动与健康的管理,可用于体温、动态心电、脉搏、血压、血氧、血糖、睡眠状态等人体健康状态指标实时监测,如远程心电监护系统可采集心电数据,对信号质量进行分析,筛查出心律失常等症状。穿戴式呼吸感应系统可记录睡眠状态下人体胸、腹部呼吸波数据,分析睡眠状态,判断睡眠质量。贴片式体温检测仪可实时监测体温,为疫情防控阶段大规模体温筛查提供技术支持。

智能枕头旨在解决各类睡眠问题、提高睡眠质量,采用健康先进的材料及纺织技术,在枕头内置入微型化、柔性化的智能控制器、各类传感器等电子器件,经科学组合,精心设计出软硬度不同的枕头,能够完成睡前催眠、智能唤醒、睡眠健康数据监测分析,帮助提高睡眠质量、促进深睡眠、保护颈椎等。

2. 系统设计　智能枕头通过位于感知层的内置传感设备,如温湿度感应、体温感应、睡眠感应等收集睡眠的各种数据,如体温数据、血压数据、翻身数据、夜间出汗数据、深睡眠时间以及离枕、打鼾、磨牙、说梦话的时间点及时长等,再通过大数据、云存储技术将数据上传到云端存储,经过一系列科学分析,转换成图表与文字信息,再传输到智能 App 上,为用户呈现看得见的睡眠情况,并定期根据睡眠数据为用户建立健康睡眠报告,为改善睡眠质量提出解决方案和建议。

(三)智能心电监护

1. 系统概述　智能心电监护系统利用电子、计算机和信号处理手段,能够从体表拾取心脏内部离子运动产生的生物电信号,通过记录数据,该系统不仅能够成功检测出心律失常,而且能对无症状性心肌缺血进行定量分析,也能对植入体内的心脏起搏器性能进行非侵入性检查和评估。由于该系统体积小、重量轻、能耗低的特点,患者可随身携带,并连续记录 24~72 小时的心电信号,信号传递至医生处,辅助医生对患者进行病情分析。

2. 系统设计　采用单导联心电图监测,由采集器和用户端 App 构成。使用者把电极贴片放在靠近右肩的锁骨下位置和左下腹位置,把采集器与安装了用户端 App 的智能硬件相连(智能手机、平板电脑、智能电视),就可以记录下自己的实时心律,同时记录心电图,再把记录的心电图传送给管理端,不但可以得到自动数据分析后简明的心脏健康报告和风险提示,还可以通过微信等众多移动通信手段实时传送给相关后台人员,如医护人员或者健康管理者,及时获得专业的心脏健康咨询指导和就诊建议。

穿戴式心电监护系统包括穿戴式设备、智能手机 App 和私有云服务器三个部分。穿戴式设备采集患者的心电信号时,智能手机 App 通过无线蓝牙技术接收心电数据,实时传输心电数据到私有云的消息队列服务。私有云服务器的 web 服务提供数据访问接口;消息队列服务实时推送心电数据到社区监护端工作站;数据分析服务对心电数据进行智能分析,辅助监护人员对心电图进行诊断。

三、智慧管理

(一)医疗废物管理系统

1. 系统概述　医疗废物为医疗机构在医疗、预防、保健以及其他相关活动中产生的具有直接或间接感染性、毒性以及其他危害性废物。因医疗废物具有极大的危险性,《国家危险废物名录》将其列为头号危险废物。我国对医疗废物的监管工作非常重视,出台了相应的国家法律法规,如《医疗废物管理条例》《医疗卫生机构医疗废物管理办法》等。医疗机构对于医疗废物的管理包括从医疗废物产生地点的分类收集、分类包装、定时定路线运送、暂时贮存以及交接集中处置机构五个环节。通过医疗废物信息管理系统,借助无线网络、蓝牙和 Wi-Fi 等技术可自动获取医疗废物的位置,记录废物的流转周期,包括时间、地点、操作人员、状态、重量以及交接记录等。自动生成电子报表,实时在线追踪、轨迹追溯、电子围栏等,数据加密传输至数据库。

2. 系统设计　医疗废物智能回收车及运输人员都配有RFID标签。在固定通道安装远距离RFID读写设备,各部门医务人员分类收集医疗废物,医疗废物收集转运车按指定轨迹移动至各部门收集医疗废物。当医疗废物智能回收车按照医院规定路径通过远距离RFID读写设备附近时,医疗废物智能回收车RFID标签会被自动识别,从而将医疗废物的明细、交接科室信息、交接时间、交接人姓名、运输人员、医疗废物智能回收车信息和运行路线及经过时间等相关信息一并收集记录、发送至医疗废物管理系统。收到医疗废物后,相关人员用尼龙扎条封存,扫描尼龙扎条的二维码、称重、打印粘贴标签。临床医务人员确认信息后,扫描智慧工牌交接,信息确认上传后台,医疗废物装入回收车;收集医疗废物后,回收车前往医疗废物暂存地,入库前通过电子地磅称重,核对医疗废物总量,确认无误后完成入库交接。同时各病区数据和总数据到后台自动上传,无异常则该医疗废物回收顺利完成。医疗废物出库,再次进行电子地磅称重,出库总量与入库总量保持一致,系统自动完成核对,确认后与医疗废物回收公司交接,生成交接记录,以此实现对医疗废物的定位跟踪管理。医疗废物管理流程如图4-9所示。

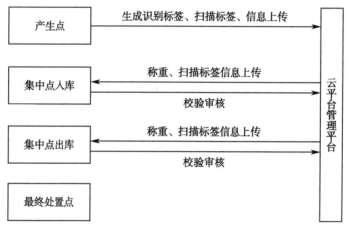

图 4-9　医疗废物管理流程示意图

(二) 药品可追溯管理系统

1. 系统概述　药品从院外供应商研发、生产、流通、供给到院内各科室、各区域的储存和使用,所有过程都通过信息系统实现业务流程无缝整合。利用条形码、RFID以及物流作业设备,将药品名称、种类、产地、批次、生产、加工、运输和存储等各环节的信息存储在RFID标签中,达到药品流通全过程自动化管理、质量可追溯,实现药品精细化管理模式,落实质量的全程监控模式,实现医院内部药品的全程信息追溯。对于出现问题的药品批次,可以快速定位药品的分布情况以及使用该药品的患者详细信息,为临床用药提供了安全保障机制。药品可追溯管理模式能有效减少院内各部门的库存管理压力,减少医院临床人员、临床药师在物流方面的工作量。

2. 系统设计　药学部审方中心对医嘱进行合理性、适宜性审核,审核通过后,医嘱进入集中托管式数据应用中心(ADC)管理系统。ADC管理系统可发挥提示、警告、控制等作用,有效控制药品调剂、药品管理。每一次取药完成,经护士确认后下一个药品的指示灯才会亮起,每个ADC单元配有高清摄像头,确保整个调剂过程都可追溯和控制。中心药房可有效管控护士使用智能药柜、药师管理智能药柜药品等环节,如存在取药时间、打开的储存区域、取药的品种数量、患者姓名以及住院号等信息有误的情况,中心药房可第一时间发现并干预,有效避免调剂和补货环节错误的发生,保障住院患者及时、安全用药(图4-10)。

(三) 高/低值医用耗材可追溯管理

1. 系统概述　高值耗材通常是指直接作用于人体、对安全性有严格要求、临床使用量大、价格相

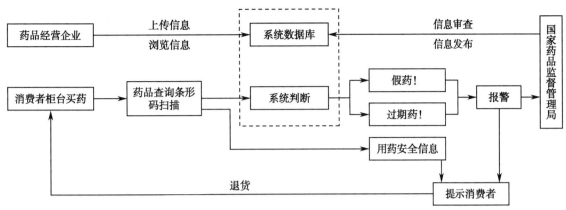

图 4-10　药品可追溯管理流程示意图

对较高、社会反映强烈的医用耗材。医院通过引入医用耗材精细化管理信息平台（supply processing distribution, SPD）与国际标准条形码，实现了从商品生产、准入、采购，到仓库验收、入库、保存、出库，以及患者术后扫码使用、结算对账、扫码追溯等全流程闭环管理。

低值医用耗材主要是指医疗机构在开展医疗服务过程中经常使用的一次性卫生材料（如纱布、棉签、手套、注射器等），可以细分为医用卫生材料及敷料类、注射穿刺类、医用高分子材料类、医用消毒类、麻醉耗材类、手术室耗材类和医技耗材类。

2019 年 6 月，《医疗机构医用耗材管理办法（试行）》《治理高值医用耗材的改革方案》要求医疗机构应建立医用耗材临床应用等级制度，将医院耗材信息、患者信息以及诊疗相关信息相互关联，保证使用的医用耗材向前可溯源、向后可追踪。

2. 系统设计　耗材生产后会在 SPD 中完成商品基本信息维护，包括 SPD 编码、品名、规格、型号、厂家、包装单位、单价、供应商等，设备的 SPD 编码经审核后同步至 SPD 主档数据库中，用于对应商品业务流通过程的检索和统计使用。高值医用耗材、药品采购员根据全院手术科室高值医用耗材使用与库存情况，在 SPD 端完成采购订单的生成和审核，供应商根据采购员的需求进行配送，采购员根据配送单调用配送信息，进行实物、单据和平台信息的核对验收，系统生成一物一码 SPD 标签，然后入库统一管理。患者手术需要用到高值医用耗材时，其 SPD 标签会被粘贴到手术消耗单上，护士把术中消耗记到患者名下，将患者费用明细表与器材设备管理系统表通过耗材流水号相关联，规范患者的医疗信息，规范医疗行为，减少医疗事故的发生，实现精细化管理和耗材的全流程可追溯。

医疗健康设备接入模块可传输各种医疗终端设备检测数据，通过蓝牙、Wi-Fi 接口与医疗设备连接，实现医疗终端数据信息传输。终端设备接入网关支持网络传输协议 TCP、UDP、DHCP、DNS 等，无线网络支持连续实时监护数据和片段式数据文件传输。设备物联网接口模块可实现通信网络对医疗仪器、传感网络统一的感知、通信及管理，实现仪器状态数据读取，感知仪器状态，通过网络功能将数据透明上传。

（四）医疗冷链监控

1. 系统概述　物联网冷链温湿度监测系统基于物联网智能传感技术、无线物联网技术、GPS 定位技术，可将分散在医院库房、药房、病房的所有冷库、冰柜、冰箱以及运送保温箱、冷藏车进行远程监测管理，旨在为满足人们疾病预防、诊断和治疗的目的。所有监测数据均通过医疗物联网接入系统管理软件，由此实现对设备温湿度信息的监测、显示和记录，并可对历史数据进行查询。

2. 系统设计　借助物联网技术可以实现全程监控，传感器在冷链车、冷库、冰箱中实时检测温湿度，并把数据上传至服务器，用户可以实时监测，一旦发生温湿度异常，系统可以向用户发送报警，提醒用户及时处理，有效保证了医疗冷链的全程有效性。同时厂家也可以通过物联网平台进行追溯，了解药品的流向，既能防止串货，又能在出现问题时紧急停止扩散，避免给群众造成危害。

（1）感知层：采用高精度传感器，测温精度 ±0.5℃。将标签放置在冷藏车车厢、药品存放间和药品存放冰箱内,实时采集、监测冰箱内药品存放环境的温湿度,并将数据实时、主动地上报后端服务器。

(2)网络层:采用部署在医院的无线低功耗网络,利用物联网技术将实时数据上传到医院服务器,并保存在服务器数据库。

(3)应用层:具有完备的数据备份和恢复机制、系统运行故障自检机制、数据的传输不会因意外情况而丢失或损坏。可设定上、下阈值,当药品环境温度过高或过低时,管理人员会收到短信报警。同时,系统可追溯相关历史记录和历史曲线图,自动提取异常温湿度监控点,形成图文报表。

(五)婴儿防盗系统

1. 系统概述　母婴识别及婴儿防盗管理系统是物联网技术、RFID 技术、人员定位技术、报警技术同医疗行业结合的产物,通过给婴儿和产妇同时佩戴 RFID 标签,物联网平台系统能实时接收婴儿的 RFID 标签信号,获取婴儿状态信息。当婴儿未经授权被抱出病区时,系统自动报警,如病区有门禁系统,可实现门禁联动锁门,这将对大型综合医院的妇产科或妇儿医院的母婴识别管理、婴儿防盗管理、通道权限管理等起到重要作用。

传统婴儿防盗方法是在婴儿诞生后在其手腕或脚腕上佩戴写有母亲标识的腕带,这种方式存在容错率高、识别率低等问题,并存在一定的出错风险。根据医院的实际情况和管理需求,母婴识别及婴儿防盗管理系统立足于开放原则,既支持集中式管理,又支持人性化服务,符合目前和未来的发展需要。

2. 系统设计　母婴识别及婴儿防盗管理系统通过在婴儿脚踝佩戴对人体无害的 RFID 电子标签,对婴儿的体温状态、物理位置等进行实时监控和追踪。系统带有母婴追踪界面,护理人员可通过护士工作站软件查看所有标签和设备的当前状态,也可以看到已入住本病区的产妇住院信息。佩戴 RFID 电子标签的婴儿未经授权被抱到病区出口,系统就会发出紧急报警信号通知医护管理人员,并可实现与门禁系统的联动。所有系统事件及用户操作情况都被保存到数据库中,在需要时可以方便地进行查询。

(六)智慧安保管理

1. 系统概述　目前,安防监管多为被动式管理,无法进行主动预警,且管理系统分散,不同系统间联动性差、处置流程复杂、响应速度慢、应急能力差;出入口管理使用一卡通,代刷或盗刷等情况导致安全隐患,同时给卡片管理带来不便。

视觉智能安防系统以人脸生物特征为核心身份 ID,将分散的多个出入口管理系统进行统一整合和升级,提升整体安全性和用户体验。借助 AI 视频智能理解能力,实现安全态势主动感知。

2. 系统设计　5G+AI 视觉智能安防系统赋能医院安防管理,基于医务人像库、患者人像库、医院重点人像库的场景化人脸识别技术,提供"号贩子"识别、"医闹"预警、家属找回等服务。由外至内全视角、全天候、全面监控医院安全态势,主动识别风险,防患于未然,降低安全隐患,全方位保障医院安全。

四、远程医疗

(一)远程视频示教

1. 系统概述　远程视频会议系统采用国际标准通信协议——H.323、H.320、SIP 等,同时支持 H.261、H.263、H.264、H.265、G.711A/U、G.722、G.7221、G.722.1.C、G.723、iLBC 等国际标准协议,支持 H.239 国际双流标准协议;支持可扩展视频编解码器,如 H.264 SVC,提供抗网络误码能力,可承受 20% 的网络丢包;支持软硬件终端混合组网方式。

2. 系统设计　采用高清晰度数字摄像机配合高倍率镜头对手术创面进行视频信号采集,使用一体化智能摄像机采集手术室内全景图像,并通过接口方式收集手术过程中综合监护仪、麻醉剂等专业设备的信息,从而将创面处理过程、团队配合过程、患者体征变化及处理等信息传到示教室内供学习。5G+ 高清视频实时互动的领先技术应用于真实手术直播,支持 5G 的通信模组,提升数据可追溯性、完整性。

(二)院外急诊救治

1. 系统概述 急诊救治对时间要求较高,同时也非常考验各科室间的协调能力。借用物联网技术,医院推出了急诊一体化流程改造,由急诊科统筹规划院前急救衔接,检验科、影像科、药学部、护理部作为配套科室,搭建急诊绿色通道物联网平台,将报告出具时间与诊疗供给效能最大化匹配,以降低急救院内延迟。

2. 系统设计 急诊重症平台覆盖了从院前急救、院中急救到患者转归的全流程管理,形成以分诊、导诊为指引,以患者行为跟踪为核心的闭环管理,建立结构化快速电子病历。系统通过对预检分诊、抢救、留观等环节的数据采集,形成专科特色的质控分析,为科室主任管理提供量化尺度,为科研、教学提供数字依据。院前院内系统协同,实现诊疗前置,在急救车上完成对患者的诊断,调动医院资源,完成各种检查、检验项目的预约,为抢救患者最大化地节约时间。

一位患者拨打急救电话,120急救车抵达现场后,即刻与医院急诊科进入在线工作模式,通过智能可视化系统将数据回传,患者的心电图、各项生命体征出现在医院急诊科大屏幕上,救护车的位置实时显示,医院急诊医生与救护车急救医生通过视频实时互动。经初步判断患者为急性胸痛发作,院内立即启动胸痛绿色通道,当患者抵达医院时,医护人员已经做好了相关准备工作,患者被紧急送至心脏介入中心,为患者的抢救节省出了宝贵时间,而患者收治后的情况也通过这套信息系统再次回传给120急救中心。

患者进入急救车后,急救车上的标签与读写器组成了物联网技术架构的感知互动层,通过条形码、二维码、RFID等技术对患者、医护人员、设备、器械、药品等进行标识、分类,通过多种传感器及医疗设备获取体征、环境等参数,利用读写器采集、处理感知数据,再通过路由器、中继器、基站、网关等实现感知数据的局部传输、汇集、融合和协同处理。物联网AP、交换机组成了该技术架构的网络传输层,是物联网感知与应用的数据链路,负责完成地址解析、路由服务、网络维护、事件调度等任务,实现感知数据上传和指令下达。物联网定位服务器通过Wi-Fi、RFID、蓝牙等提供人员设备的位置信息。在患者到达医院之前,患者个人基本情况、电子病历、检查等信息已经交由医生处理,辅助医生作出病情诊断、制订治疗方案,同时各诊室开启急救程序,缩短候诊时间,提高救治效率与抢救成功率。

第五节 展望

未来医疗健康物联网的发展不会是单一的技术发展,将会形成与人工智能、大数据、边缘计算、区块链等技术结合为一体的综合发展局面。我们可以设想一下未来的医疗服务会是怎样的场景。

1. 院(诊)前 可以通过医疗健康物联网终端设备远程采集患者的体征数据(如心电图、血氧饱和度、心率、体温等体征数据),结合患者的电子健康档案,通过5G的快速传输及边缘计算能力为接诊的医护人员提供智能提醒以便实时掌控患者病情,并通过群体大数据分析患者可能存在的并发症,提供治疗方案供医护人员决策并提前施加干预,以达到治未病或防控的目的。患者在预约挂号之后还可以通过手机远程预约车位,一键导航到车位。

2. 院(诊)中 患者到院后,医疗物联网全生态为患者提供全方位、无感化的就诊体验。生物采集设备可以通过识别虹膜、人脸等生物特征识别患者身份和对应车辆,并关联大数据平台中的用户画像,基于其既往病史,准确智能分诊、精确导诊;以物联网终端设备获取的面部表情、动作姿态、声纹识别声音情绪变化,结合AI人体形态学、智能导诊机器人上部署的边缘计算单元,判断情绪并给予患者音乐疏导、对话沟通以舒缓情绪,对患者的关注点给予关注、回应,彰显人文关怀。在进入诊室后,现场的医护人员根据智能导诊中梳理的提示要点,先期予以闲聊话术、关键问诊引导、诊疗手段解释,使患者了解信息、放松紧张心情。在诊疗过程中,诊疗核心环节之外的大部分,属于后勤保障或医护辅助的停车、安保、分诊、导诊、挂号、收费、查询、咨询、餐饮、后勤、污废物处理等,均通过医疗物联网管理起来。

3. 院(诊)后 当患者回到家中后,可以通过采集设备进行院后随访、术后医嘱遵从性分析、预后处理、居家生理体征监护等,以及根据患者用药注意事项、用药提醒生成患者个性化的用药方案,均由医疗物联网、互联网等数据采集端进行实时监督。同时利用自然语言处理和对话技术自动对患者进行随访,连续采集患者的病情变化数据,甚至可以根据患者的病情自动给出预警提示和应对建议,实现医护人员便捷地获得患者准确的既往记录和详尽的实时信息。

展望未来,物联网在医疗卫生领域有着非常广阔的应用前景,但我们仍需要辨证思考要如何才能抵达未来。经过分析研究,主要有以下几个方面。

一、加大医疗物联网关键技术的攻关力度,推进产学研结合发展

考虑到行业现状,我国应由国家相关机构牵头,协调产学研合作,加强关键核心技术攻关,尤其是完成某些关系到行业发展的卡脖子工程攻关,突破 MEMS 传感器和物联网芯片的设计与制造,研发轻量级 / 分布式物联网操作系统。加快边缘计算、数字孪生、IPv6 等技术的研发和应用,增强产品供给能力。充分依托大学的科研资源拓宽研究领域,紧跟科学技术发展步伐,与业内领先企业紧密合作进行产学研转化,实现基础与临床结合、研究与转化配套的创新研究模式,推进物联网在医疗健康领域中的应用发展。

二、重视安全,打造安全可控的医疗物联网体系

未来可以通过实施强制性安全标准及规范,或者设立专门的安全岗位等手段迫使企业和医疗机构提升安全防护水平,形成安全可靠的技术体系,增强安全技术支撑能力,防止医疗健康信息丢失或篡改以及非法访问,有效保护个人隐私和信息安全[10]。通过强化安全标准的研制、验证和实施,加快形成感知层安全标准,促进安全技术成果转化和产业化,满足医疗卫生领域对物联网技术和产品服务保障的要求。

三、加深应用深度,促进物联网与医疗卫生领域的深度融合

未来 3~5 年,健康可穿戴设备具有飞速发展的趋势,体感探测技术、近场传输技术的突破将使得心电监测、血压监测、血糖监测等结合智能终端的应用成为居家健康管理中必不可少的一环。伴随着智能化的快速发展,物联网在时效性、精确性方面达到了崭新的需求高度,对网络的基本功能要求,如时延、带宽、功率、能耗等都提出全新挑战。此外,对于网络资源的管理、运维,也需要满足灵活可控、可预测的全新维度。

(陈芝宜　李昌勇　林小彬　石大义)

◆ 参考文献

[1] 李小华. 医院信息化技术与应用[M].北京:人民卫生出版社,2014.

[2] 王雅洁. 国务院:到 2025 年,数字经济核心产业增加值占 GDP 比重达 10%[N/OL]. 经济观察网,2022-01-12. https://baijiahao.baidu.com/.

[3] IoT in Healthcare Market by Component(Medical Device,Systems& Software,Services,and Connectivity Technology), Application(Telemedicine,Connected Imaging,and Inpatient Monitoring),End User,and Region – Global Forecast to 2025.Markets and Markets,2020.

[4] 医疗物联网安全研究报告(2021 年)[R].北京:中国信息通信研究院,2021.

[5] 中华人民共和国国家质量监督检验检疫总局,中国国家标准化委员会. 物联网 参考体系结构:GB/T 33474-2016[S].北京:中国标准出版社,1996.

[6] 2021 智慧医疗白皮书[R].深圳:华润集团,2021.

[7] 李成渊. 射频识别技术的应用与发展研究[J].无线互联科技,2016(20):146-148.

［8］　黄玉兰.物联网射频识别（RFID）技术与应用［M］.北京:人民邮电出版社,2013.

［9］　胡典钢.工业物联网:平台架构、关键技术与应用实践［M］.北京:机械工业出版社,2022.

［10］　5G 时代智慧医疗健康白皮书［R］.北京:互联网医疗健康产业联盟,2019.

第 五 章

医学大数据

健康医疗大数据是国家重要的基础性战略资源,已成为健康医疗领域模式创新和改革发展的新驱动力。本章主要对健康医疗大数据的概念、发展、技术以及应用领域和场景进行介绍,读者可以了解我国健康医疗大数据的发展和应用现状,以及健康医疗大数据发展面临的问题与挑战。

第一节 概述

一、大数据

20 世纪 80 年代,大数据的概念在《第三次浪潮》中被首次提出。2011 年,麦肯锡研究院定义大数据是指其大小超出了常规数据库工具获取、存储、管理和分析能力的数据集,具有容量大、类型多、速度快、价值性、真实性等特征。

2015 年 8 月,国务院常务会议通过《促进大数据发展行动纲要》;同年 10 月,党的十八届五中全会正式提出"实施国家大数据战略,推进数据资源开放共享";2016 年,我国"十三五"规划纲要正式提出"实施国家大数据战略"。2021年,《中华人民共和国国民经济和社会发展第十四个五年规划和 2035 年远景目标纲要》对于大数据的发展作出了重要部署。历经多年发展,大数据正在逐步从一个新兴的技术产业成为融入经济社会发展各领域的要素、资源、动力、观念。

我们已经进入了大数据时代,数据成为社会的重要资源,越来越多的组织开始实施数据管理来进行决策,大数据成为社会各行各业的研究热点。值得关注的是,随着新一代信息技术以及移动终端、可穿戴设备、传感器等技术和设备在医疗领域的迅速发展和应用,促进了大健康领域的数据产生和积累,形成了健康医疗大数据。健康医疗大数据的应用发展将推动健康医疗模式的革命性变化,有利于扩大医疗资源供给、管控医疗成本、提升医疗服务运行效率和质量,满足多样化、多层次健康需求;有利于培育新的业态和经济增长点,带来巨大的商业机会和创业空间。

二、健康医疗大数据

（一）健康医疗大数据的内涵

健康医疗大数据是指在人们疾病防治、健康管理等过程中产生的与健康医疗相关的数据[1]。根据数据来源，健康医疗大数据包括个人健康，同时又涉及医药服务、疾病防控、健康保障和食品安全、养生保健等多方面数据的汇聚融合。根据数据获取的来源，健康医疗大数据可以分为医疗大数据、卫生资源大数据、公共卫生大数据、自我量化大数据、网络医疗大数据、生物大数据、运营类大数据以及医疗支付大数据等（图 5-1）。

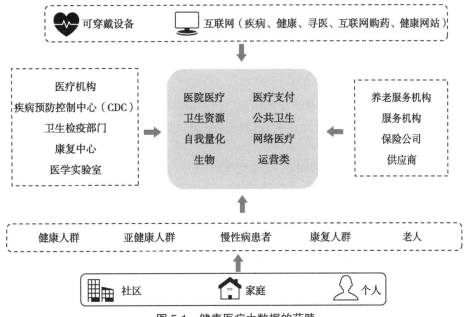

图 5-1　健康医疗大数据的范畴

1. 医疗大数据　产生于医院临床诊治和管理过程，包括门诊、急诊、住院、影像、实验室、用药、手术、随访和医保等的数据。

2. 卫生资源大数据　是反映卫生服务人员、卫生计划和卫生体系能力和特点的数据，包括医院基本数据、运营数据以及公共卫生数据，也包括通过医疗健康服务平台汇集整合区域内多家医院和相关医疗机构的医疗健康数据。

3. 公共卫生大数据　指关系到国家或地区人民健康的公共事业相关数据，包括环境卫生数据、传染病疫情数据、疾病监测数据、疾病预防数据、出生死亡数据等。

4. 自我量化大数据　指基于移动物联网和可穿戴设备的个人身体体征和活动的自我量化数据，是一种新型的健康医疗大数据，包括血压、心率、血糖、呼吸、睡眠、体育锻炼等信息。

5. 网络医疗大数据　是互联网上与医学相关的各种数据，包括社交互联网关于疾病、健康或寻医的话题，互联网购药行为、健康网站访问行为等。

6. 生物大数据　指从生物医学实验室、临床和公共卫生领域获得的基因组、转录组学、实验胚胎学、代谢组学等的研究数据。

7. 运营类大数据　指各类医疗机构、社保中心、商业医疗保险机构、药企、药店等运营时产生的数据，包括不同病种治疗成本与报销数据的成本核算数据，医药、耗材、器械采购与管理的数据，药品研发数据，产品流通数据等。

8. 医疗支付大数据　指医疗服务过程中所有与费用相关的数据，包括医保支付、交易金额、交易记录等医疗交易信息,保险账号、保险状态、保险金额等保险信息。

(二)健康医疗大数据的特征

健康医疗大数据除了具有传统大数据规模性、多样性、高速性、价值性的特点之外,因医疗行业的特殊性,具有海量性、复杂性、精确性及安全性的特点,同时还有医疗信息化建设历史导致的异构性和封闭性。

1. 海量性 随着新一代信息技术和可穿戴设备在医学领域的迅速发展,产生了一系列的监测数据,信息获取和分析的速度也从原来的按天计算,发展到按小时、按秒计算。此外,基因数据是庞大的存在,一次全面的基因测序产生的个人数据达到 300GB。

2. 复杂性 一方面,医疗领域包含了大量的医学专业用语;另一方面,还有数以万计的诊断、手术和药物名称,以及大量影像、医嘱等非结构化数据。由于医疗数据是不同临床诊疗服务过程中的产物,因此数据之间关系复杂,且易受到不同因素的影响,致使某些数据带有偏倚性。医院之间也存在诸多差别,如患者的个体特性和疾病程度、医院的诊断和治疗水平、医疗数据的记录和编码水平等,导致数据的复杂性。

3. 精确性 医疗行业数据与人的健康、疾病和生命息息相关,任何失误都可能导致错误结论,并进一步误导临床诊治工作,对临床实践造成巨大损害。因此在数据处理时必须保证数据完整性和约束完整性。数据完整性指数据的正确性、一致性和相容性。

4. 安全性 医疗数据除了包含患者的隐私信息,还包含了大量关于医院运转、诊疗方法、药物疗效等信息。这些信息一般较敏感,可能涉及商业利益,目前存在的问题主要是医疗机构不愿意公开数据,而某些可进行数据处理的部门没有数据。

5. 异构性(多样性) 主要包括数据源的异构、管理系统的异构及所采用标准的异构。

6. 封闭性 独立的自治系统导致了信息孤岛,产生的数据只适合在该系统内部运行,不同的医疗机构自成体系,导致数据无法共享。

三、健康医疗大数据的发展概况

(一)国外健康医疗大数据的发展现状

1. 美国健康医疗大数据的发展 美国在推进大数据应用方面已经形成了发展战略、法律框架到行动计划的布局,截至目前已实施 4 轮政策行动(表 5-1)。美国从数据开放共享出发来推动健康医疗大数的发展与应用。为此,美国建立了多个健康医疗相关大数据资源,并积极推动数据的开放、共享和应用。目前,美国建立的健康医疗大数据库已覆盖本土 12 个区域电子病历数据中心,9 个医疗知识中心,8 个医学影像与生物信息数据中心,汇聚了大量健康医疗数据。

表 5-1 美国健康医疗大数据发展阶段

时间	政策
第一轮(2012 年)	白宫发布《大数据研究和发展计划》,并成立大数据高级指导小组
第二轮(2013 年)	白宫推出数据 - 知识 - 行动计划,进一步细化大数据改造国家治理模式、促进前沿创新、提振经济增长的路径
第三轮(2014 年)	总统办公室提交《大数据:把握机遇,维护价值》政策报告,强调政府部门和私人机构紧密合作,利用大数据最大程度促进增长,减少风险
第四轮(2016 年)	白宫发布《联邦大数据研究与开发战略计划》

2. 欧盟健康医疗大数据的发展 2014 年 4 月,欧盟发布了《欧盟大数据价值战略研究和创新议程》草案,提出欧洲未来 5~10 年推进实现大数据价值面临的主要挑战和需求。2015 年 1 月,欧盟提出创新空间、灯塔项目、科技项目和协作项目四大应对机制,以实现欧盟大数据契约的合同制公私伙伴的目标。欧

盟及成员国已制定的大数据发展战略主要包括数据价值链战略计划、资助"大数据"和"开放数据"领域的研究和创新活动、实施开放数据政策、促进公共资助科研实验成果和数据的使用及再利用等。

欧盟一直支持电子健康的各项工作,为此专门制定了《欧盟电子健康行动计划(2004—2010)》,分为2004—2010年和2012—2020年两个实施阶段。电子健康行动计划主要希望通过电子数据解决如下问题:国民对医疗保健公平性的需求;医疗机构对增加患者和医务人员流动性的需求;公共健康方面对减少慢性疾病和应对新型疾病风险的需求;对健康数据的管理及互联互通的需求。

3. 英国健康医疗大数据的发展　英国在欧洲范围内是较早关注健康数据的国家,也是欧洲利用健康数据最有经验的国家。英国政府自2011年开始,积极发布了一系列发展战略规划,并在数据开放共享和数据隐私与安全保障方面发布了特定的政策法规,以保障健康医疗大数的发展与应用(表5-2)。

表 5-2　英国支持健康大数据的发展的举措和政策

发布时间	政策
2011 年	英国首相卡梅伦同意将英国国民医疗服务系统(NHS)积累的健康医疗大数据运用于研究
2012 年	《卫生和社会照护法案 2012》
2013 年	《英国数据能力发展战略规划》
2014 年	《卫生数字战略更新手册》
2015 年	《公共部门信息再利用条例》
2016 年	《安全数据,安全医疗》《对数据安全、同意和选择退出的调查》
2019 年	《研究所一体化战略(2019—2020)》《开放政府国家行动计划(2019—2021)》

(二)我国健康医疗大数据的发展现状

近年来,我国逐步完善大数据领域的政策布局,国家层面逐步通过意见指导、项目支持等方式引导和推进大数据发展。2014年,大数据首次出现在《政府工作报告》中,全国信息技术标准化技术委员会成立大数据标准工作组。2015年,国务院公布《关于运用大数据加强对市场主体服务和监管的若干意见》和《促进大数据发展行动纲要》,提出大数据发展的顶层设计,首次提出建设数据强国,全面推广健康医疗等领域的数据应用[2]。"十三五"规划明确提出实施国家大数据战略,确立了大数据的重要地位。

上海、重庆等地相继发布推进大数据研究与发展的行动计划,开展大数据基础理论、关键技术、核心装备等研究。国家、行业、地方相继出台各种保障大数据实施的政策文件约868份,2015—2017年我国大数据政策呈现出快速增长的趋势,2016年是健康医疗大数据政策集中发布的一年(图5-2)[3]。

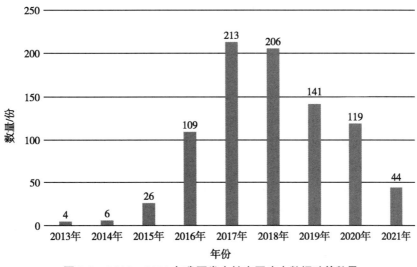

图 5-2　2013—2021 年我国发布健康医疗大数据政策数量

第二节 技术原理

一、平台技术

(一)数据采集技术

1. 数据采集的概念 数据采集(data acquisition,DAQ)是指从传感器和其他待测设备等模拟和数字被测单元中自动采集非电量或者电量信号,送到上位机中进行分析、处理的技术。数据采集系统结合了计算机和具有测量功能的软硬件产品,实现灵活的、可由用户自定义测量。数据采集技术广泛应用在各个领域。

2. 数据采集的目的 数据采集的目的是测量温度、血压、心率、脉搏或声音等物理现象。基于个人计算机的数据采集,通过模块化硬件、应用软件和计算机的结合进行测量。尽管数据采集系统根据不同的应用需求有不同的定义,但各个系统采集、分析和显示信息的目的却相同。数据采集系统整合了信号、传感器、激励器、信号调理、数据采集设备和应用软件。

3. 数据采集的原理 数据采集是计算机与外部物理世界连接的桥梁。各类信号采集的难易程度差别很大。实际采集时,噪声也会带来一些麻烦,因此数据采集时要注意一些基本原理,解决一些实际问题。

假设对一个模拟信号 $x(t)$ 每隔 Δt 采样一次。时间间隔 Δt 被称为采样间隔或者采样周期。它的倒数 $1/\Delta t$ 被称为采样频率,单位是采样数/秒。$t=0$、Δt、$2\Delta t$、$3\Delta t$ 等,$x(t)$ 的数值就被称为采样值。所有 $x(0)$、$x(\Delta t)$、$x(2\Delta t)$、$x(3\Delta t)$ 都是采样值。根据采样定理,最低采样频率必须是信号频率的 2 倍。反过来说,如果给定了采样频率,那么能够正确显示信号而不发生畸变的最大频率被称为奈奎斯特频率,它是采样频率的一半。如果信号中包含频率高于奈奎斯特频率的成分,信号将在直流和奈奎斯特频率之间畸变。

(二)数据存储技术

1. 数据存储技术简介 数据存储对象包括数据流在加工过程中产生的临时文件和加工过程中需要查找的信息。数据以某种格式记录在计算机内部或外部存储介质上。数据存储需要命名,这种命名要反映信息特征的组成含义。数据流反映了系统中流动的数据,表现出动态数据的特征;数据存储反映了系统中静止的数据,表现出静态数据的特征。

2. 数据存储的介质 磁盘和磁带都是常用的存储介质。数据存储组织方式因存储介质而异。磁带上的数据存取方式是顺序存取;磁盘上的数据存取方式包括顺序存取和直接存取。数据存储方式与数据文件组织密切相关,其关键在于建立记录的逻辑与物理顺序间的对应关系,确定存储地址,以提高数据存取速度。

3. 数据存储的方式

(1)直连式存储(direct attached storage,DAS):DAS 的直接附加存储方式与普通的个人计算机存储架构一样,外部存储设备都是直接挂接在服务器内部总线上,数据存储设备是整个服务器结构的一部分(图 5-3)。DAS 主要适用于小型网络、地理位置分散的网络和特殊应用服务器。在服务器与存储的各种连接方式中,DAS 曾被认为是一种低效率的结构,而且不方便进行数据保护。DAS 无法共享,经常出现某台服务器存储空间不足而其他服务器有大量存储空间却无法利用的情况,因此无法做到存储容量分配与使用需求之间的平衡。与 DAS 架构相比,共享式存储架构,如存储区域网(storage area network,SAN)或者网络附接存储(network attached storage,NAS)都可以较好地解决以上问题。

(2)网络附属存储(network attached storage,NAS):NAS 全面改进了低效的 DAS 存储方式,采用独立于服务器的单独为网络数据存储开发的一种文件服务器来连接所有存储设备,独自形成一个网络。这样数据存储就不再是服务器的附属,而是作为独立网络节点存在于网络之中,可由所有的网络用户共享。NAS 可以实现真正的即插即用,并且存储部署简单、存储设备位置灵活、管理容易、成本低。NAS 是基于

現有的企業 Ethernet 而設計的，按照 TCP/IP 協議進行通信，以文件的 I/O 方式進行數據傳輸（圖 5-4）。

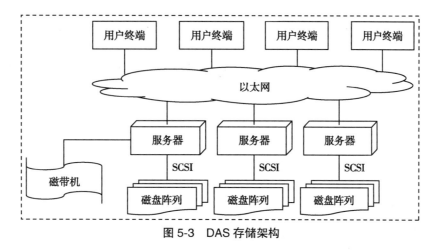

图 5-3　DAS 存储架构

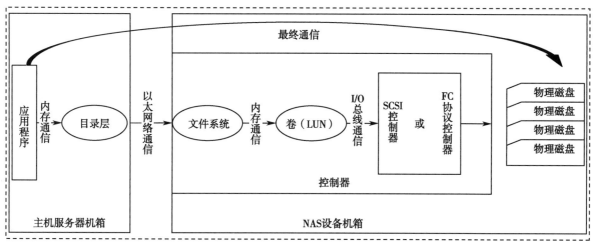

图 5-4　NAS 方式路径图

（3）存储区域网络（storage area network,SAN）:SAN 创造了存储网络化。存储网络化顺应了计算机服务器体系结构网络化的趋势。光纤通道（fiber channel,FC）技术是 SAN 的支撑技术。FC 技术最大的特性是将网络和设备的通信协议与传输物理介质隔离开，支持高性能并行接口（HIPPI）、互联网络（IPI）、小型计算机系统接口（SCSI）、互联网协议（IP）、异步传输模式（ATM）等多种高级协议，这样多种协议可在同一个物理连接上同时传送。SAN 的硬件基础设施是光纤通道，用光纤通道构建的 SAN 由存储和备份设备、光纤通道网络链接部件、应用和管理软件三部分组成。SAN 的特性是网络部署容易,拥有高速存储性能和良好的扩展能力（图 5-5）。

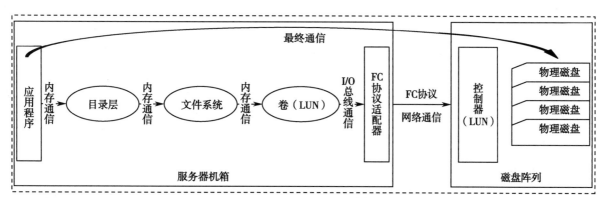

图 5-5　SAN 方式路径图

（4）三种存储方式的比较：存储应用最大的特点是没有标准的体系结构,这三种存储方式互相补充,可满足企业不同需求的信息化应用。DAS 采用存储设备直接连接应用服务器的方式,具有一定的灵活性和限制性;NAS 通过网络技术连接存储设备和应用服务器,存储设备位置灵活,随着万兆以太网的出现,传输速率有了很大提高;SAN 则是通过光纤通道技术连接存储设备和应用服务器,具有很好的传输速率和扩展性能。三种存储方式各有优势,相互共存,占到了磁盘存储市场的 70% 以上。在价格上,SAN 和 NAS 产品的价格远远高于 DAS(图 5-6)。

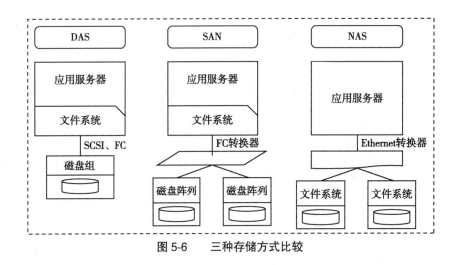

图 5-6　　三种存储方式比较

二、处理技术

（一）批处理

由于信息技术的发展,数据量快速增长,且健康医疗数据需要长期保存,故需要用批处理技术对大量的静态医学数据或离线数据进行计算和处理。批处理技术主要是为了满足规模较大的、非实时性的数据分析需求,它更加关注计算框架的数据吞吐量。在目前的批处理计算框架中,常用的批处理技术有 MapReduce、Spark 和 BSP 等。

1. 映射 - 化简编程框架　　映射 - 化简(MapReduce)是一种编程抽象模型,通过简单的接口来实现自动的并行化和大规模的分布式计算,保证解决方案高效、可伸缩。MapReduce 利用的原理技术是排序和洗牌,使用了多种有效的错误检测和恢复机制,具有一定的容错性,能接受任务失败。MapReduce 适用的场景有很多,如处理大量数据、并行分布式计算、数据存储与数据本地化、独立完成多项任务而无须同步等。

2. Spark 框架　　Spark 是一种开源的轻量级通用计算框架,采用分布式内存设计。相比 MapReduce,Spark 继承了 MapReduce 的线性扩展性和容错性,同时对 MapReduce 进行了一些重要扩展,使得 Spark 可以应用于以前分布式处理引擎无法胜任的应用场景。Spark 非常适合用于涉及大量迭代的算法,这些算法需要多次遍历相同数据集;也适用于反应式应用,这些应用需要扫描大量内存数据并快速响应用户的查询。Spark 最基础与核心的功能由 Spark Core 提供,Spark Core 主要包括 SparkContext 模块、存储体系、计算引擎、部署模式等。

3. BSP 模型　　BSP(bulk synchronous parallel)模型,即整体同步并行模型,是一种异步的多指令流 - 多数据流(multiple instruction/multiple data-distributed memory,MIMD-DM)模型,提供块间同步处理,块内异步并行的计算,要求多个计算处理单元提供计算资源。

（二）流处理

大数据平台除了需要支持医疗机构数据的全量导入处理之外,还需要支持新数据的增量导入。前述的离线数据分析技术通常是对全量数据进行处理的分析技术,在成本上是非常不合算的,因此必须要有适合增量数据处理的架构支持。流式大数据实时处理是针对流数据的实时计算模型,可为大数据驱动的深度学习提供计算框架支撑。流式计算可以有效缩短整个链路的数据流延迟、简化实时计算逻辑、减少计算成本,最终有效满足大数据业务的实时处理需求,因而其重要性不断提升,开启了未来计算的新时代。典型的流引擎有 Storm 框架、Spark Streaming 等。

(三) 交互式分析

交互式分析是传统生物信息领域数据分析的一种,利用现代数据仓库技术、线上分析处理技术、数据挖掘和数据展现技术进行数据分析。交互式分析强调与用户交互并进行快速的数据分析,典型的应用就是数据钻取。交互式分析包含了与用户的交互式设计和数据快速分析两部分内容。交互式设计是一种让系统易用、有效的技术,它致力于了解目标用户的特性和期望,了解用户在同系统交互时的行为,了解用户本身的心理和行为特点;同时,还包括了解各种有效的交互方式,并对它们进行增强和扩充。

随着 Hadoop 的流行,大规模的数据分析系统已经越来越普及,需要一个面向大数据分析的交互式系统。典型的大数据交互式分析系统是 Google Dremel,在千万亿字节级别的数据集上,它能将处理时间缩短到秒级,是 MapReduce 的有力补充。此外,还有其他交互式分析技术,如 MPP DB 技术、SQL on Hadoop 技术等。

(四) 分析技术

过去几十年的积累已经形成海量的健康医疗数据,然而存储的健康医疗数据并不等于有用的信息和知识,因此,高效利用计算工具分析和解释健康医疗数据,并将之转化成有效的知识就显得尤为重要和必要。要发挥健康医疗大数据的价值,需要高效的算法和强大的算力,特别是高效的分析与挖掘算法,目前这些算法已被广泛应用于电子病历、医学影像等医学数据的相关研究。常见的健康医疗大数据采用的分析与挖掘算法包括回归(regression)、分类(classification)、聚类(cluster)、关联分析(correlation analysis)、深度学习(deep learning)等。

三、计算技术

(一) 高性能计算

1. 高性能计算概述　高性能计算(high performance computing,HPC)指通常使用很多处理器(作为单个机器的一部分)或者某一集群中计算机(作为单个计算资源操作)的计算系统和环境。高性能集群包含多个节点,在计算过程中将大问题分解成小问题,分发给各个节点,各个节点协同工作,并在处理中根据需要进行数据交换,各节点的处理结果都是最终结果的一部分。高性能集群的处理能力与集群的规模成正比,是集群内各节点处理能力之和。HPC 系统包括四个部分,分别是计算、存储、网络、集群软件。

2. 高性能计算分类　从并行任务间关系的角度对高性能计算进行分类,可分为以下两类。

(1) 高吞吐计算(high-throughput computing):高吞吐计算把计算分成若干可以并行并且相互之间没有关联的子任务。这类计算的共同特征是在海量数据上搜索某些特定模式,因此称为高吞吐计算,网络计算(internet computing)都属于这一类。按 Flynn 分类,高吞吐计算属于单指令流 - 多数据流(single instruction/multiple data,SIMD)。

(2) 分布计算(distributed computing):分布式计算与高吞吐计算相反,这类计算虽然也将计算分成若干并行的子任务,但是子任务间联系很紧密,需要大量的数据交换。按 Flynn 分类,分布式高性能计算属于多指令流 - 多数据流(multiple instruction/multiple data,MIMD)。

3. 高性能计算在健康医疗领域的应用　我国人均健康医疗卫生资源不足,而健康医疗大数据的高性能技术可以在一定程度上弥补这一不足。利用高性能计算技术,不仅能够提高医务人员的诊疗效率和诊疗精准度,而且能够有效利用专科医生资源提高医疗水平。例如,辅助医生开展医学影像分析和诊断;对大量结构化和非结构化健康医疗数据进行处理和分析;依托高性能计算,利用冷冻电镜技术,分析生物大分子的三维结构,辅助快速破解新冠肺炎病毒结构,加速新冠肺炎的预防和诊疗进程等。

(二) 内存计算

1. 内存计算概述　内存计算通过使用一种应用平台中间件的软件将数据存储于分布式集群中的内存中并且进行并行处理,实现了分布式、可靠性、可扩展性、强一致性或最终一致性的内存非关系型数据存储,可供多个应用共享。内存计算主要面向数据密集、规模大,以及处理实时性要求高的应用。内存计算拥有大容量内存,可将待处理数据尽量全部存放于内存当中,而且具有良好的编程模型和编程接口,大多支持并行处理数据。因此,内存计算是以大数据为中心、依托计算机硬件的发展、依靠新型软件体系结构,即通过对体系结构及编程模型等进行重大革新,将数据装入内存中处理,尽量避免 I/O 操作的一种新型的以数据为中心的并行计算模式。

2. 内存计算分类　内存计算系统结构和实现方法在很大程度上取决于底层内存架构。根据内存计算所依托硬件架构的不同,可将内存计算分为基于单节点的内存计算、基于分布集群的内存计算和基于新型混合内存结构的内存计算。

(1) 基于单节点的内存计算:单节点内存计算系统运行于单个物理节点上,节点拥有一个或多个处理器以及共享内存,内存结构可以是集中式共享内存,或者是非一致性共享内存。单节点上的内存计算利用多核 CPU,采用大内存和多线程并行,以充分发挥单机的计算效能,并且采取充分利用内存和 CPU 的高速缓存(cache)、优化磁盘读取等措施。

(2) 基于分布集群的内存计算:在处理大规模数据时,单节点内存计算会受到硬件资源的限制,扩展性受到限制。随着大规模分布式数据处理技术的发展,开始在分布式系统上实现内存计算。这种内存计算利用多台计算机构成的集群构建分布式大内存。通过统一的资源调度,使待处理数据存储于分布式内存中,实现大规模数据的快速访问和处理。

(3) 基于新型混合内存结构的内存计算:新兴的非易失性存储器(non-volatile memory,NVM)正在快速发展,如相变存储器(phase change memory,PCM)、铁电存储器(ferroelectric random access memory,FRAM)、阻变存储器(resistive random access memory,RRAM)等。NVM 与动态随机存取存储器(dynamic random access memory,DRAM)性能接近,但是 NVM 容量远远大于 DRAM,并且 NVM 的价格和能耗远远低于 DRAM。NVM 相比 DRAM 的种种优势可以为新型内存体系结构提供良好的硬件保障,并逐渐替代DRAM。在硬件体系结构方面,属于 NVM 的 PCM 和 DRAM 结合发展出的混合内存结构,分为线性统一编址混合内存和分层混合内存。

第三节　主要应用

一、临床大数据应用

临床大数据是指临床各科室在对患者进行诊疗过程中获取、产生的全部数据。它包括患者的个人信息、医患行为信息、临床检验检查信息、电子病史信息、手术信息等。高品质的临床大数据在辅助诊疗、临床决策支持、临床科研等方面有着巨大的应用价值。

(一) 辅助诊疗

1. 结构化电子病历　电子病历结构化是以医疗信息学为基础,将以自然语言方式录入的计算机不能识别的病历文本、诊断结果等医疗数据,根据医学语境使用自然语言理解、机器学习、知识图谱技术转化为可存储、查询、统计、分析和挖掘的数据结构。它的优点是:①可以极大地减少病历出错的概率,避免用词的随意性,便于以后的数据收集和研究;②电子病历查询统计和数据挖掘;③可以根据临床需求对电子病历按照模板层次结构进行查询;④便于分享。

2. 医学影像 影像组学的概念起源于肿瘤学领域,之后外延扩展至全医学影像领域,即从 CT、MRI、PET 或 SPECT 等影像资料中高通量地提取大量影像信息,以实现感兴趣区域(通常指病灶)的图像分割、特征提取和模型建立,通过对海量影像数据信息进行更深入地挖掘、预测和分析来量化描述影像中的时空异质性,从而分析用肉眼难以分辨的图像特征。影像组学可直观地理解为将视觉影像信息转化为深层次的特征来进行量化研究,用于早期筛查和诊断。

3. 智能问诊 智能问诊,就是模仿医生的问诊过程,和用户进行多次沟通,根据用户的病症提出可能出现的问题,反复验证,并给出相应的意见。其构建基于海量数据的医学知识图谱,实现用户和机器医生之间能够进行在线对话。智能问诊能为基层医生提供初步的决策支持;同时,人机对话记录也可作为辅助数据,以提升线下就医的效率。智能问诊应用是通过对海量医疗数据、专业文献进行收集、分析建立医疗知识库,并利用人工智能的产品进行设计实现的。在此过程中,智能问诊系统所采集到的大量的病症信息也可以被用来作为机器学习的训练数据进行优化训练,使得智能问诊的结果更加精确。

(二)临床决策支持

临床医学因其复杂性,要求医生具有丰富的临床经验。同时,也因为其复杂性,使得每位医生在制订诊疗方案时存在一定的局限性。通过构建临床决策支持体系,可以在诊断和治疗过程中提供大量的经过验证的临床经验和研究结果,帮助医生作出更加合理的判断。该系统由知识库、推理机、用户反馈模块三部分构成。这些知识库包含了临床上常用的知识和规律,以及利用机器学习方法从临床资料中获取的知识。目前,主要在疾病诊疗过程中为医务人员提供早期筛查、疾病预测、智能诊断、预后预测、分型分级、治疗方案评分,以及致病因素、发病机制、流行规律与趋势、并发症、治疗效果、不良反应与差错的分析与预测等方面的临床辅助决策。

(三)临床科研

将数据挖掘技术与生物信息学、医学统计学相结合,对公共数据库进行挖掘,从中抽取有用信息,从而加速科学研究的进程。目前,部分医疗机构已形成一套基于医疗大数据的医学科研解决方案,能够提供的服务包括文献检索、系统评价、方案优化设计、单病种科学数据中心建设、真实世界研究、生物医学信息挖掘、药物及器械上市前的临床研究设计。

(四)精准医疗

精准医疗是通过基因组学、蛋白质组学等学科以及医学前沿技术,对大样本的人群和特定疾病类型进行生物标记物的分析与鉴定、验证和应用,从而准确地找到病因和治疗靶标,并且准确地将一种疾病的不同状态和进程进行分类,最终实现对于疾病和特定患者进行个性化精准治疗的目的,提高疾病的诊断和防治效果。精准医疗离不开与临床医疗大数据的结合,基于大数据的精准医疗主要包括精准诊断、精准治疗与精准用药等。

(五)大数据的互联网＋医疗

人工智能、大数据等新技术的应用和发展,使传统的求医问诊模式发生了变化,重新塑造了新的医疗服务形态。随着互联网＋医疗的不断发展,医疗大数据在临床医学中的应用广度和深度不断扩大。以大数据为基础的互联网＋医疗,将依托大数据中心,开展医联体、专科联盟、名医联盟等模式,开展远程医疗、分级诊疗、多学科会诊等,推进建设网络医院,不断促进优质医疗资源向基层下沉,提升公共服务智慧化、均等化、普惠化、便捷化水平(图 5-7)。

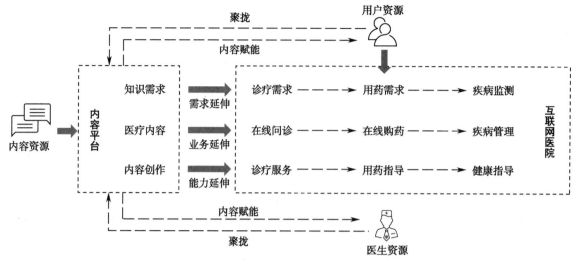

图 5-7 互联网医疗内容平台三大核心资源

二、药物研发应用

药学数据不仅包括有关药物本身的描述,如化学结构、活性基团、酸碱度、溶解性能、结晶性能、合成流程、生产工艺等数据,还包含药物制剂(如剂型、辅料、稳定剂等)的数据,药物作用机制、体内药动学参数、药效参数、适应证、用法用量、不良反应及相互作用、注意事项等影响临床安全用药的数据,以及特殊病情对药物作用的影响数据。

从整个医药行业的产业链来看,大数据挖掘可以在以下几个方面进行应用。

1. 药物临床应用分析　通过对大量临床资料进行分析、评价和规范化,可以发现疾病治疗与药品应用某些趋势和异常信号,从而探讨药物研发的需要和推广上市的影响因素。

2. 产品分析　根据临床上同类药物的使用情况和疗效评价数据,能够评价一种药物的采购倾向和治疗效果,从而为不同风险因子人群研制出特殊的药物或其他药物。

3. 市场营销分析　利用药品消费和临床疾病的流行病学资料进行分析,找出最优的产品、最优的市场配置方式等,并揭示出药品的更新、生命周期等特点。

4. 根据药物治疗对象的数据特点,可以更好地识别出目标顾客的特点,将药物的消耗量和顾客群体的信息结合起来,得出消费者在购买某一种药物时的倾向。

5. 业务和财务分析　通过对特定地区药品治疗记录数据特征进行分析,制订相应的营销策略,从而确定最大的客户(如医疗机构、政府部门),并提供相应的价格,从而达到双赢的目的。

6. 供应链分析　可以根据药物或其他产品在整个流通期间的时间分布,改进供应方案,根据历史资料和患者行为分析来提高供给效率,防止存货积压,并避免终端和医药公司出现库存中断。

(一)新药研发中的实践

传统的新药开发是一个对化合物生物活性进行逐一测试和验证的过程。数据挖掘技术为寻找类似药理作用的化合物提供了新的途径。由于从化学结构和药效关系的角度来看,类似的成分在空间结构上表现是相同的。它的分析结果可为优化已知化合物和设计所需的化合物提供参考。通过聚类分析,将具有相同化学性质的分子归类到某个集合中,每发现一个新的化合物,就根据其分子结构特征与其他已知分子比较并归类分组,可以帮助研究者发现新化合物中发挥药理作用的分子基团,还可以测量该分子对特定疾病的化学活性大小,并且确定发挥作用的基团。在综合大量分子数据的基础上,这种方法有望开发出一种基本没有药品不良反应的超级化合物分子——仅具有期望作用的结构。

（二）药学文献挖掘

在医药学的发展过程中,时刻会出现大量新发现、新问题和新技术,发表文献的数量呈现几何级增长。医药文献研究工作已经进入使用数字工具的时代。在数字化的大背景下,文献研究工作的方法、内容都在发生着重大变化。根据目前情报学的发展趋势,数据挖掘作为一种新的知识工程方法,已经越来越成熟,其利用数字资源的方法,与文献检索、引文分析等表现出很大的相似性。随着研究不断加深,数据挖掘已经开始被应用于处理医药文献资料,与一系列的文献检索、文献加工、数据库等方法实现紧密结合。美国科学家 Sweason 运用知识发现法创建了 Arrowsmith 软件系统,该软件能够对医学文献进行深入挖掘,并分析有科学价值的相关信息,从而证实科学假说的可行性。

（三）药品不良反应监测

尽管自发呈报药品不良反应是当今国际上通行的做法,但并不是每一种药物的不良反应都能通过这种方法发现,特别是经过多年的迟发反应。通过实验数据的大数据分析,能够识别出仅在规模较小的患者群中发生的药物安全信号,从而提高临床用药安全性监测效率。

（四）临床药事大数据分析

通过大量的数据分析,如临床用药记录,可以为患者人群、疾病流行特征、处方医生特征、区域用药特征、疾病流行特征等提供信息。此外,对同一疾病或病症不同药物治疗方案下患者的治疗结果,可以发现某个治疗措施最优或者具有最佳成本效益;通过比较发病因素、症状、疗程等数据,可以建立反映治疗有效性的分析方法。

三、生物组学大数据应用

组学是从整体的角度出发去研究人类组织细胞结构,基因、蛋白及其分子间相互的作用,通过整体分析反映人体组织器官功能和代谢状态,为探索人类疾病的发病机制提供新的思路。根据中心法则的遗传信息流,组学大致分为三个层面:DNA、RNA 和蛋白质,它们各自代表基因组学、转录组学和蛋白质组学的研究范畴。

（一）基因芯片与测序技术的应用

基因诊断是一项复杂的工作,基因诊断技术作为遗传病诊断的重要手段,近年来已逐步从实验研究进入了临床应用。基因诊断始于 1978 年,传统的分子生物学技术只能检测到几个特定的基因,在复杂的遗传病中,由于受多个对位点的影响,常规的方法不仅成本高,而且耗时长。近年来兴起的基因芯片技术以及高通量测序技术以其高通量、低成本的特点,很好地弥补了传统方法的不足。这种高通量技术可以同时对多达万个基因的结构及表达变化进行检测,可以一次性对多达上百种遗传病加以筛查。高通量测序技术作为一项新兴技术,相比芯片技术,其覆盖度、准确率和分辨度都更高。现在,量测序技术已经被广泛地用于发现候选基因,并且已经进入了临床应用的阶段。

（二）全基因组关联分析

全基因组关联分析(GWAS)隶属于遗传学上关联性分析的一个新分支,其目标是检测特定物种中不同个体间的全部或大部分基因,从而了解不同个体间的基因变化有多大,以及这些变化和最终性状的联系。从本质上讲,GWAS 是一种特殊的大数据研究,这类研究的最大优势在于研究之前无须进行任何假定。GWAS 为研究复杂的人体特征和复杂疾病的发生提供了许多重要线索。GWAS 把研究对象从单基因层面扩展到了全基因组大数据层面,使用单核苷酸多态性(SNP)或拷贝数多态性作为标记,建立基因组与遗传性状的关系。GWAS 可能有助于解决传统遗传学分析方法难以攻克的复杂性状遗传特征问题。

（三）消费级基因检测

用户可以提供基因样本,由企业进行基因检验,然后根据现有的学术数据库和美国食品与药物管理局（FDA）等机构发布的数据,分析和解读测试结果,最终得出一份个性化的基因分析报告,包括使用者来源、遗传风险、营养需求等。这些企业的核心竞争力在于数据,但这种技术还处在起步阶段,测试结果的准确性并不能完全保证,而且测试的范围也比较单一。这些结论只能作为参考,不能用于临床诊断。消费级基因检测公司与大学、医院、药企合作,将基因数据作为样本,发掘出更多价值,但是在医疗大数据的商业链条上,存在着大量的灰色区域,而基因数据是最具个性化、隐私敏感度最高的数据,在目前的情况下,实现其交易的可能性渺茫。

四、健康管理应用

健康管理是指全面监测、分析、评估个人或群体的健康状况,并为其提供健康咨询与指导,以及对健康风险因素进行干预的全过程,健康风险评价与控制是其关键。基于大数据技术的新型健康管理系统,通过对海量人群的健康状况进行全面分析,并针对不同健康状况制订出一套个性化的健康干预指数体系,可以成功地阻断、延缓,甚至逆转疾病的发生、发展,从而达到维持健康状态的目的[4]。

（一）健康生活促进

1. 生活习惯的优化与改进　运用健康管理的大数据,帮助人们养成良好的生活习惯,并使之达到最佳的生活状态。通过对健康管理大数据的分析与应用,可以全面地分析个人的身体状况,并针对个人的差异给出不同的分析结果,从而指导人们进行科学的锻炼、合理的饮食等。

2. 生命品质评估　以健康管理大数据为基础,建立生命品质评估系统,并以此为依据进行生命品质评估。根据个人的生理、心理、社会等数据,包括睡眠、精神、运动、环境、健康状况等数据,利用大数据进行综合评价,对个人的生命品质进行综合评价,并提出相应的改进措施,以提升个人的生活品质。同时,针对老年人、糖尿病患者等特殊群体,建立不同维度的、有针对性的评估系统,以提高其准确性和实用性。

3. 风险评价与管理　基于健康管理大数据的分析与挖掘,可以实施健康风险评估和风险管理。通过收集人群或个人的健康信息,分析和建立生活方式、环境、遗传等危险因素与健康之间的关系,对人群或个人的健康状况及未来患病/死亡危险性与危险因素进行预测和评估,并基于预测和评估结果对人群进行分层管理和健康促进管理。

（二）医疗决策

1. 健康状况的跟踪与评价　健康医疗机构可以通过健康管理大数据,对患者的健康状况进行追踪与评价,包括对其健康状况的追踪、医嘱的执行、定期健康状况的评价,并作出精确的诊断。同时,患者自身也可以完善自己的健康数据,定期检查、监测,以了解自己的身体状况,并与医生进行有效的交流和沟通。

2. 个人健康信息共享与临床决策　患者的健康管理数据涵盖了患者工作、生活、体检、就诊等多个方面的数据。一方面,患者可以随时存储并授权共享使用在各场所活动中产生的个人健康数据;另一方面,患者可以授权各医疗机构进行个体卫生管理的大数据共享,并利用数据接口对个人卫生管理数据进行采集,从而对患者的健康状况进行全面了解,帮助临床医生作出更科学的决策。

3. 医疗教育与随访评估　利用健康管理大数据进行有针对性的医院外卫生教育和跟踪评价。一方面,健康教育能有效提升患者的医疗常识,降低患者因不能正确地遵循医嘱而导致的生命危险;另一方面,对患者进行定期随访,及时指导和纠正,使患者能得到专业的饮食、药物、活动等医疗护理知识,帮助患者早日康复,帮助建立和谐的医患关系[5]。

（三）慢病管理及康复治疗

1. 制订慢性疾病治疗方案　医生可以将患者的日常健康信息与患者以前的治疗进程信息结合起来，从而更好地针对患者的身体情况制订详细的治疗方案，包括用药、饮食、运动、心理等方面的指导。患者可以通过平台查阅医生制订的治疗方案，根据用药方案合理用药、合理饮食、科学锻炼、调整心态，从而达到改善患者健康、提高患者生存质量的目的。

2. 治疗计划依从性评估　通过医疗管理大数据对患者实施治疗计划的情况进行监督、评估和管理。通过对患者的治疗效果和依从性的评价，医生分析其不依从或部分依从的原因，有针对性地调整治疗计划，改善患者治疗的依从性。

3. 异常警报与警示　与传统的电子血压计、电子血糖仪等单一的便携式医疗器械相比，通过大数据技术，可以提供更加先进、复杂、准确的异常警报和警示，不只考虑血压、血脂、身体质量指数是否正常，而且还会根据慢性疾病的病种、病因基因数据、个人病史、日常饮食、运动锻炼等各种个人健康数据综合分析患者是否有异常情况，并提供预警服务[6]。

4. 定期对治疗效果进行评价　通过医疗管理大数据相关平台，医生与患者在治疗期间的行为数据进行综合，医生能够全面掌握有关饮食、运动、心理等方面的数据；通过不断地、有针对性地调整和改进诊断方案，培养患者的保健意识和积极性，以提高患者的治疗依从性，从而促进患者的身体健康。

五、公共卫生大数据技术应用

公共卫生大数据是健康医疗大数据的一个专业分支，特指与维持人的生命健康或引发身体疾病/亚健康状态相关的生活行为方式、遗传因素、社会环境因素及治疗过程中可以测量和记录的、一切与人类健康相关的数据信息的集合。

（一）疾病预防与预测

全面的公众健康信息能够为人们实现对疾病的预防与预测提供更好的帮助。当前医学领域中大部分健康影响因素（包括健康行为、遗传因素、自然环境、社会经济等）尚未知晓，因而很难对其进行预测。运用大数据技术把各种数据、方法、系统有机地结合在一起，从个人、健康服务商、医疗卫生机构和政府卫生行政部门（如癌症登记处、医疗保健、医疗救助、人口普查、疾病预防控制中心和医疗保险部门）等不同途径，有效、及时、完整、准确地收集、整合和更新公共卫生相关资料[7]。

（二）个性化公共卫生服务

公共健康数据的应用有助于研究人员更好地进行个人或群体的健康管理和健康监测，为个体和群体提供差异化的公共健康服务。运用大数据技术和方法，可以把个人或群体的各个方面的数据结合在一起，进行健康管理和监控，从而形成包括健康和疾病危险等重要信息的公共卫生大数据，并通过大数据平台对这些数据进行综合管理和应用。特别是针对某个特定时段内的个别或群体的重大公共卫生事件，提供了较为全面的健康状况和疾病预警信息。

（三）突发公共卫生事件综合应急防控

公共卫生综合应急防控工作涉及多个方面，需要整合临床诊疗、环境卫生、病毒溯源、防控救治、信息报送、资源调度、捐赠受赠和联防联控等多方监测数据，建立或优化相关信息平台系统及大数据综合平台，进行病原体数据收集、疫情监测分析、病毒溯源、防控救治、信息报送、资源调度、捐赠受赠和联防联控等应急指挥综合调度，以信息技术支撑公共卫生应急防控体系建设。

运用大数据、人工智能、5G网络、区块链、地理空间等信息技术，联合相关政府、医疗、公共卫生、应急管理等各部门、各方面的专家，共同构建突发公共卫生事件联合预警与精准防控的决策支持系统。

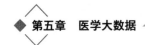
六、行业管理大数据应用

行业治理大数据的应用,就是把大数据技术运用到健康医疗卫生行业的管理中,以健康医疗的质量和安全为中心,从顶层设计、体制机制、技术支撑等方面保障实施,利用大数据及其技术与方法推进决策精细化、监管精确化、诊疗精准化、服务精心化,提高健康医疗服务的质量和水平,其应用范围主要有以下两方面。

(一)医疗机构的医疗服务管理

医院机构的各种数据和信息分散在院内和院外各个系统中。以医院数据和信息为基础的医院管理系统,可以将医院的数据和信息进行分布式管理,将不同类型的数据汇集起来,对临床、经营、成本核算、质量评价等数据进行整合分析,在医疗质量、人力资源、卫生经济、物资管理、综合信息查询、关键指标预警、药品监管等方面构建信息全面、评价科学、结论权威、更新及时的医疗服务管理与评价体系。通过对医院各主要指标的分析,对医院的服务、运行状况进行全面了解,以提高医院的管理决策和运行效率,为医院的临床决策提供依据。

(二)健康医疗管理部门的行业治理

综合运用健康医疗行业治理大数据、深化医药卫生体制改革评价监测、强化对居民健康等重要数据的准确统计和预测评价,形成以健康医疗大数据资源和信息技术为支撑的行业监管、绩效评价、投入补偿、人事薪酬等全面的医疗行业管理政策标准规范和治理决策新模式,支撑健康事业发展的规划和决策。

七、医疗保险大数据应用

通过对临床医学数据的可视化、分析和挖掘,可以为医疗管理的精细管理和数据经济的发展提供科学依据。运用大数据对医院、经办机构、门诊特殊疾病等医疗服务对象进行分析,实现管理手段调整、强化监督、管理稽核等目的,解决医疗服务面临的资金收支平衡压力增大、医疗服务违规行为多发、传统经验决策方式落后等问题。其中,最典型的应用是基于临床医疗大数据的按病种付费/预付费制度(diagnosis related groups and prospective payment system,DRGs-PPS),保险机构制订 DRGs 支付标准时引入海量的数据作为基础,来计算病种标准成本。数据来源为患者付费信息、病历信息等。传统的人工或半人工的分组方式已经无法适应医学领域海量数据的分析需求,因此需要充分利用 BP 神经网络、支持向量机、K 均值等大数据技术对大量的临床医疗数据进行挖掘,寻找有价值的信息。

第四节 展望

一、问题与挑战

(一)数据质量与数据治理

健康医疗大数据的质量受到多种因素的影响,健康医疗大数据的治理面临诸多问题和挑战[8]。

1. 现阶段我国各地区、各级医疗卫生机构的信息化建设程度参差不齐,医疗机构之间不同的医院信息系统导致信息存储格式复杂多样;多源、复杂、异构的医疗数据在数据积累和流动过程中极易产生数据偏差、缺失和噪声。

2. 我国尚缺乏统一的医疗术语体系、数据采集规范、数据流通规范以及数据预处理标准,进一步加大了数据产生误差与噪声的风险。

3. 随着健康医疗数据的加速积累,传统关系型数据库在健康医疗大数据的存储实现中存在较多的局限性,可能影响数据的治理效率与利用效能。

4. 由于影响个体和人群健康的因素以及个体疾病、区域人群健康水平的发生发展错综复杂,表现为多维度、变量间复杂的交互作用、时变性等。

(二) 数据共享开放与应用

1. 由于我国健康医疗数据的信息化建设程度受限,健康医疗数据的可用性和数据质量不高,导致健康医疗数据的共享与开放生态建设尚缺乏一定的数据基础[9]。

2. 我国各地区医疗机构的信息系统不同,缺乏统一的建设标准指导,导致接口各异。信息化建设之初未考虑不同的健康医疗机构间进行数据交换的系统性需求,因此健康医疗数据的共享与开放面临一定的技术关卡。

3. 由于我国的医疗数据的管理制度与数据安全需求,医疗机构之间数据并不开放,数据共享难度较大,限制了数据资源的利用,以致数据被束之高阁,造成了资源上的极大浪费。

4. 健康医疗大数据的应用领域较为局限,应用门槛较高,目前尚缺乏基于健康医疗大数据进行医疗业务创新应用模式的探索,从而制约了健康医疗大数据的应用和发展的广度与深度。

(三) 数据安全与隐私保护

在健康医疗数据逐渐共享与开放的过程中,面临数据安全防护、数据所有权、个人隐私保护、研究数据伦理等诸多敏感的伦理和法律问题。首先,传统的访问控制机制已经难以满足海量健康数据流动的安全需求。一方面,多源数据大量汇聚增加了访问控制策略制订和管理的难度,过度授权和授权不足现象严重;另一方面,数据存储和流动场景复杂,使得数据加密与密钥管理异常困难。其次,健康医疗大数据流动的复杂性同样随着数据共享与开放而急速增加,数据流动路径从以前单向、单路径以及在组织内部的简单流动模式,逐渐转变为双向、多路径、跨组织的复杂流动模式,数据流动跨越了多个数据控制者与数据安全域,使得数据溯源与可信化验证的难度随之大大增加。最后,传统的静态隔离安全保护方法已经无法满足健康医疗大数据的安全控制需求,必须通过动态变化的视角分析和判断数据安全风险,构建以健康医疗大数据为中心的动态风险控制和持续监测防护体系,应对数据流动过程中不断变化的安全风险。

二、发展趋势

(一) 大数据促进跨部门、跨机构的综合治理

1. 根据国务院办公厅《关于加强三级公立医院绩效考核工作的意见》,国家卫生健康委员会建立了全国公立医院绩效考核数据平台。整合医院各类信息系统数据,建立统一的数据治理和资产管理体系已经提上议事日程,大数据在医院管理、绩效考核、资源配置、行业监管等领域的应用日益普及,基于大数据的行业治理场景日益清晰。

2. 基于国家药品使用监测平台数据,2020 年药物政策与基本药物制度司发布《国家药品不良反应监测年度报告(2020 年)》,提出未来几年,国家卫生健康委员会部署各省(区、市)展开药品使用监测平台建设,将药物政策与基本药物制度司的使用监测、临床评价、短缺预警三项日常工作通过数据系统贯彻延伸到各省(区、市)药政管理部门和各个公立医疗机构,实现基于大数据技术的全国药品使用情况监测,为药品的临床评价提供全面、真实、准确的数据[10]。

(二) 支撑围绕疾病的多中心研究发展

1. 随着医学研究的深入,简单通用的临床数据往往不能满足研究需要,需要围绕疾病维度抽取病例

数据,并且通过随访补充完善病例数据内容形成医学研究基础数据[11]。因此,基于大数据基础平台按照专科需求逐步构建专病库的建设模式逐渐推广开来。以病种为核心,通过构建和推广疾病数据模型,形成跨越多家医疗机构的多中心专病数据库,为大规模研究队列建立和多中心联合研究奠定基础。

2. 在国家临床医学研究中心、国家医学中心等项目建设推动下,专科优势医院牵头下的多中心科研项目成为大型科研项目的主要组织方式。为实现多个医疗机构基于大数据专病库的数据安全可控协作,一些项目牵头单位开始引入隐私计算技术(如多方安全计算、联邦学习技术)构建数据可用不可见特性的多中心协同网络[12]。在多中心研究逐渐普及和保护数据隐私意识日益增强的环境中,大数据隐私计算与医学研究的结合场景还将进一步扩展,形成一个快速增长的产品市场。

(三)医疗服务向在线化和深度智能化发展

1. 相对于传统基于规则的临床辅助决策支持系统(CDSS),大数据支持下的CDSS逐渐向基于知识库+算法两者结合的方向发展。在传统知识库的基础上,利用机器学习、大数据挖掘等人工智能技术,从历史经验和不断更新的电子病历数据中自主获取知识,识别和学习某些模式,从而提供决策支持。

2. 医疗影像数据庞大,超过90%的医疗数据来自医学影像,这些图片数据结构相对简单,便于作为机器学习素材,具有深度挖掘与研究价值。医学影像数据以图像文件为主,因此基于深度学习的图像识别技术能得到很好的发挥。利用深度学习技术可以规避模型调优人工验证的高成本,直接通过大量影像专家标注过的数据训练优化模型,由此一大批创新企业快速突破传统影像存储与传输系统(PACS)公司和医疗影像设备公司的技术壁垒,推出医学影像人工智能辅助诊断产品。

(周　毅　李　琳)

 参考文献

[1] 代涛.健康医疗大数据发展应用的思考[J].医学信息学杂志,2016(2):7.

[2] 许培海,黄匡时.我国健康医疗大数据的现状,问题及对策[J].中国数字医学,2017,12(5):3.

[3] 黄竹青,陈敏.健康医疗大数据应用体系架构及推广建议[J].医学信息学杂志,2018,39(8):6.

[4] 张振,周毅,杜守洪,等.医疗大数据及其面临的机遇与挑战[J].医学信息学杂志,2014,35(6):2-8.

[5] 孔鹏磊."互联网+"医疗环境下健康医疗大数据的应用[J].产业与科技论坛,2020,19(15):61-62.

[6] 顾理琴.大数据挖掘和分析在健康医疗领域的应用[J].山西青年,2018(13):2.

[7] 袁杨.健康医疗大数据应用发展的SWOT分析[J].医学信息学杂志,2018,39(7):6.

[8] 姬卫东,李琳,张振,等.互联互通背景下医疗数据治理面临的问题与对策[J].中国数字医学,2021,16(11):6-11.

[9] 叶清,刘迅,周晓梅,等.健康医疗大数据应用存在的问题及对策探讨[J].中国医院管理,2022,42(1):83-85.

[10] 刘立,刘智勇.我国健康医疗大数据应用发展模式分析[J].智慧健康,2020,6(23):5.

[11] 刘梦迪.健康医疗大数据应用现状及改进策略探析[J].电脑知识与技术,2022,18(12):10-12.

[12] Liu M,Luo J,Zhou Y,et.al. Design and development of a disease-specific clinical database system to increase the availability of hospital data in China[J]. Health Inf Sci Syst,2023,11(1):11.

第 六 章

医疗云计算

随着云计算技术发展到一定阶段,国内外医院都在研究和使用云计算技术来解决医院信息化方面遇到的问题,并取得了一定效果。发展云计算对医疗界意义重大:首先,云计算是智慧医院发展的需要;其次,采用云计算技术能有效利用资源,节能减排、降本增效,实现医疗行业效益的同步提升;最后,云计算有利于增强应用协同,丰富应用提供,增加用户黏性。

作为新一代信息技术,2021年6月4日,国务院办公厅印发的《关于推动公立医院高质量发展的意见》明确指出,推动云计算与医疗服务深度融合,大力发展远程医疗和互联网诊疗。以云计算技术为基础,大大提高了医院网络的可扩展性,有利于实现资源动态分配、网络融合。

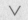

第一节　概述

一、云计算

(一)云计算的定义

云计算概念最早由谷歌公司(Google)等国外厂商提出,它是传统信息技术(IT)领域和通信领域不断交融、技术进步、需求推动和商业模式转换共同促进的结果。它以开放的标准和服务为基础,以互联网为中心,提供安全、快速、便捷的数据存储和网络计算服务。

云计算包括各种系统和技术以及服务和部署模型、商业模型。云计算的定义有多种说法,它的本质是管理资源,是商业模式的创新,为用户提供所需的IT服务。本文使用美国国家标准与技术研究院(NIST)的定义NIST SP 800-145来解释:云计算是一种模型,可以方便地按需访问共享资源池的网络,进入可配置的计算资源池(如网络、服务器、存储、应用程序和服务),只需要投入很少的管理工作,或与服务供应商进行很少的交互[1]。

云计算具有以下六个关键点:①以网络为中心,客户通过计算机、移动电话、平板等各种终端接入网络使用服务;②是一种大规模的分布式计算模式;③通过虚拟化实现数据中心硬件资源的统计复用;④能为用户提供包括软硬件设施在内的不同级别的IT资源服务;⑤可对云服务进行动态配置,按需供给,按量计

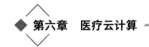

费;⑥由规模经济推动。

云计算应用到医疗行业上,与医院的管理技术、服务技术、临床技术结合,目的是实现医疗资源最大化和信息化资源最大化。

云计算资源池提供的业务应包括计算资源租用业务、存储资源租用业务、网络资源租用业务以及资源池租用业务等。

(二) 云计算的类别

按照资源类型,云计算服务主要可以分为三类,即 IAAS(基础设施即服务)、PAAS(平台即服务)和SAAS(软件即服务)。

1. 基础设施即服务(infrastructure as a service,IAAS)　提供给客户的能力是基础计算资源的按需访问,包括物理和虚拟服务器、存储、网络和其他基础计算资源。客户在此基础上部署和运行各种操作系统、数据库和应用软件等。IAAS 主要面向企业用户,可以帮助企业削减数据中心的建设成本和运维成本。

2. 平台即服务(platform as a service,PAAS)　提供给客户的功能是运行在云计算基础设施上的开发环境、部署环境等平台级服务,如标准语言与工具、数据访问、通用接口等。客户不管理或控制底层云基础设施,包括网络、服务器、操作系统或存储,但可以控制自己部署的应用程序。PAAS 面向应用程序开发人员,屏蔽了分布式软件开发底层复杂的操作,使得开发人员可以快速开发出基于云平台的高性能、高可扩展的服务。

3. 软件即服务(software as a service,SAAS)　提供给客户的功能是使用提供商在云基础设施上运行的应用程序。可通过 web 浏览器、专用桌面客户端或与桌面、移动操作系统集成的 API 访问和使用,使用者可通过浏览器直接使用软件,无须执行安装、升级等维护工作。SAAS 主要面向最终用户,提供各种各样的在线软件服务。

按照资源使用部署方式,可以将云计算分为公有云、私有云和混合云。

1. 公有云　部署在一个开放环境中,多个客户共用一个云服务提供商的 IT 资源。用户通过互联网访问和使用公有云服务,每个用户根据自己占用、消耗 IT 资源的多少,向云服务提供商支付费用。公有云提供商拥有、管理并承担其客户工作负载运行的数据中心、硬件和基础设施的所有责任,通常提供高带宽网络连接,以确保高性能和快速访问应用程序和数据。

2. 私有云　是指所有云基础设施和计算资源仅提供给某个特定客户使用。私有云结合了云计算的许多优势,包括弹性、可扩展性和易于提供的服务,以及本地基础设施的访问控制、安全性和资源定制。私有云是企业传统数据中心的延伸和优化,通常托管在客户数据中心内,但是也可以托管在独立云提供商的基础设施上,或者构建在非现场数据中心租用的基础设施上。

3. 混合云　是公有云和私有云环境的组合。混合云将组织的私有云服务和公共云连接到一个单一、灵活的基础设施中,以运行组织的应用程序和工作负载。混合云的目标是建立公共和私有云资源的混合,并在它们之间进行一定程度的协调,使组织能够灵活地为每个应用程序或工作负载选择最佳云,并随着环境的变化在两个云之间自由移动工作负载。这使组织能够比单独使用公共或私有云更有效、更经济地实现其技术和业务目标。

二、云计算在医疗服务领域的发展历程

(一) 国内外智慧医院云计算的建设现状

1. 国外　国外互联网医疗行业越来越多地应用云计算和大数据技术来提高医疗服务质量,为患者、医生和医院提供服务。美国凯撒医疗集团建立的医疗管理系统(KP health connect),可实现患者诊疗全过程信息化,医务人员和管理人员可随时查看每位患者的治疗信息;该系统还可通过智能手机或电脑终端对会员进行营养、疾病预防、戒烟等健康管理。日本的互联网医疗主要关注云医疗数据的开发,并促进医院

主要工作的电子化,包括门诊预约、治疗、付款、实验室检查、药物收集、住院电子病历的全过程,以及医生订单处理。与智能设备连接,实现自助登记、自助支付、自助取药等一站式服务。

2. 国内 自 2020 年年初新冠疫情暴发以来,我国医院信息化系统在新冠病毒的疾病诊断与治疗以及在疫情防控方面发挥了巨大作用。以 5G、大数据、人工智能、云计算、物联网、移动互联网等为主的新型基础建设内容,在对抗疫情的过程中发挥了十分重要的作用。目前几乎所有的医院开展医疗活动都离不开信息化的建设和支持。通过 5G+ 医疗联合创新、云计算等信息化建设,促进云计算和医疗健康领域深度融合,变革了医疗信息共享和服务模式。未来云计算与医疗信息化建设将实现更深层次的融合。

3. 云服务模式和对应产品 在医院使用的云服务中,云服务商主要为阿里云、电信云、腾讯云、移动云、联通云、华为云。在云服务模式使用中,根据《医院云服务应用状况调查报告》,医院使用云服务涵盖了 SAAS、PAAS 和 IAAS 三种服务模式[2]。

(1)SAAS 服务模式:SAAS 服务以互联网医院(互联网诊疗系统)、医院官网、医学影像系统等应用为主,其他预约导诊、办公协同、检验、移动医疗、体检等系统应用为辅。

使用 SAAS 的产品包括:医院信息集成平台、急救信息系统、医联体管理系统、电子签名系统、体检系统、远程会诊系统、移动医疗系统、电子病历系统、检验信息系统、办公协同系统、医院信息系统(HIS)、预约导诊系统、医学影像系统、医院官网。

(2)PAAS 服务模式:PAAS 服务主要集中在数据处理平台,主要依托服务提供各类数据处理工具开展业务应用。使用 PAAS 的情况包括:医院使用主要集中在数据库和大数据平台等数据管理类服务、消息队列、API 管理、IoT 等中间件以及容器管理。

(3)IAAS 服务模式:IAAS 服务主要涉及云服务器、存储、网络和管理工具在内的虚拟数据中心。以公有云厂商和运营商为中坚,提供云数据中心、云灾备或机房设备的云托管服务。医院使用 IAAS 的情况主要在云主机、存储和网络应用上,云主机和云存储主要承载各医院信息系统,根据调查显示,医院的云服务以尝试为主,大部分医院并未放开应用系统上云。

(二)国内医疗行业云政策分析

1. 政策的有力推进 2015 年 3 月 6 日国务院下发了《全国医疗卫生服务体系规划纲要(2015—2020年)》,提出开展健康中国云服务计划,积极应用移动互联网、物联网、云计算、可穿戴设备等新技术,推动惠及全民的健康信息服务和智慧医疗服务。积极推动移动互联网、远程医疗服务等发展。

2020 年 4 月国家发展和改革委员会、国家互联网信息办公室印发《关于推进"上云用数赋智"行动培育新经济发展实施方案》的通知,提出支持在具备条件的行业领域和企业范围探索大数据、人工智能、云计算、数字孪生、5G、物联网和区块链等新一代数字技术应用和集成创新。在卫生健康领域探索推进互联网医疗、医保、首诊制和预约分诊制,开展互联网医疗的医保结算、支付标准、药品网售、分级诊疗、远程会诊、多点执业、家庭医生、线上生态圈接诊等改革试点、实践探索和应用推广。

2. 技术标准和指引的实施 2015 年 11 月工业和信息化部办公厅印发《云计算综合标准化体系建设指南》(简称《指南》)的通知,指出云计算应用在政务、金融、医疗、教育和中小企业等重要领域先后落地。《指南》明确云计算标准化研究方向,为制订云计算数据中心、移动云、健康云、政务云等业务应用的安全标准,为行业云的建设和应用提供支持。

2017 年 12 月 28 日,国家卫生和计划生育委员会印发了《医院信息化建设应用技术指引(2017 年版)》,促进和提升医院信息化技术应用水平,共 148 项内容,涵盖了应用技术、基础技术和新型技术三大模块。其中新兴技术包括四项,即云计算、大数据、物联网、人工智能。

2019 年 9 月国家医疗保障局印发《医疗保障信息平台云计算平台规范》等三部标准的通知,其中《医疗保障信息平台云计算平台规范》指出由于医疗保障业务的重要性和复杂性,原则上建议地方自建数据中心,如采用政务云,须保证专有、独享原则,应对政务云提出规划独立设备、专有网络、专属安全、专属 PAAS 资源等,同时上述资源须能支撑医保业务中台的技术要求。

2020 年 12 月国家卫生健康委员会办公厅、国家中医药管理局办公室联合印发《全国公共卫生信息化建设标准与规范（试行）》，在该标准规范中鼓励各级各类医疗卫生机构根据自身情况，运用大数据、人工智能、云计算等新兴信息技术与公共卫生领域的应用融合，探索创新发展模式，在疫情监测分析、病毒溯源、防控救治、资源调配等方面更好地发挥支撑作用。

（三）医院上云的主要模式

1. 上云模式　目前越来越多的医疗机构在搭建系统的时候会选择云计算平台，但是搭建的模式多样，目前医院上云模式主要包括公有云模式、私有云模式和混合云模式。

（1）公有云模式：公有云模式在医疗机构主要集中在医院网站和互联网诊疗系统使用，非医疗机构所拥有，由互联网数据中心（IDC）服务商或第三方提供资源。国内主要的云服务提供商有阿里云、腾讯云、电信云、联通云、华为云等。

（2）私有云模式：私有云模式基本为医院传统数据中心的延伸和优化，可部署在医疗机构内部，也可以部署在医疗机构外部。

1）内部云：通常在医疗机构自己的数据中心机房内建设，主要适用于对系统应用、平台配置和安全机制需要完全控制的医院，有利于医院内标准化云服务管理流程，但扩展受到局限。

2）专属云：部署在医疗机构外部，由第三方负责，第三方为医疗机构提供专用的云环境。该模式便于扩展业务规模，医院的影像云一般部署在专属云上。

（3）混合云模式：在混合云模式下，医院将核心数据（如患者个人隐私信息、医疗数据）和关键应用部署在私有云中，保障这些数据和应用的安全性。将次要数据和应用部署在公有云中。混合云模式可应用于医院的基于互联网的预约诊疗系统。

2. 医院业务系统对应云服务模式　医院业务系统主要分为以下三大类。

（1）行政管理系统：包括人事管理系统、财务管理系统、后勤管理系统、药库管理系统、医疗设备管理系统，门诊、手术及住院预约系统，患者住院管理系统、医疗质量评价系统、医疗质量控制系统等。

（2）临床医疗管理系统：也是核心业务系统，主要包括门诊、急诊管理系统，影像文件系统（PCAS）、病案管理系统、医疗统计系统、血库管理系统等。

（3）其他：如医疗情报检索系统、医疗数据库系统等。

医院根据业务特点分业务领域选择不同的云平台搭建模式，如对于院内核心临床医疗管理系统（HIS、检查、检验等），必须保证其高可用性，可选择私有云部署模式；对于需要在院际间协同工作的业务系统（如协同平台、运营平台、影像中心等），可选择混合云模式；对于主要面向患者就医服务的互联网类系统，可选择公有云部署模式。

三、医疗服务领域云计算应用的业务需求分析

目前医院已经在使用的云服务应用中，主要是针对互联网＋医疗健康、区域医疗协同、云医院或云影像中心等。

（一）市场规模

根据 Gartner 数据显示，2021 年全球云计算市场保持稳健增长，从 2020 年的 642.9 亿美元增长至908.9 亿美元。从区域维度看，亚太云计算 IAAS 市场增速高于全球均值，在 2021 年实现 331.6 亿美元规模，同比增长 47.92%。

中研普华产业研究院的《2021—2026 年中国医疗云服务行业供需市场调研分析及投资战略研究报告》显示，中国医疗云服务行业以 34.7% 的年复合增长率高速增长，到 2023 年，中国医疗云服务行业市场规模达到 97.4 亿元人民币。

（二）业务应用需求

目前医院上云业务需求主要包括以下几点。

1. 医院机房空间不足　由于医院业务的扩张，数据量加大，机房不断增加新设备，导致空间不足。通过云数据中心建设来解决院内机房空间不足的问题。

2. 互联网医疗需求　包括网站、预约挂号、线上支付、互联网医院等。在新冠疫情背景下，远程医疗、在线沟通、预约挂号、在线问诊成为最佳解决方案。新冠疫情在微观层面的直接影响是大众和医生对线上教育、管理、购药等接受度提升，从而促进了产业方加大对数字化的投入。

3. 区域医院、医联体、分级诊疗的需求　跨机构的业务协同和数据交换，数据上云打破了地域的限制，上云适合远距离数据管理需求。

4. AI辅助阅片、云胶片　资料放在云端，解决存储和异地灾备需求。

5. 多中心科研平台建设　数据放在云端，实现大数据采集和共享。

6. 运维成本　业务系统中断影响业务，维护成本增加。

7. 医院信息部门关心上云的安全可靠性、是否易于维护，以及性价比指标。

（三）云医疗产品分类

1. 远程会诊　远程会诊是利用信息化和现代通信工具为患者完成病历分析、病情诊断，进一步确定治疗方案的诊疗方式。在已发放居民健康卡和实施医护人员电子证照的区域，通过居民健康卡、电子证照实现远程会诊的医患双方身份认证。

具体功能包括：会诊申请、患者病历信息采集、专家会诊、资料调阅、专科诊断、会诊结果下传、远程会诊相关知识库、会诊评价、示教示范、数字音频处理、视频压缩传输等。

（1）疑难疾病会诊：本院专家针对无法确诊的疑难杂症可发起远程会诊，邀请其他医疗机构的专家参加。参加会诊的专家通过视频、音频等设备就患者病情等相关情况进行交流，并可以查看患者的相关病历信息。患者的主管医生综合专家的会诊意见，作出进一步治疗或者转诊处理。

（2）远程医疗帮扶：二三级医院的专家可以通过远程会诊平台对基层医疗卫生服务机构全科医生开展远程示教、远程疾病咨询等业务，实现对基层医疗卫生服务机构的帮扶。

2. 远程影像诊断　远程影像诊断是一方医疗机构邀请其他医疗机构，运用通信、计算机及网络技术，为本医疗机构诊疗患者提供技术支持的医疗活动。具体功能包括：远程病理诊断、远程医学影像（含影像、超声、核医学、心电图、肌电图、脑电图等）诊断等。可完成影像数据采集、影像后处理分析、影像数据标准化处理、影像处理存储管理、图像压缩。

（1）托管式远程影像诊断：托管式远程影像诊断业务主要应用于医联体内，基层医疗卫生服务机构将影像诊断托管给医联体内的二三级医院，由二三级医院通过通信及网络技术，实现对基层医疗卫生服务机构的影像诊断。

患者在基层医疗卫生服务机构的影像检查结果将上传至二三级医院，由二三级医院的影像专家进行阅片并出具诊断报告，必要时开展远程音视频会诊，并可远程指导影像技师完成影像、超声检查等操作。

（2）会诊式远程影像诊断：会诊式远程影像诊断业务主要应用于诊断中心模式中，由市（县、区）级医院和上级医院省级医院或其他业务水平更高的医院签约，实现会诊式远程影像诊断。

市（县、区）级医院遇到疑难杂症，将患者影像结果上传至上级医院，由上级医院影像专家进行阅片并出具诊断建议，必要时开展远程音视频会诊交流。市（县、区）级医院获得上级医院的诊断建议后，结合当前诊断情况为患者出具诊断报告。

（3）托管式远程影像诊断（下三级诊断，市县乡）：基层医疗卫生服务机构为患者进行影像检查后，将患者影像结果上传至远程影像诊断平台，市（县、区）二三级医院的影像专家通过远程影像诊断平台获取患者的影像信息，阅片后出具诊断报告，诊断报告通过远程影像诊断平台发送给基层医疗卫生服务机构医生，基层医生根据诊断报告开展下一步的诊疗活动。

3. 视频示教系统　临床教学作为众多医院的重要任务,担负着培养医护人员的责任,培养方式通常是现场观摩,但是由于现场条件或手术设备的限制,现场手术观摩的空间狭窄,参加人员数量受到限制;同时为提高手术质量、降低手术感染率,医院手术室制订了手术室观摩人数控制指标,严格控制进入手术间人数,实习医生学习观摩手术的机会大大减少,不利于提高实习医生的学习质量。强行增加观摩人数则会给患者的正常治疗带来不必要的麻烦,效果并不理想。

远程医学教育培训主要包括:基于音视频会议系统的教学平台、基于使用场景的教学平台和基于虚拟现实(VR)/增强现实(AR)的虚拟教学平台三类产品形态。基于音视频会议系统的教学平台主要用于进行病例讨论、病案分享等教学培训,基本功能为音视频会议系统和PPT分享。基于使用场景的教学平台除了音视频设备外,还需要结合具体场景对接相应的医学设备,如导管室手术示教、神经外科手术示教、超声检查示教等。基于AR/VR的虚拟教学平台以AR/VR眼镜等可穿戴式设备为载体,结合三维数字化模型进行教学培训,对比传统方式,受教者的沉浸感更强,具备更多交互内容,相对使用成本更低。

视频示教系统采用高清晰度数字摄像机配合高倍率镜头对手术创面进行视频信号采集,使用一体化智能摄像机采集手术室内的全景图像,并通过接口方式收集手术过程中综合监护仪、麻醉机等专业设备的信息,从而将创面处理过程、手术团队配合过程、患者体征变化及处理等信息传到示教室内供学习。满足医院当前的手术观摩、手术录制、教学等需求,实习医生不用进入手术室,通过网络云端就可以实时观摩手术,与手术室互动,或点播之前存储的手术录像。

4. 远程监护　远程监护是利用无线通信技术辅助医疗监护,实现对患者生命体征的实时、连续和长时间监测,并将获取的生命体征数据和危急报警信息以无线通信方式传送给医护人员的一种远程监护形式。依托5G低时延和精准定位的能力,可以支持可穿戴监护设备在使用过程中持续上报患者的位置信息,进行生命体征信息的采集、处理和计算,并传输到远端监控中心,远端医护人员可实时根据患者当前状态作出及时的病情判断和处理。

第二节　技术原理

一、云计算的相关技术

(一) 网络功能虚拟化

网络功能虚拟化(network function virtualization,NFV)旨在改变网络运营商的设计方式,通过发展标准IT虚拟化技术来整合许多网络设备到行业标准的大容量服务器、交换机和存储设备上,这些设备可以位于数据中心、网络节点和最终用户场所。它是通过使用基于行业标准的服务器、存储和交换设备,利用软件和自动化技术替代专用网元设备去定义、创建和管理网络及业务的新方式。

云计算中引入NFV关键技术的主要目的有以下几方面。

1. 将传统IT设备的软件与硬件解耦,使得网络功能可以基于通用计算、存储、网络设备而实现,降低设备购买成本和维护成本。

2. 由于计算存储资源的通用化,管理和维护效率具备提升的基础。

3. 软件化后,业务的部署速度和部署灵活性提高。

4. 在虚拟化技术的支撑下,网络资源的智能调度更加容易实现,利用弹性伸缩能力实现自动扩缩容和节能减排。

5. 解耦分层后,软硬件各层均有不同领域的专业厂商和/或开源组织参与,逐步构建开放生态,为业务创新提升、新业务加快上市提供基础。

(二) 软件定义网络

2006 年,软件定义网络(software defined network,SDN)诞生于美国 GENI 项目资助的斯坦福大学 Clean Slate 课题,它是对传统网络架构的一次重构,其核心思想是通过解耦网络设备软硬件,向用户开放网络可编程能力,实现业务与网络解耦,SDN 实现了网络资源池化。基于 SDN 构建的云计算承载网络,能够解决云 IDC 网络与业务、计算和存储新技术的适配问题,并为适配新型流量模型提供架构上的支持。

狭义的 SDN 是指开放网络基金会(ONF)定义的基于 OpenFlow 的 SDN。广义的 SDN 泛指向上层应用开放资源接口,实现软件编程控制的各类网络架构。

引入 SDN 关键技术可以助力医疗云网络达到灵活、敏捷、开放、标准的特性。网络设备 NFV 化后,为了提升网络的扩展性与维护性,需要 SDN 控制器提供网络端到端自动化的能力,从而支撑网络业务的真正云化。利用 SDN 控制器向网络转发层下发网络规则,将业务控制面集中管理开放接口,实现全局视角网络资源灵活调度,以满足医疗业务对网络敏捷和智能的需求。软件定义的基础架构可以满足未来医疗行业对业务系统的扩展需求。通过软件定义,能够让医疗数据中心在一个简单的基础架构下升级成为一个智能化、自动化、高效化的数据中心。

SDN 网络架构分为三层,即转发层、控制层和应用层。

1. 转发层 由软硬件实现,支持可编程接口。

2. 控制层 由 SDN 控制器实现,集中管理、调度网络资源,向转发层下发转发规则。

3. 应用层 统一编排业务,面向业务编排网络资源,向控制层下发网络规则。

云资源池 SDN 网络架构转型主要结合云资源池现网需求以及 SDN 技术、NFV 等新型网络技术,逐步引入相关数据中心 SDN 网络解决方案,基于 NFV 的虚拟防火墙、虚拟负载均衡解决方案,实现云数据中心的 SDN 目标网络。云资源池 SDN 网络具备应用感知、网络可编程、虚拟化、弹性可靠性以及跨机房多资源池整合等主要特点。

(三) NFV 与 SDN 的联动

NFV 和 SDN 的协同作用意味着虚拟化网络功能(virtual network function,VNF)部署和虚拟网络配置联动起来,网络功能虚拟化基础设施(NFV infrastructure,NFVI)能够自动化配置虚拟网络。两者的协同避免了大量人工配置,降低了交付成本,具有以下优势。

1. 实现网络部署自动化 当前虚拟化网络功能模块管理器(virtualised network function manage,VNFM)通过加载 VNFD 实现了 VNF 的自动部署,但与业务互通的网络部分还需要通过人工配置。引入 SDN 后,从管理和编排(management and orchestration,MANO)进行统一入口配置,SDN 自动化配置逻辑网络,同时将 VNF 部署和逻辑网络配置联动起来。

2. 提升整体运维能力 传统网管仅提供基本的单设备的告警和简单拓扑展示,难以确定业务的实际转发路径,增加了定位问题的难度。引入 SDN 后,控制器提供了逻辑拓扑可视化、业务转发路径质量可视化、IP 连通性探测等端到端的整网运维能力。通过业务监控和转发路径监控的结合进行快速问题定位。

3. 支撑下一代网络切片和云化增值业务链等行业应用创新 下一代网络切片需要实现跨域、跨层的业务自动化。跨域须实现无线、承载、核心网的端到端切片,跨层须实现资源编排和业务编排的自动化。基于 NFV 与 SDN 的联动自动化,实现了计算、存储、网络的资源一体化编排,将有力支撑未来的下一代网络切片等应用创新。

为了灵活满足不同类型用户的差异化需求,需要在网络上提供定制化的增值服务,并支持全自动化在线服务发放。这就需要增值服务云化业务的全自动化配置。NFV 解决了增值服务的快速部署和上线需求,SDN 解决了不同网络接入用户和增值服务间的流量串接需求,NFV+SDN 的协同自动化将使这类应用实现自动化。

二、边缘云

边缘计算(edge computing)作为云计算的一种演进,将应用程序托管从集中式数据中分离出来集中在网络边缘,更接近消费者和应用程序生成的数据。多接入边缘计算(multi-access edge computing,MEC)为应用程序开发人员和内容提供商提供云计算能力,并在网络边缘提供 IT 服务环境,这种环境的特点是超低延迟和高带宽。它以满足 5G 为核心,包含 Wi-Fi、固网等多种接入需求,是移动基站发展以及 IT 和电信网络融合的自然产物。

欧洲电信标准化协会(ETSI)定义了 MEC 的系统参考架构,如图 6-1 所示。

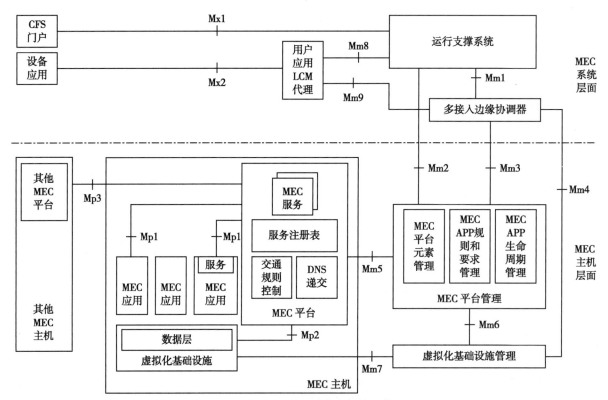

图 6-1　ETSI MEC 系统参考架构示意图

MEC 作为运营商网络边缘节点设备,包括用户面功能(use plane function,UPF)、移动边缘平台(mobile edge platform,MEP)、医疗应用、虚拟化层及硬件等,在靠近终端用户侧的边缘节点开展业务,降低终端的成本和管理复杂度,提升用户的体验。MEC 包含的部件由单厂家或多厂家提供,可以部署在医院机房,或者靠近医院的运营商机房。MEC 具备如下能力。

1. 连接能力　大带宽,低时延,以及平台给医疗应用提供精确用户位置能力、带宽管理能力等。
2. 计算能力　AI 能力、图像渲染能力等。
3. 安全能力　要求数据不出医院,防攻击等。

根据国家远程医疗与互联网医学中心《基于 5G 技术的医院网络建设标准(MEC 分册)》内容,需要部署 MEC 的医院应用场景主要包括如下三项[3]。

(1)院内医疗:大带宽、低时延、移动性强需求业务,包括重症监控类、医院医护终端类、动态监测类、信息便民类等。

(2)院间医疗:包括医学影像远程诊断类、视频交互会诊类、远程病理类、远程教学类。特别是在影像分析方面,MEC 与 5G 提升人工智能的运力,更加精准、快速地处理海量医学影像数据,更高效地辅助医生阅片和靶区勾画。

（3）院外医疗：急诊救治场景要求大带宽、低时延、高安全、高保障，在急救医院下沉部署一体化MEC+UPF，打造专属5G医疗边缘云平台，实现本地数据卸载、处理，边缘平台与医院中心机房对接，业务协同，院前院内信息实时同步，并基于5G大带宽的4K视频实现远程会诊及指导（图6-2）。

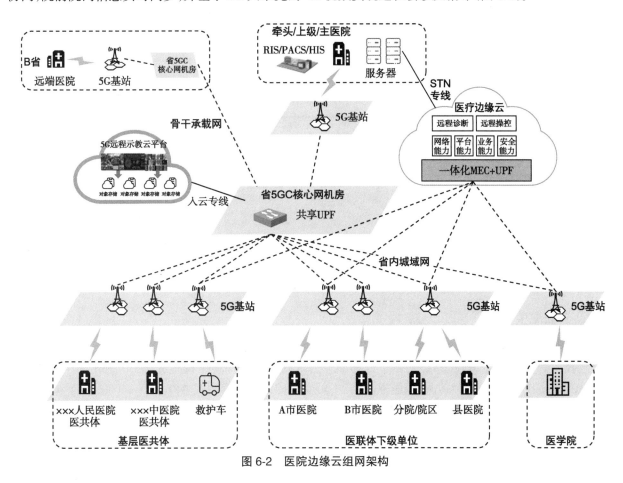

图 6-2　医院边缘云组网架构

三、云计算技术未来发展方向

（一）云网边端协同

云网边端协同主要是解决计算和存储等资源，通过网络在云侧、边侧、终端侧的高效分布和协同，实现资源利用的效率和效益最大化，有效平衡整体的性能和成本。云网边端协同主要涉及端云协同、云边协同和多云协同三个方面。

云边协同扩展边缘侧算力应用范围，得益于物联网、5G等技术的蓬勃发展，云边协同已经从最初的中心云与边缘云协同扩展到覆盖中心云、边缘云、边缘设备、物联网设备在内的云边端综合性技术架构体系。

（二）分布式云

分布式云是一种将云服务按需部署到不同地理位置，提供统一管理能力的云计算模式。分布式云落地形态可表现为中心云、区域云和边缘云（图6-3）[4]。

分布式云应用治理能够统一发布和管理跨云环境的应用服务，实现跨云多活、故障迁移、灾备等。同时，多集群间应用能够弹性伸缩，按地域、状态、资源等维度进行调度，实现快速地在多个集群上部署和管理应用，提高业务弹性敏捷。

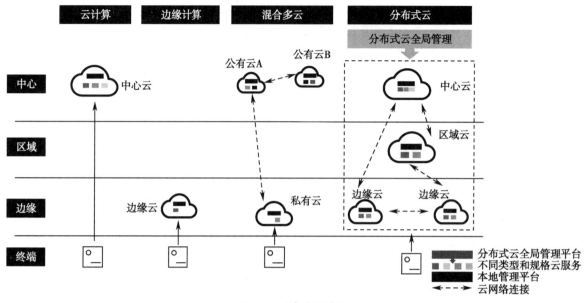

图 6-3 分布式云定义

在医疗领域,远程医疗实时诊断可通过分布式云 +5G 解决方案实现。

(三) 云原生

2015 年,Google 公司主导成立了云原生计算基金会(CNCF)。2018 年,CNCF 对云原生进行了重新定义:云原生技术有利于各组织在公有云、私有云和混合云等新型动态环境中构建和运行可弹性扩展的应用。云原生的代表技术包括容器、微服务、服务网格、不可变基础设施和声明式 API。

1. 容器 容器是一种基于操作系统能力的隔离技术。容器技术能够以比虚拟化技术更轻量化、更小开销的方式运行,提供一种可移植、可重用的方式来打包、分发和运行应用程序。将应用程序的代码与相关配置文件、库以及运行应用所需的依赖项捆绑在一起,这使得开发人员和 IT 专业人员能够跨环境无缝部署应用程序,在不同计算环境间快速、可靠地运行。

由于具备轻量级的隔离属性,容器技术已然成为云原生时代应用程序开发、部署和运维的标准基础设置。容器技术大大简化了云原生应用程序的分发和部署,可以说容器技术是云原生应用发展的基石。

全开源的容器软件有助于医院搭建轻量级、低成本的下一代基础设施,可以大幅提高系统资源的利用率和应用的装填度。

现阶段医院业务 / 生产平台普遍存在系统资源利用率不高的问题,而应用系统架构在通过分层解耦后采用应用容器集群能力,可实现应用级别的调度、编排、服务发现,且由于容器快速起停、轻量级等特性,部署效率和资源利用率可极大提高。由于容器占用系统资源极少,容器对比虚拟机其应用装填的密度可以提升 10 倍以上,大幅节省初期上线时占用的系统资源。

2. 微服务 微服务是一种软件架构方式,通过微服务架构可以将一个大型应用程序按照功能模块拆分成多个独立自治的微服务,每个微服务仅实现一种功能,具有明确的边界。多个微服务共同形成了一个物理独立但逻辑完整的分布式微服务体系。这些微服务相对独立,通过解耦研发、测试与部署流程,提高整体迭代效率。

在云原生时代,云原生微服务体系将充分利用云资源的高可用和安全体系,让应用获得更有保障的弹性、可用性与安全性。应用构建在云所提供的基础设施与基础服务之上,充分利用云服务所带来的便捷性、稳定性,降低应用架构的复杂度。云原生的微服务体系将帮助应用架构全面升级,让应用天然具有更好的可观测性、可控制性、可容错性等特性。

在微服务架构下,管理的最小单位将从原来的一个大的单体应用变化为多个细粒度更高的微服务模块,原来单体应用内部的接口和集成可能处于混乱状态,在黑盒内部没有暴露出来,微服务架构后这些都会完全暴露出来,需要去管控。需要管理的微服务模块数量、接口数量等都会成倍增加,因此微服务化需要管理团队有较为深厚的 IT 管控能力和治理流程的积累。

3. 服务网格(service mesh)　随着微服务逐渐增多,应用程序最终可能变为成百上千个互相调用的服务组成的大型应用程序,服务与服务之间通过内部或者外部网络进行通信。如何管理这些服务的连接关系以及保持通信通道无故障、安全、高可用和健壮,就成了一个非常大的挑战。服务网格可以作为服务间通信的基础设施层,解决上述问题。

服务网格是轻量级的网络代理,旨在将那些微服务间的连接、安全、流量控制和可观测等通用功能下沉为平台基础设施,实现应用与平台基础设施的解耦。这种模式称为 Sidecar 模式,Sidecar 模式可处理服务之间通信的任何功能,比如负载均衡、服务发现等。

服务网格的基础设施层主要分为两个部分,即控制平面与数据平面。控制平面主要负责协调 Sidecar 的行为,提供 API 便于运维人员操控和测量整个网络。数据平面主要负责截获不同服务之间的调用请求并对其进行处理。

4. 开发和运维(development & operations, DevOps)[5]　是一种重视软件开发人员(Dev)和 IT 运维技术人员(Ops)之间沟通合作的文化、运动或惯例,目标是高效地自动执行软件交付和基础架构更改流程。通过自动化软件交付和架构变更的流程使得构建、测试、发布软件能够更加快捷、频繁和可靠。

开发人员通常以持续集成和持续部署(continuous integration/continuous delpoyment, CI/CD)的方式快速交付高质量的应用程序。持续集成是指开发人员频繁地将开发分支代码合并到主干分支,这些开发分支在真正合并到主干分支之前都需要持续编译、构建和测试,以提前检查和验证其存在的缺陷。持续集成的本质是确保开发人员新增的代码与主干分支正确集成。持续部署是指软件产品可以稳定、持续地保持随时可发布的状态,它的目标是促进产品迭代更频繁,持续为用户创造价值。与持续集成关注代码构建和集成相比,持续部署关注的是可交付的产物。

DevOps 提倡打破开发、测试和运维间的壁垒,利用技术手段实现各个软件开发环节的自动化甚至智能化,被证实对提高软件生产质量、安全性,缩短软件发布周期等都有非常明显的促进作用,也推动了 IT 技术的发展。

(四) 云网融合

云网融合是通信技术和信息技术深度融合所带来的信息基础设施的深刻变革,在发展历程上要经过协同、融合和一体三个阶段,最终使得传统上相对独立的云计算资源和网络设施融合形成一体化供给、一体化运营、一体化服务的体系。

云网融合的技术内涵是面向云和网的基础资源层,通过实施虚拟化 / 云化乃至一体化的技术架构,最终实现简洁、敏捷、开放、融合、安全、智能的新型信息基础设施的资源供给。

从医疗行业层面看,云网融合的价值是为数字经济发展提供坚实底座,在技术层面融合的基础上进一步在业务形态、商业模式、服务模式等更多层面开展融合与创新,为医疗行业提供数字化应用和解决方案。

云网融合架构主要分为三个部分。

最基础的部分是统一的云网基础设施,一方面是各种网络,如移动通信网络、互联网;另一方面是各种终端,包括移动通信终端、智能设备等。

云网基础设施之上是资源部分,除了包括云资源(计算、存储)和网络资源外,还纳入了数据资源和算力资源(主要指面向 AI 的计算资源),形成多源异构的资源体系。

在资源设施之上是统一的云网操作系统,该系统对各种资源进行统一抽象、统一管理和统一编排,并支持云原生的开发环境和面向业务的云网切面能力。

(五) 无服务器架构

无服务器(serverless)的概念最早要追溯到 2012 年,Ken Fromm 在《软件和应用的未来是无服务器》中率先提出了无服务器的概念。2014 年亚马逊网络服务(AWS)重磅发布函数计算产品 Lambda,开启了无服务器架构的新时代,这使得无服务器架构变得触手可及并逐步流行开来,无服务器架构开始正式走上云计算的舞台。

无服务器是一种架构理念,其核心思想是将提供服务资源的基础设施抽象成各种服务,以 API 接口的方式供给用户按需调用,真正做到按需伸缩、按使用收费。这种架构体系结构消除了对传统海量持续在线服务器组件的需求,降低了开发和运维的复杂性,降低了运营成本并缩短了业务系统的交付周期,使得用户能够专注在价值密度更高的业务逻辑的开发上。由于大量服务均由厂商负责维护,这也使得无服务器架构的厂商绑定现象较为严重[6]。

无服务器计算的主要优点是可以实现自动扩展、弹性负载均衡以及最细粒度的即用即付计费模型。支持运行代码,无须关心底层基础架构的运行。由于后端资源的自动缩放属性,可以实现更轻松的水平扩展。当使用公有云的函数服务时,无服务器框架做到了真正的按需消费,没有空闲资源或孤立的虚拟机或容器,资源仅在触发时调用,处理完成后便会迅速释放。

serverless 和容器技术的融合得到了快速发展,通过 serverless 容器,一方面,根本性解决了 Kubernetes 自身复杂性问题,让用户无须受困于 Kubernetes 集群容量规划、安全维护、故障诊断等运维工作;另一方面,进一步释放云计算能力,将安全、可用性、可伸缩性等需求下沉到基础设施实现[7]。

第三节　应用场景及解决方案

一、数据中心的设计方案

数据中心应进行网络区域划分。网络区域应划分为提供核心业务服务的核心业务区、提供互联网服务的公共服务区;互联网访问、各个区域之间以及多数据中心之间应采用双链路网络保障通信的高可用性[8]。

在云计算环境下,相比传统数据中心而言,虽然具有虚拟化、弹性资源分配等技术优势,但云计算数据中心也将面临更为复杂的安全态势。借助云计算,数据中心能够以更加灵活的资源管理配置方式对外提供带宽出租、虚拟机出租、数据存储以及其他各类增值服务。

医院在数据中心整体运营模式上可以采用自建和租用的方式。

1. 自建模式　采购软硬件产品自行搭建云网络。主要应用在重要、独立、安全性要求高的业务系统,适用于私有云网络。

自建模式根据数据中心业务需求规模进行机房选址、建楼、建设基础设施(电源、空调、消防、机架等)以及网络设备、IT 设备、规划设备的选型,电气及网络的连接等。

2. 租用模式　租用云服务提供商的资源,包括硬件资源、网络资源以及传输资源。主要应用在安全性要求一般的业务系统,适应于公有云网络。

方案方面相对简单,用户提出资源需求即可。扩展性强,一般可通过有关合同进行约定预留空间,以满足后续业务的发展需求。

3. 网络架构设计组网　云计算数据中心的建设涉及云网络、虚拟化、网格技术、并行计算、存储技术、资源监控/计量、自动化部署/迁移以及自服务门户等技术领域。数据中心整体架构设计如图 6-4 所示。

数据中心规划方面,一般要求采取双活架构部署方式,双活数据中心部署在不同园区的机房(两个机房之间路由距离在 20~50km 之间),并且两个机房是两路不同的市电、不同的网络出口,规避因某一园区内故障引起业务中断。

网络规划方面,要求在数据中心内建设数据交换区,采用网闸和交换服务器进行内外网隔离和数据摆渡,划分内网为业务区,外网为互联网区。业务区进行分区分域,划分出口服务区、安全服务区、资源池分发点(point of delivery,POD)及管理服务区,各区上连业务区核心交换机。互联网区进行分区分域,划分出安全服务区、用户接入区、隔离区(demilitarized zone,DMZ)、管理服务区及云资源 POD。通过出口服务区

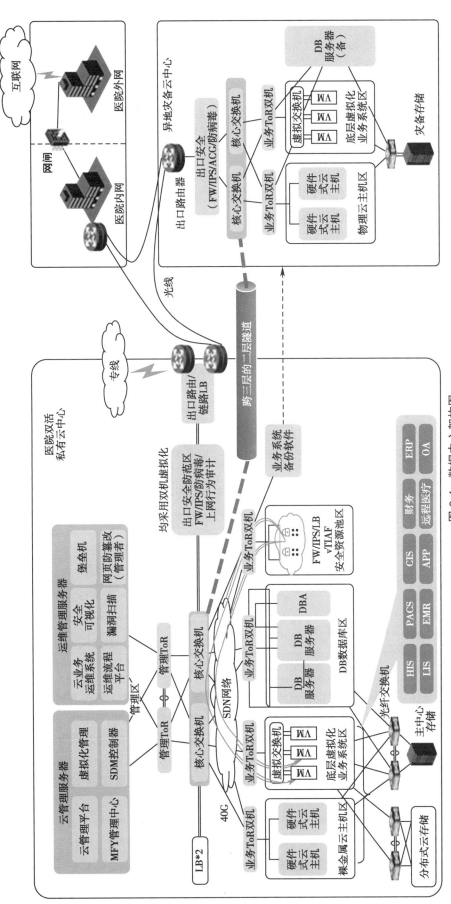

图 6-4 数据中心架构图

的出口交换机/路由器连接医院网络、医保等专线。

二、超融合架构

超融合架构(hyper-converged infrastructure,HCI)是指在同一套单元设备中不仅具备计算、网络、存储和服务器虚拟化等资源和技术,而且还包括备份软件、快照技术、重复数据删除、在线数据压缩等元素[9]。HCI 是实现软件定义数据中心的终极技术途径。HCI 的大规模基础架构模式可以为医疗行业的数据中心带来最优的效率、灵活性、规模、成本和数据保护。

我国的医疗行业对新型技术的应用相对于其他行业,如金融、电信,还是比较保守。医院的信息系统将封闭和追求稳定放在首位,很多核心的应用和系统采取物理服务器,虚拟机应用主要是对外服务。超融合架构具有强大的横向扩展能力,可以为推动医疗信息互联互通、数据共享和标准化,是医疗行业部署云环境的最佳基础架构解决方案,也是部署云平台最简单和快捷的方式(图 6-5)。

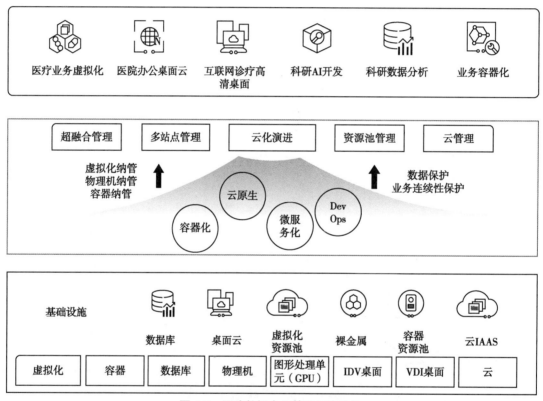

图 6-5　医院数据中心基础设施架构

在部署上,可采用超融合一体化设备或通用 x86 服务器 + 超融合软件两种方式[10]。通过超融合一体化设备承载分布式存储引擎、虚拟化平台及管理软件,实现资源按需调配、线性扩展。采用通用的 x86 服务器 + 交换机 + 软件建设计算、分布式存储和网络等资源池,可通过软件定义资源池为分布式架构,也可以实现无单点故障、自动弹性扩展、性能线性增长等能力(图 6-6)。

1. 计算资源池　资源池应根据不同业务需求及现网运行数据进行资源模型抽象,实现对 CPU、内存、硬盘和网络等的配置与优化。

虚拟化计算资源池应以集群为单位部署,同一集群内的虚拟机间宜支持负载均衡、在线迁移、故障切换等。虚拟化计算资源池在同一集群内宜部署同品牌 CPU 服务器、同类型虚拟化软件。

大多数业务的 web 服务器、应用服务器和轻载数据库服务器均能通过虚拟机承载。对于不同业务的服务器需求,需要判断该业务服务器是否能够采用虚拟化方案,不能虚拟化的则需要采用满足实际需求的服务器进行配置,根据服务器功能分类和业务应用的性能需求,经过评估业务应用可以虚拟化后,就可以

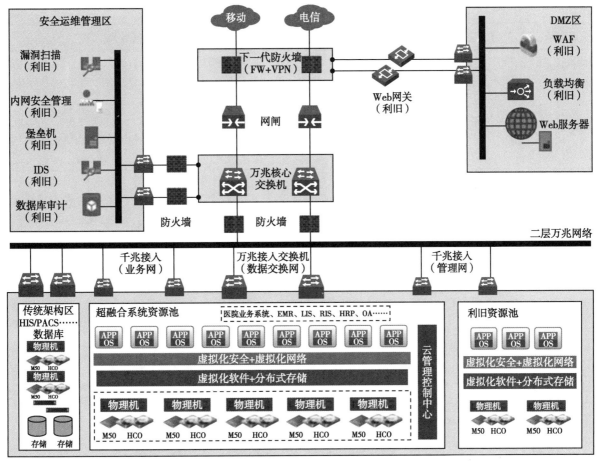

图 6-6　医院超融合系统组网架构图

分别选择不同的虚拟机规格类型。

搭建计算资源池(虚拟机和高负载服务器)用来支撑业务系统,可按需租赁使用云平台的虚拟机安装、重启、应急调配扩容等相应资源服务。

2. 分布式存储　分布式存储主要应用场景是在大规模云计算数据中心中,将通用机架式存储服务器池化,建立大规模块存储资源池,提供标准的块存储数据访问接口;为弹性云主机提供可弹性扩展的块级别数据磁盘,满足用户对数据的高持久性和高性能需求。分布式存储提供两种存储池满足医院业务需求(表6-1)。

表 6-1　分布式存储对比

比较项	软硬一体化	软硬解耦
产品形态	整体产品方案,统一交付;机型和配置相对固定	解耦方式,逐一部署;自行采购,灵活度高
可靠性	软件与驱动、硬件配套兼容,系统集成验证充分,系统性能和可靠性高,故障率低	硬件、驱动软件、操作系统(OS)通用化,与分布式存储软件具备基本兼容能力,须针对存储场景对系统性能、可靠性、故障率进行优化
稳定性	软硬件出厂前经过性能调优	SDS 软件厂家须针对不同硬件现场进行适配及调优
扩展性	仅支持一体机扩容,不支持异构扩展	可选择符合软件要求的服务器,品牌不受限制
兼容性	软硬件一体化交付,无软硬件兼容性问题	SDS 软件厂家须对服务器、交换机等硬件进行充分兼容性验证

续表

比较项	软硬一体化	软硬解耦
运维便捷性	统一管理,管理颗粒更细,生命周期策略统一;软硬一体化整体运营,问题处理/巡检/升级/扩容简单,提供系统完整的生命周期管理服务	多家供应商分别管理各自部件,生命周期策略不统一;问题处理定位定界困难,巡检/升级/扩容沟通复杂,运维复杂度较高
实施交付	端到端整体交付,交付周期较短;服务接口统一,职责分明	软硬件分批到货,多家供应商分段交付,相互确认配置和计划,整体交付周期较长;多厂商交互工作,服务接口繁杂

3. 桌面云　桌面云是基于虚拟化技术对物理设备进行虚拟化处理,将 Windows/Linux/安卓桌面及其应用提供给用户。用户可以通过多种设备(包括台式机、笔记本、iOS/Android 终端、瘦客户机等)访问桌面,实现计算机功能。采用桌面云后,用户无须再购买电脑主机,主机所包含的 CPU、内存、硬盘等组件全部在后端的服务器中虚拟出来,用户使用瘦客户机或者平板电脑通过网络访问在云管理平台上的云桌面,云桌面就像在本地设备上运行,云桌面的数据保存在远端服务器上,用户可通过在其他瘦客户机或平板电脑上进行登录操作,无须做任何配置或者数据迁移。系统架构主要分为 5 层,即硬件设备层、基础设施虚拟化平台、管理台、接入层(clink)、终端层。①硬件设备层:包括服务器、存储、网络硬件;②基础设施虚拟化平台:包括虚拟化服务平面及虚拟化层;③管理台:提供界面化运维能力,包括运营管理和业务管理,实现故障修复、账号管理、桌面管理、策略管理等能力;④接入层:通过 clink 协议,实现重定向功能,包括协议加密、图像处理、设备重定向功能使本地键盘、鼠标、外接设备可用;⑤终端层:支持用户使用各类终端接入,实现多终端随时随地便捷接入,包括手机、平台、OTT 盒子、瘦终端及 PC 等(图 6-7)。

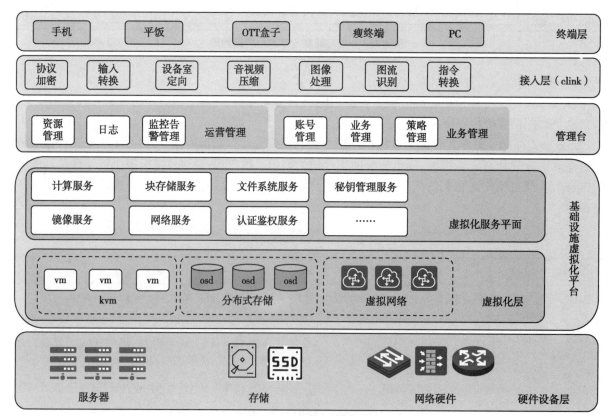

图 6-7　桌面云系统架构图

桌面云的组成主要包括虚拟化平台、桌面云管理系统以及桌面云管理终端,用户使用瘦客户机、PC 电脑以及平板电脑通过网络访问在云管理平台上的云桌面,服务器上安装虚拟化软件,将服务器池化。池化后虚拟桌面接口(VDI)、应用虚拟化、服务器虚拟化的服务器分别组成集群。池化后服务器上运行虚拟机便于管理、监控。虚拟机在集群里可以实现定制策略迁移、手动热迁移、故障热迁移。资源池的设计具有高可靠、平滑扩容特性。

每个桌面云用户可以在办公位上使用瘦终端 TC 或者 PC 接入桌面云。在云平台上建设桌面云计算资源池,医院内部网络同云平台的核心对接,实现了办公网络与桌面云资源池的互通。

桌面云支持 Windows/Linux 等桌面操作系统,支持常用办公软件。桌面虚拟化以云平台为基础,允许用户桌面以虚拟机的形式独立运行,同时共享 CPU、内存、网络连接和存储器等底层物理硬件资源。

桌面云可以提供灵活的桌面形态,包括完整复制桌面云、链接克隆桌面云、全内存极速桌面、高性能图形桌面。桌面云有灵活的发放方式,可提供一对一、一对多、多对一、多对多等多种发放方式。

云桌面有机地将医院的科室门诊、服务窗口、行政办公、服务接待、移动护理、科研化验、病房终端、自助一体机、住院部、收费窗口、预约窗口等互联互通。

三、应用场景及案例

(一)医院业务系统上云

医院将医院信息系统(HIS)、影像归档和通信系统(PACS)、实验室信息管理系统(LIS)、电子病历(EMR)等业务系统云上部署。

某市为加强对新冠肺炎患者的救治,解决现有医疗资源不足的问题,建立集中收治新冠肺炎患者的医院。采用云网融合技术,通过主备两条 10G 云专线,实现医院与云上业务互通;医院通过医保专线、卫生专线接入卫生健康委员会;医院 HIS、PACS、LIS、EMR 等业务系统云上部署,为增强业务连续性,每台业务系统主备或集群部署;不同区域通过对等连接 + 安全组和访问控制列表(acess control level,ACL)进行访问控制;同时部署服务器安全卫士、云下一代防火墙、云堡垒机、漏扫等安全产品提供多维安全防护。

云化部署极大缩短了建设周期,为 1 周内全面完成医院诊疗服务信息化建设奠定基础;通过接入云平台统一运维,降低了本地运维成本和复杂度。

(二)医院超融合数据中心

大部分医院内医疗业务应用独立部署,部分业务无法互联互通,存在多厂商设备、部署、扩容等运维管理界面多,运维工作效率低的问题,医院信息中心现有的技术人员,需要花大量时间和精力进行部署,无法满足医院快速增长的软件业务需求。大部分三甲医院位于老城区,住院部和门急诊的空间紧张,机房空间、能源容量有限,无法满足新业务的快速增长。

采用合适的超融合一体机产品或者单独购买超融合系统软件 +x86 服务器,集成高性能计算平台、高速交换网络、分布式并行存储系统和虚拟化云平台软件,通过资源池化,整合各业务系统,统一管理、统一运维,提升资源利用率,大幅度提升系统效率、维护效率。

某医院包括三个院区,临床、医技等 49 个科室。根据医院规划,进行互联互通建设,达到国家互联互通标准化测评要求。

通过建设超融合数据中心,超融合高度集成化,资源利用率高,节约了机房空间,有力支持了上层互联互通业务对性能和可靠性的要求。对硬件、虚拟机、存储、虚拟网络进行统一管理,运维效率提升 30%。组建双活站点,遇到单站点故障无须人工干预,恢复时间短,实现业务高可用。

(三)医院办公桌面云

桌面云服务用于医疗业务开发人员、医生和医疗科研人员等日常办公、开发验证、审阅影像资料等场景(表 6-2)。

表 6-2　医院桌面云服务使用场景

类别	场景分类	
临床科室:门诊、住院科室	门诊	
	住院科室	护士站
		医生办公室
行政办公类	职能科室	
辅助科室:收费服务、药房	收费工作站	
	药房工作站	
功能科室:放射科、医技科、检验科	放射科	阅片工作站
		操作间呼叫工作站
		检查登记工作站
	医技科(含内镜)	诊断工作站
		检查登记工作站
	检验科	检验科工作站

【案例】

××医院始建于1910年,该医院办公自动化(OA)、信息科运维、会议室预定、导医台、电子公告牌、门诊、挂号、收费、药品管理、医疗化验、移动查房、移动办公等业务全部需要用到 PC 终端,所有 PC 都需要技术人员现场维护,维护时间较长,效率低下。

使用桌面云方案部署总共 2 550 个用户桌面云系统,提升了医生和护士的办公体验和效率。采用桌面云一体机承载桌面云,超融合内置分布式存储、虚拟化、统一管理软件。满足桌面云多并发的性能需求,极大地提升了用户体验。统一的管理界面对计算、存储进行管理,降低维护难度,节省运维成本达 30%以上。

第四节　展望

全球医疗数据量以每年 30% 的速度增加。预计未来中国医疗云服务行业将保持约 36.6% 的年复合增长率。目前国内很多医院处于云计算初级阶段,随着云计算技术的进一步成熟和医疗机构对云计算接受度的不断提高,未来几年医疗云将会继续保持高速增长,进一步扩大部署范围,核心业务系统将会逐步向云端迁移,应用前景光明。

一、发展趋势

随着医疗新业态和患者就医新场景的需求,国家以评促建的政策指引,传统架构的信息系统难以支撑,基于云的架构和技术将推动医疗机构重构现有信息系统,包括系统架构、部署方式、运维管理模式、商业模式等。新一代医疗云系统需要支持医疗机构由单体运营向集团化、医联体化的运营模式转变,支持实现院内外、区域的业务一体化协同,实现业务与资源共建共享,这样才能更好地助力医院能力建设。医院各部门之间将实现信息高度共享,各医院之间患者资料信息也能实现共享。《"健康中国 2030"规划纲要》指出,要推进健康医疗大数据应用,加强健康医疗大数据应用体系建设,推进基于区域人口健康信息平台的健康医疗大数据开放共享、深度挖掘和广泛应用。

智慧医院的建设速度加快,医疗行业数据存储量爆发式增长,医疗云化趋势明显。根据相关法律法规规定,患者的门诊与住院数据均需要长期保存,其中门诊电子病历保存时间不少于 15 年,住院电子病历保存时间不少于 30 年。医疗行业数据存储需求容量大、长期安全存储要求极高,因此医疗大数据上云也成为未来的发展趋势。

二、平台云化整合

加快医院业务平台标准化、规模化上云。在云资源池规模部署场景下,存储资源、网络资源,甚至包括机房供电、制冷能力等,都应开始探索池化共享、动态资源调度之路。通过云计算的规模推广应用,对业务和功能同质化的平台系统可以进行整合,提高医院平台资源的利用率,实现平台能力与业务发展的较好匹配。

贯彻集约运营的原则,减少平台重复建设,提高资源利用效率,充分利用云计算技术促进集约规模运营。结合医院业务发展,推进医院各系统平台整合。在已经构建的医院云资源池上推进和拓展云计算应用范围和场景,提升设备利用效率及系统平台效益,逐步实现资源集中部署、应用按需申请的模式。扩大医院核心生产系统平台云化范围,通过逐步完善云资源运营体系,提升资源池对医院各类系统平台的承载比例,提升平台资源集约程度;实现医院各系统平台资源的集中分配、管理和监控,优化资源池布局,提升医院系统平台资源集约调配能力,降低运营成本。

三、5G+ 云边协同发展

在 5G 技术基础上,搭建边缘计算能力,开创云边协同技术引领远程手术、远程医疗、院前急救的新局面。支撑各个医院在 5G 医疗场景(包括 5G 远程会诊、5G 手术指导、5G 院前急救等)中的高清视频、影像资料、患者生命体征信息、医疗设备数据等多维度数据与医院医疗行业云 / 数据中心之间的实时传输交互,确保 5G 医疗业务的流畅和协同。

由于医院数据中心云是由大量的服务器组成的,可以提供持久化存储和为需要大计算量的应用提供资源,如大数据应用 Hadoop、Spark,人工智能应用 TenseFlow 等。因此,医院的数据中心云通过管理网络来控制边缘云,并提供安全的连接,而在边缘云的网络发生中断时,边缘云可以通过独立的资源管理系统进行自治管理。边缘节点由于部署在边缘侧,通常只有数台服务器组成的虚拟化资源池,但是终端的各类设备是通过边缘侧接入边缘平台的,因此,边缘侧的资源短缺压力比较大,如医疗场景中,许多终端、传感器须通过网络接入边缘平台中。云边协同则包含了计算资源、安全策略、应用管理、业务管理等方面的协同。

(张瑞虹　刘家红)

◆ 参考文献

[1] The NIST Definition of Cloud Computing:NIST Special Publication 800-145 [S/OL].(2011-09)[2022-04-10].https://nvlpubs.nist.gov/nistpubs/Legacy/SP/nistspecialpublication800-145.pdf.

[2] 中国医院协会信息专业委员会.医院云服务应用状况调查报告[R/OL].(2022-05-18)[2022-05-30].https://chima-1256452791.cos.ap-beijing.myqcloud.com/CHIMA-Cloud-Service-%20Report-20220517.pdf.

[3] 国家远程医疗与互联网医学中心,国家卫生健康委员会.基于 5G 技术的医院网络建设标准(MEC 分册)[S/OL].(2020-10-26)[2022-05-15].https://www.ntmchc.com/api/base/util/DownloadFile/7207d7af-410e-4e3c-be84-6909d268ddc2.pdf.

[4] 腾讯云,中国信息通信研究院,云计算与大数据研究所.分布式云发展白皮书(2022)[R].(2022-07-03)[2022-09-08].https://www.sgpjbg.com/Baogao/78583.html.

［5］ Implementation of DevSecOps for a Microservices-based Application with Service Mesh:NIST Special Publication 800-204C［S/OL］.（2022-03）［2022-04-30］. https://tsapps.nist.gov/publication/get_pdf.cfm?pub_id=934104.

［6］ 云计算开源产业联盟 . 无服务器架构技术白皮书（2019）［R］.（2019-07-05）［2022-06-30］. https://www.iteye.com/resource/zl3533-11287775.

［7］ 阿里云计算有限公司 . 云原生架构白皮书［R］.（2020-07）［2022-06-30］. https://developer.aliyun.com/ebook/440/91404?spm=a2c6h.26392459.ebook-detail.4.1c496659tX1FuM.

［8］ 国家医疗保障局网络安全和信息化领导小组办公室 . 医疗保障信息平台云计算平台规范 : 第 6 部分云基础设施层功能和性能:XJ-A01-2019［S］. 北京:国家医疗保障局规划财务和法规司,2019.

［9］ 八零云超融合云平台 . 医疗行业超融合架构解决方案 - 需求分析［EB/OL］.（2022-05-03）［2022-06-30］. http://www.vrlink.org/doc_16449530.html.

［10］ 八零云超融合云平台 . 医疗行业超融合架构解决方案 - 架构方案设计篇［EB/OL］.（2022-05-03）［2022-06-30］. http://www.vrlink.org/doc_16449624.html.

第 七 章

医学人工智能(医疗数据)

关于医学人工智能,根据应用对象与场景的不同,本章分为结构数据、文本数据、影像数据和机器人四个部分进行介绍。

医学人工智能利用人工智能技术,对大量医疗健康数据进行采集、存储和整合,从大量的医学数据中挖掘潜在并且有效的知识、信息、模型、关联和变化,借助数学统计学知识设计挖掘算法,揭示潜在数值信息及其内部特点;所需要的基础算法和理论涉及模式识别、特征提取、统计分析、神经网络等多学科知识;应用场景广泛分布于智能辅助决策、重大疾病风险预测、公共卫生事件预警及个性化健康管理等,从而不断完善医疗健康顶层设计,夯实大数据应用基础,深化创新科技应用,优化平台资源配置,开创健康医疗大数据应用发展的新局面,为满足人民群众多层次、多样化的健康需求发挥作用。

第一节 概述

一、应用介绍

随着健康在各类人群中越来越受到重视,以及我国医疗卫生事业的不断发展,产生了海量的健康医疗数据,如何将丰富的数据进行知识转化是亟待解决的难题之一。从医学信息学的角度,以数据组、数据元方式录入的医疗文书(关系型结构)保存到关系型数据库,需要医疗机构具备强有力的数据分析、筛选和挖掘能力,才能发现这些医疗健康数据中蕴含着的医学规律。同时,各方对健康医疗大数据挖掘分析的需求越来越大,对于数据的质量要求也越来越高。但是大量纷繁复杂的健康医疗信息需要通过数据清洗、搜索、处理、分析、归纳,总结其深层次的规律,提高数据服务的质量,以便于数据的挖掘和分析。

当今世界科学技术发展日新月异,机器学习技术为医疗领域数据挖掘提供了新思路,利用机器学习、统计分析等多种学科的计算机技术,建立专用的医学数据资源库,对大量的医疗数据在相对短的时间内进行数据分析、建模和训练,帮助用户将海量医疗数据转换为有用的知识与信息资源,从大规模数据库中搜索出重要规律,挖掘、探索未知的医学特征、医学关系。在此基础上,利用机器学习技术有效提升医疗数据挖掘的效率和质量,充分利用数据挖掘技术更为有效地分析疾病间的关系及其规律,完成对传统医疗的补充和优化。经机器学习技术训练后的模型,可进行疾病的辅助诊断和预测,提高医疗机构诊断的准确性,也可扩展至个人健康的监测与管理,进而支撑医疗、预防、教学、科研、医院管理等工作,进一步提升整体医疗行业的发展,为推进健康中国建设贡献力量。

二、应用意义

在医疗机构日常运营中,医疗信息系统会积累大量数据,医疗数据多而复杂,使得医疗机构在挖掘数据时无法有效筛选。通过机器学习技术的分析和处理,提取出有用的数据信息,对健康医疗大数据进行管理使用,可以有效提升数据挖掘质量,提升其归纳能力和筛选数据的能力,促进医疗管理水平的提升。

在医疗领域,机器学习被广泛应用于医疗数据的分析处理。相对于传统的临床诊断,基于机器学习的医疗大数据分析具有时间短、所需人力少、成本低、诊断速度快等优点,能提供完善的客观性评价和准确性描述。通过对大量医疗数据的分析,研究者可以对患者提出更明确的诊断建议,所建立的机器学习模型还可通过学习信息数据进行自我改进,有效提高了临床诊疗水平,促进医疗卫生事业发展。

同时,基于机器学习的医疗数据分析,还可以进行疾病预测,避免由于患者预防不到位、治疗不及时出现重大疾病。通过对患者的临床数据进行学习,预测疾病发生风险,明确对患病有巨大影响的潜在特征指标,为疾病的诊断和治疗提供新的依据,帮助医生对患者的疾病进行提前干预和治疗,减少患病风险,降低医疗成本,满足个人健康管理、重大疾病预警预测、公共卫生事件预警等需求。

三、国内外应用现状

(一) 国外应用现状

2019 年初,著名医学期刊 *Nature Medicine* 同期刊登 8 篇论文,探讨机器学习与人工智能在医学领域的应用,这正是机器学习等技术在医学领域迅速兴起的印证。实际机器学习被认为是数据挖掘领域的两大重要支撑之一,目前在医学数据挖掘领域的应用有一定的体现,如对于机器学习在疾病辅助诊断、医学信息处理、医疗质量管控、药物开发等方面的研究,国内外均有不少相关报道[1]。

近几年,相关研究层出不穷,如在糖尿病患者高血糖事件预测模型中 Perez Gandia 采用了人工神经网络;在 Perveen 研究集成学习中在给定数据集上比较装袋算法(bagging)和提升算法(boosting)的优劣。所有的研究都体现出在糖尿病的预测研究中,从单一要素线性模型发展到多要素融合模型,以及从最简单的统计模型到已有的复杂多变的机器学习模型,研究者们从未放弃寻找最佳的答案。

当前在治疗决策方面以 IBM 沃森医生(Dr. Watson)的 Watson for Oncology 系统最为成熟,该系统综合利用自然语言处理技术、认知、推理技术、机器学习技术等,构建了一个肿瘤治疗专家系统。该系统使用自然语言处理技术,可自主学习,学习内容涵盖 20 余本教科书和 300 种医学期刊新近发表的文献;可识别患者的病历,从中自动提取各种检查、检验数据,最终提供基于循证医学的治疗方案。目前可为包含乳腺癌、肺癌等 10 余种肿瘤的患者制订规范、精准、个性化的肿瘤治疗方案。实验证明,Watson for Oncology 系统提供的方案与世界顶级肿瘤专家团队给出的方案有高达 90% 以上的契合度,目前国内外已有多家医院使用该系统用于肿瘤患者的治疗[2,3]。

国外在基于人工智能技术的诊疗方案推荐上也取得了重大进展,Oh 等[4]利用韩国电子健康记录和马尔科夫决策过程开发了一套医学推荐系统,为糖尿病患者推荐最佳药物处方。Choi 等[5]使用随机森林模型,采用分层思想开发了一套临床决策支持系统,用于推荐肝细胞癌的初始治疗方案并预测总生存期。Sasaki 等[6]使用梯度提升决策树算法为慢性粒细胞白血病慢性期患者提供酪氨酸激酶抑制剂(TKI)的最佳治疗推荐,在测试集上的 AUC 值为 0.818 99。

HealthMap 利用在线非正式渠道进行疾病暴发监测,对新出现的公共卫生威胁进行实时监控,并通过网站和手机端向当地卫生部门、政府和国际旅行者等多种受众提供新发传染病的实时信息,帮助提早发现全球公共卫生威胁[7]。

（二）国内应用现状

2017 年国务院印发的《新一代人工智能发展规划》中提出,国家重点发展人工智能技术,完善适应人工智能技术的医疗政策体系、重点任务、保障措施等,并加快创新应用,以缓解就医诊疗困难、提升公众健康水平。同年,国务院办公厅印发的《中国防治慢性病中长期规划（2017—2025 年）》中指出,要深入推进全民健康素养促进行动、健康中国行等活动,提升健康教育效果。到 2020 年和 2025 年,居民重点慢性疾病核心知识知晓率分别达到 60% 和 70%。由此可见,国家旨在普及健康知识,加强健康教育,提升全民健康素养。

2018 年 4 月,国务院办公厅印发《关于促进"互联网 + 医疗健康"发展的意见》明确要求推进互联网 + 人工智能应用服务,充分说明人工智能应用及大数据技术在医疗领域的应用将会越来越广泛,打通数据共享通道,实现数据的高质量应用,促进全民健康信息共享应用。

随着大数据时代的到来,人工智能可以辅助医疗人员进行手术,一项对 9 个外科手术地点的 379 名骨科患者的研究发现,Mazor Robotics 发明的人工智能辅助机器人技术使手术并发症相比单独手术大幅减少。在骨科手术应用时,分析发现人工智能辅助的机器人手术还可以缩短 21% 的患者术后住院时间。由于并发症和错误更少,每年节省了 400 亿美元[8]。

自 2020 年以来,新冠疫情的暴发使得世界各地人民生活受限,我国学者 Gao 等[9]构建了新型冠状病毒肺炎（Corona Virus Disease 2019,COVID-19）患者死亡风险预测模型,该模型能够提前 20 天对 COVID-19 患者进行生理恶化预测与死亡风险分层,有利于促进医务人员对高风险 COVID-19 患者进行及时干预与治疗。

第二节　技术原理

机器学习是近 20 年兴起的一门多领域交叉学科,涉及概率论、统计学、逼近论、凸分析、算法复杂度理论等多门学科。机器学习理论主要是设计和分析一些让计算机可以自动学习的算法。机器学习算法是一类从数据中自动分析获得规律,并利用规律对未知数据进行预测的算法。由于学习算法中涉及了大量的统计学理论,机器学习与统计推断学联系尤为密切,也被称为统计学习理论。

随着人工智能与大数据技术的飞速发展,医疗数据的挖掘分析成为各医疗机构的重点研究方向。通过计算机的高运算能力,利用机器学习技术,对海量医疗数据进行快速的数据分析、建模和训练,对现有知识进行学习,探究各种医学指标之间的关联关系,并获取新的知识与经验,不断改善自身性能,实现疾病辅助决策、临床预警预测等功能,推动临床医疗水平的提升。

一、基于机器学习的数据应用方法

机器学习是一种能自动构建出模型来处理一些复杂关系的技术,通过计算机来学习人类的思维,并不断地进行训练,从众多医疗记录、健康监测数据中发现有价值的信息。机器学习与数据挖掘的关联主要表现在分类、预测、关联、侦查等方面,利用聚类分析技术对数据进行分类,确定对所要预测的属性影响最大的因素,并寻找实体之间的潜在关联关系,同时也可以对数据中的异常情况进行侦查,寻找异常的原因。

基于医疗数据库的海量数据,利用机器学习技术可以有效提升医疗数据挖掘效率和质量,而机器学习技术在医疗数据挖掘中应用的关键技术主要表现为以下四个方面:①获取数据,确定所需要的数据范围;②对数据进行预处理,生成适合统计分析和数据挖掘的分析数据集;③对数据进行挖掘和分析;④进行结果展示和数据可视化,进而实现对健康医疗数据的应用和使用,如图 7-1 所示。

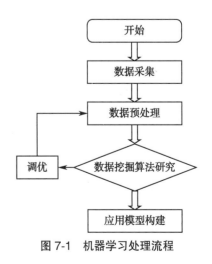

图 7-1　机器学习处理流程

(一)数据收集

数据的质量直接决定模型效果的上限,从医疗顶层设计出发,根据研究目标进行数据收集,吸纳不同平台、类型、结构的数据,将与患者相关的各类大数据汇聚于此,形成患者专属的、具有参考价值的健康信息记录,辅助医生随时随地实时了解患者各种医疗数据,进而开展咨询、检查、诊断、治疗、用药等。

(二)数据预处理

数据预处理的目的是优化数据质量,通过对提取好的结构化数据进行数据清洗、数据集成、数据变换和数据归约等一系列操作,获得高质量数据集,以保证后续分析结果的真实性和有效性,如图 7-2 所示。

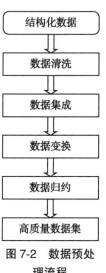

图 7-2 数据预处理流程

1. 数据清洗 日常医疗机构中实际收集到的数据集往往存在数据缺失、数据集不平衡和数据集中各类数据非同一量级等情况,用统计、数据挖掘、模式规则等方法将不符合要求的数据转换为满足数据质量要求的数据,便于后续进一步的分析研究。

基于机器学习算法模型,利用均值补全、回归填补法、期望最大化填补法、高斯混合模型(Gaussian mixture model,GMM)补全等方法,对缺失值进行填补,利用合成少数类过采样技术(synthetic minority oversampling technique,SMOTE)解决数据集不平衡问题,按照一定规则合成少数类样本,以达到平衡类别的目的,同时对数据进行归一化处理,使各指标处于同一数量级,适合进行综合对比评价。

2. 数据集成 数据来源途径有很多,包括不同的数据集和文件等,对不同来源和不同形式的数据进行链接或合并并转成统一的格式,必要时将数据量化到统一的范围,如体检的数据库表中包含很多体检项目,每个字段的单位是不一样的,且部分字段是用字符串描述的,需要将这些字段统一转变为数值型。同时利用数据清洗技术去除冗余数据,纠正不一致,满足数据集成的需求。

3. 数据变换 在整个计算机的大环境中,数据以各种方式进行编码,对数据进行整理和变换,适应数据模型或算法,包括对数据进行标准化处理,将变量值缩放至指定范围;对数据进行特征构建,根据变量集合生成新变量;利用分箱、回归和聚类等技术消除数据噪声等。

4. 数据归约 医疗机构多年临床数据资源的积累,复杂的数据分析需要花费大量计算时间,利用数据归约技术,在尽可能不改变数据集原始信息的情况下减少数据维度,获得相同或相近的结果,从而提升数据分析效率。可利用变量子集选择、检验和去除无关或冗余变量,也可利用数据降维,通过编码机制减小数据集的规模,或者用数据消减技术,使用可替代、更小的数据集替换,以及启用离散化和概念层次结构,将变量的原始取值范围进行调整以达到数据简化的目的。

(三)数据挖掘

数据挖掘技术是进行医疗大数据分析、实现大数据应用的关键。机器学习是数据挖掘的重要工具,数据挖掘不仅要研究、拓展、应用一些机器学习方法,还要通过许多非机器学习技术解决数据仓储、大规模数据、数据噪声等更为实际的问题。大体上看,数据挖掘可以视为机器学习和数据库的交叉,它主要利用机器学习界提供的技术来分析海量数据,利用数据库界提供的技术来管理海量数据,如图 7-3 所示。在完成数据的预处理后,须对数据进

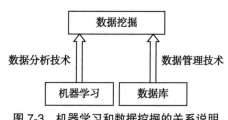

图 7-3 机器学习和数据挖掘的关系说明

行探索性分析,探索数据的客观分布、发展趋势和关系,从而进行特征选择,利用特征之间的关系选择与因变量关系最密切的自变量作为输入特征,同时对数据集进行分割,创建训练数据集,为模型构建奠定基础。

1. 分布探索 数据的分布是数据的重要特征之一,利用数据的热点制订分布度量来反映数据的重要特征,如聚类分析,用于揭示数据的客观分布规律,从而实现对数据分布的探索。

2. 关系探索　关系探索是指探索事物之间的伴随关系或变量之间的影响关系,包括关联规则和特性选择。关联规则挖掘算法作为一种无监督的学习算法,其特点是从大量随机发生的并发事件中找到强关联的现象,适用于无任何知识积累的大型数据中学习疾病之间的关联关系,提示潜在的研究方向。

3. 特征探索　通过选择特征子集或选择属性,利用特征抽取,对系统的特定指标进行优化,降低数据集维度,减少数据计算量,揭示数据内在的主要特征,从而提高算法性能和数据分析速率。

4. 异常探索　异常探索作为机器学习技术的一个重要分支,在医疗应用中发挥着独特的作用。一般规定数据具有正常模型,而异常探索就是识别与正常数据有差异的数据,是一种临床分析工具,可以为科研创新提供探索工具或为体检数据提供分析工具,也为医疗大数据在健康领域的应用奠定了基础。

5. 推测探索　基于机器学习技术,进行推测探索,对若干个预测因子进行分析来推测一个目标变量的取值。其中推测连续类型目标表里的方法为预测模型或回归模型,通过建立和验证一个回归预测模型来证实所发现的一个医学规律,往往用于科研,或通过应用一个已经得到验证的回归预测模型来推测一个临床中的医学指标值,多用于临床,如对体检数据进行分析以预测该患者的某种疾病风险,进而提升患者满意度,延长患者的生存时间。

二、关键技术介绍

基于机器学习的数据挖掘技术一般分为分类、聚类分析和关联分析等主题。这里主要介绍支持向量机(support vector machine,SVM)、人工神经网络(artificial neural network,ANN)、贝叶斯网络(Bayesian network,BN)、决策树(decision tree,DT)和随机森林(random forest,RF)等分类方法(图 7-4),k 均值聚类算法(k-means clustering algorithm)和层次聚类分析等方法通常被运用在辅助决策及疾病预测的模型搭建中,辅助医生诊断,保障患者的生命安全。

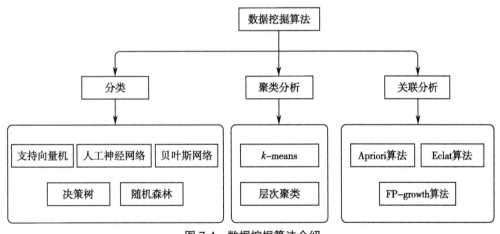

图 7-4　数据挖掘算法介绍

(一) 分类

分类是基于对训练数据集的分析,构建一个分类函数或分类模型,该模型能把数据集中数据对象映射为某个给定类别,以便能够使用该模型预测类别未知的数据对象的类别。训练数据集由一组数据对象构成,每个对象可视为由若干个特征属性组成的特征向量。常用的分类方法有支持向量机、人工神经网络、贝叶斯网络、决策树、随机森林等,主要应用于医疗事件、疾病等的智能预测。

1. 支持向量机　支持向量机主要用于模式识别领域中的数据分类问题,属于有监督学习算法的一种,思想是在高维空间中寻找一个最优超平面作为两类数据对象的分割。用数学语言描述便是假设给定训练数据集 $D=\{(x_n,y_n)\}_{n=1}^{N}$,其中,$x_n \in \mathbb{R}^D$,$y_n= \pm 1$,支持向量机的目标便是寻找一个分类超平面 $w^T x+b=0$,使得 $y_n(w^T x_n+b)>0$ 对尽可能多的数据对象成立,且鲁棒性最强。当通过求解一个凸二次规划问题找到该超平面后,便可以使用这个超平面来预测查询实例的类别。支持向量机具有分析高维复杂数据集的能力和准确的性能,在医疗应用中可对疾病进行预测和分类模式识别。

2. 人工神经网络　人工神经网络即深度学习(deep learning),是目前最流行的机器学习方法,它是受生物神经网络结构的启发发展而来的一种数学模型。人工神经网络目前在计算机视觉、自然语言处理、语音识别等领域均取得了非常巨大的成功,现在很难找到非神经网络类的 state-of-the-art 模型。深度学习在图像检测和图像分割中取得了引人注目的成就,并且在人脸识别和交通标志分类等许多任务上取得了超越人类的表现。此外,语音识别在 20 世纪 90 年代得到改进后直到 2000 年都未再取得明显进步,深度学习的引入使得语音识别错误率骤然下降,有些错误率甚至降低了一半。

简单来说,人工神经网络是一种通过简单函数复合来构造复杂函数的模型,一般而言,简单函数为仿射函数和非线性激活函数。"深度"一词指的便是简单函数的层数。深度学习让计算机通过较简单的概念来构建复杂的概念,如在计算机视觉领域,深度学习通过组合角、边线、轮廓等低级概念来构建物体类别等复杂的概念。

深度学习不仅在计算机领域取得了巨大的成功,也为其他学科作出显著贡献。它已被成功地应用于预测分子如何相互作用、辅助药物设计等领域。

3. 贝叶斯网络　贝叶斯网络又称信念网络(belief network),是利用概率统计知识进行分类的算法。首先对实验样本进行分类,分别计算不同条件下的概率;其次输入测试样本,计算不同条件的概率,比较其概率大小,从而完成对测试样本的分类。适用于表达和分析不确定性和概率性的事件,应用于有条件地依赖多种控制因素的决策,可以从不完全、不精确或不确定的知识或信息中作出推理。

贝叶斯决策就是在不完全情报下,对部分未知的状态用主观概率估计,然后用贝叶斯公式对发生概率进行修正,最后再利用期望值和修正概率作出最优决策。贝叶斯决策理论方法是统计模型决策中的基本方法,其基本思想是首先已知类条件概率密度参数表达式和先验概率,其次利用贝叶斯公式转换成后验概率,最后根据后验概率进行决策分类。

贝叶斯网络借助有向无环图来描述特征之间的关系。一个贝叶斯网络由一个有向无环图 G 和参数 Θ 两部分构成。G 的每个结点对应一个特征,如果一个特征 x 依赖另一个特征 y,则 G 中存在一条从 x 到 y 的有向边。

4. 决策树　决策树算法是机器学习中的经典算法,也是数据挖掘的重要方法之一,是一种建立在多个策略抉择基础上类似于树形结构的预测模型,用来显示特征与分类结果之间的映射关系,以树状图的形式表现预测结果。在决策树算法中,先将样本进行分割,促使样本分为不同的样本子集,在此之后再进行分割的递推,最终促使每一个样本子集都能够得到相同类型的样本。决策树的基本组成部分包括决策结点、分支和叶子,决策树中最上面的结点称为根结点,是整个决策树的开始。每个分支是一个新的决策结点,或者是树的叶子。每个决策结点代表一个问题或者决策,通常对应待分类对象的属性。每个叶结点代表一种可能的分类结果。在沿着决策树从上到下的遍历过程中,在每个结点都有一个测试。对每个结点上问题的不同测试输出导致不同的分支,最后会达到一个叶子结点。这一过程就是利用决策树进行分类的过程,利用若干个变量来判断属性的类别,最终得出预测类别,如表 7-1 及图 7-5 所示。基于训练集的特征,决策树模型通过提出一系列问题条件来推断样本的分类标签,在疾病的预测、辅助诊断中应用广泛。

决策树的关键步骤是特征选择,特征选择在于选取对训练数据集具有分类能力的特征,这样可以提高决策树学习的效率(图 7-5)。如果利用一个特征进行分类的结果与随机分类的结果没有很大差别,则称这个特征是没有分类能力的。一般来说,选择特征的准则是信息增益或信息增益比。信息增益 $g(D,a)=H(D)-H(D\,|\,a)$,其中 $H(D)$ 是熵,$H(D\,|\,a)$ 是条件熵。信息增益比 $g_R(D,a)=(H(D)-$

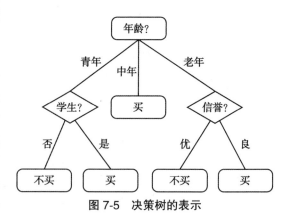

图 7-5　决策树的表示

$H(D \mid a))/H_a(D)$,其中 $H_a(D)$ 是 D 关于特征 a 的熵。

常用的决策树生成算法有 ID3 算法和 C4.5 算法。此外,还可以根据实际情况对决策树进行剪枝(表 7-1)。

表 7-1　测试样例

计数	年龄	收入	学生	信誉	归类:是否购买计算机
64	青	高	否	良	不买
64	青	高	否	优	不买
128	中	高	否	良	买
60	老	中	否	良	买
64	老	低	是	良	买
64	老	低	是	优	不买
64	中	低	是	优	买
128	青	中	否	良	不买
64	青	低	是	良	买
132	老	中	是	良	买
64	青	中	是	优	买
32	中	中	否	优	买
32	中	高	是	良	买
63	老	中	否	优	不买
1	老	中	否	优	买

5. 随机森林　随机森林属于有监督学习中的集成学习算法,利用自主抽样法从原始数据抽取多个样本,对抽取的样本用决策树进行训练,与决策树算法组合在一起,通过投票得出最终的分类或预测结果。

在机器学习中,随机森林是一个包含多个决策树的分类器,并且其输出的类别是由个别树输出的类别的众数而定,通过自己在数据集中学到的知识对于新的数据进行分类。与数据集的随机选取类似,随机森林中子树的每一个分裂过程并未用到所有的待选特征,而是从所有的待选特征中随机选取一定的特征,之后再在随机选取的特征中选取最优的特征。这样能够使得随机森林中的决策树都能够彼此不同,提升系统的多样性,从而提升分类性能,进一步降低模型的方差。

(二)聚类分析

聚类就是把一组个体按照相似性归成若干类别,目的是使属于同一类别的个体之间的距离尽可能小,而不同类别的个体间距离尽可能大。与分类学习相比,分类学习的训练集对象具有类别标记,而要聚类的对象则没有,需要由学习算法自动确定。

聚类分析是一种探索性分析方法,属于无监督的机器学习方法,通过每个样本之间的特征,将没有类别标记的数据分成不同的类别,探索和挖掘数据中的潜在差异和联系。聚类分析可用来发现数据项之间的依赖关系,或为某些数据挖掘方法(如关联规则)提供预处理功能,也可以通过分组聚类出具有相似特征的数据,并分析数据的共有特征,从而助力数据分析使用。

聚类分析是最基本的数据挖掘方法,在无任何类别标签的前提下,通过对数据自身内在结构的无监督学习来建立一种自动归类规则或函数。聚类分类是一种传统的无监督统计学习方法,与有监督的分类统计学习方法形成鲜明对照。从聚类过程来看,聚类分析可分为单层聚类和层次聚类。单层聚类是初始时刻将全部文档划分为不同的组,通过迭代不断修正,典型代表是 k 均值聚类算法。层次聚类是按不同尺度逐步建立数据的层次聚类结构,最后达到所需要的聚类结果,典型代表是 Ward 算法。

聚类分析主要用于挖掘数据集或其代表的事件集之间原先未知的类属分布规律,对医疗大数据进行聚类分析的典型应用包括疾病分布分析、医药研发数据分析等。

1. k 均值聚类算法　k 均值聚类又称快速聚类,是指根据对样本已有信息的了解,将数据进行粗略划分,再根据数据的实际情况不断修正调整初始的分类,最终实现大样本的快速聚类。给定训练样本集 $D=\{x_1,\ldots,x_N\}$,k 均值聚类算法针对聚类所得簇划分 $C=\{C_1,\ldots,C_k\}$,最小化平方误差 $E=\sum_{i=1}^{k}\sum_{x\in c_i}\|x-\mu_i\|_2^2$,其中 $\mu_i=\frac{1}{|C_i|}\sum_{x\in c_i}x$。

2. 层次聚类　基于层次的聚类方法,是对给定的数据进行层次分解,将数据点组成一棵聚类树,依据层次自上而下或自下而上进行操作,通过逐步合并现金的数据点形成越来越大的类,直到完成聚集或达到终止条件。

（三）关联分析

关联分析是指对大样本数据进行数据挖掘和机器学习的一种分析技术,是一种无向数据挖掘方法,也是一种有效且很重要的数据挖掘方法,反映的是不同事件之间互相依赖或关联的知识。关联分析可以从海量数据中挖掘出数据之间有意义的关联规则及它们之间的相关联系,发现其潜在规律,通过规律展现样本中的一些相同属性出现的规则,帮助相关人员分析数据并作出合适的决策。同时,医疗大数据间往往存在着广泛的价值关联关系,利用关联规则挖掘算法可以对这些关联知识进行有效提取,对于致病因素分析、疾病诊疗、公共健康监测等具有重要意义。目前常用的关联规则算法有很多,而 Apriori 算法、FP-growth 算法、Eclat 算法是关联规则挖掘算法中非常经典的三种。

1. Apriori 算法　Apriori 算法是第一个关联规则挖掘算法,也是最经典的算法,通过频繁项集来挖掘关联规则的算法。该算法既可以发现频繁项集,又可以挖掘物品之间的关联规则。它利用逐层搜索的迭代方法找出数据库中项集的关系,以形成规则,其过程由连接(类矩阵运算)与剪枝(去掉那些没必要的中间结果)组成,是一种挖掘单维布尔型的关联规则算法,很多算法以其为核心进行改进,适用于数据集较小且需要产生明确的关联规则的场景。

2. FP-growth 算法　FP-growth(frequent pattern growth)算法是将数据集存储在一个特定的被称作频繁模式 FP 树(frequent pattern,FP)的结构中,然后从 FP 树中发现频繁项集。FP-growth 算法比 Apriori 算法效率更高,在整个算法执行过程中,只需要遍历数据集两次就能够完成频繁项集的发现,适用于数据集较小且只需要挖掘频繁项集的场景。

3. Eclat 算法　Eclat 算法是一种深度优先算法,不同于关联规则中的 Apriori 算法和 FP-growth 算法,Eclat 算法采用与传统挖掘算法不同的垂直数据库结构,将数据按照项集存储,这样只需要扫描两次数据库,大大缩短了挖掘规则所需要的时间,从而提高了挖掘关联规则的效率,适用于数据集较大的场景。

三、应用模型构建

传统建模方法是基于现有经验和知识,能识别的危险因素很少,难以满足现在的数据挖掘需求。因此,基于对机器学习算法的研究构建应用模型,从原始数据构造并衍生大量候选特征,并从候选特征中识别变量间的关系,筛选出所需变量。利用训练数据建立模型,并对建立的模型进行全面评估,针对评估结果优化模型,提高模型的准确性和可扩展性,进而构建智能决策模型及疾病预测模型,提高医疗效率,改善患者治疗结局,如图 7-6 所示。

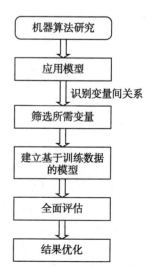

图 7-6　模型的构建流程

（一）智能决策模型研究

智能决策模型的构建是对分类算法的选择，面对不同的疾病，每一种分类算法各有利弊。应用机器学习、智能推理等人工智能技术，基于医学大数据深度学习临床医学知识，实现模拟人类医学专家开展临床诊断工作，为医生在疾病诊断中提供高效、高质量的分析判断，提升诊断准确率，以辅助临床医生提高临床诊疗质量和水平。

（二）疾病预测模型研究

分类是机器学习中最常用的用途，常用的分类算法主要有贝叶斯分类算法、决策树算法、支持向量机算法、k 近邻算法（k-nearest neighbors，KNN）、逻辑回归算法、神经网络算法以及深度学习算法。不同的分类算法，有各自的优缺点，对不同的预测因子和数据集，选择合适的机器学习算法，能更加充分地发挥分类模型预测的效果。比如，基于大量患者的体检数据，把诊断为某种疾病作为样本标签，构建一个有监督学习的数据集，选择合适的算法训练分类预测模型，然后就可以根据训练好的分类预测模型和体检数据去预测前来体检的患者是否患有某种疾病以及罹患这种疾病的概率。

在预测模型的开发过程中，采用机器学习、神经网络等人工智能技术进行模型的拟合，用标示过的数据集进行训练，然后不断对训练的模型进行测试和优化，最后对未知的结果进行预测，包含支持向量机、决策树算法、逻辑回归算法、集成方法等。相比于传统的统计学模型，该预测模型以大数据为基础学习丰富的样本数据，同时纳入了更充分的特征，全面地考虑样本情况，使得预测效果更为精准，模型的泛化性和鲁棒性更强，对于特定人群的应用效果更优。

机器学习算法很多，不同的机器学习算法具有各自适宜预测的疾病，在实际应用时需要找到最适合预测某种疾病的对应算法。在预测心血管疾病方面，Ambale 等[10]收集了 6 814 名来自多民族动脉粥样硬化患者的数据，用随机生存森林算法预测包括脑卒中、冠心病、心房颤动和心力衰竭等事件的发生，发现随机生存森林算法比已建立的心血管风险评分体系预测的准确度更高。由于树模型是通过数据的二元递归分割来生长的，模型在每次生长分支时会选择一个候选变量，让该变量最大化子节点之间累积危险的差异。数据不能再分割时即停止生长，使得每个终端节点至少有一个唯一的结果，这样层层分支下来就能够很好地进行分类。集成的随机生存森林综合了每个树模型的分类预测结果，精确度得到了提高。随机生存森林算法在其他相关研究中的效果也已得到验证。

第三节　主要应用

随着机器学习和深度学习技术发展的普及，医疗卫生与大数据正呈现深度融合，已经为人们开辟了一个全新的研究时代，越来越多的数据和越来越强大的计算能力使得机器学习已经在不同领域得到了普及应用。利用互联网技术和大数据技术进行数据挖掘和分析，将各层次的健康信息和数据分析并整合，提升医疗健康服务，使各级各类医疗行业运营更高效，使我国医疗信息化背景下的各级各类医疗行业服务更好。同时基于机器学习可对大量医疗数据进行学习，探索数据集中的依赖关系，从而形成相应的医学模型；模型可对新的数据进行快速准确预测，有利于疾病早期诊断分级、辅助制订临床决策等。健康医疗大数据的应用大致分为两个方面：一方面，对传统医疗的优化和补充；另一方面，个人健康的监测和管理。

一、智能辅助诊断

2018 年 4 月国务院办公厅印发的《关于促进"互联网 + 医疗健康"发展的意见》鼓励医疗机构应用互联网等信息技术拓展医疗服务空间和内容，构建覆盖诊前、诊中、诊后的线上线下一体化医疗服务模式。与此同时，医院需要通过建立专业的临床决策辅助系统帮助临床医生，尤其是低年资及基层医生提高决策的准确性,达到提高医生诊疗水平,进而提高医院整体医疗质量的目的。同时系统提供多种医疗辅助功能,服务整个医疗环节,提高医生的看诊效率,减少医疗失误造成的医疗纠纷,提高医疗质量。

基于过往经历过的病案及期间获得的知识来为新的医疗问题提供解决方法,此类技术已经被广泛运用于各种医疗场景中解决实际问题,利用已有的知识解决新的问题。基于医院数据库,利用机器学习技术进行辅助诊疗,通过高效地学习海量、详细的病历,向相关人员提供高质高效的分析判断,提升诊断准确率及效率,也是目前机器学习技术在医学中应用最为成熟的领域。

在面对源源不断的患者时,疾病诊断不仅是一种脑力劳动,更是一种劳动密集型工作,利用机器学习中的聚类分析算法,对医疗机构中的大量患者临床诊断数据进行研究,对大样本原始数据进行高度整合和处理,将原有数据中的医学症状信息提取出来并整合入数据中,以此为依据,利用关联规则算法,将现有历史数据作为训练集,学习其中的新知识和新规则,总结不同异常临床信息间的关联关系,进而建立相应知识库,明确数据集中呈现的特点,发现该疾病的诊疗方法,形成该疾病精准的诊断模型。*Nature Medicine*发表了关于使用 AI 评估和诊断儿科疾病的论文[11],通过自然语言处理技术(NLP)学习和分析 56.7 万名患儿 136 万余次的门急诊数据,提取相关临床特征进行深度学习,建立 AI 辅助系统模仿医生对 55 种儿科疾病辅助诊断,结果显示:具有较高的临床诊断符合率,为今后机器辅助临床治疗开了一扇窗。

在此基础上,该医疗机构出现同类新的患者时,经过机器学习中聚类分析算法的挖掘,发现该患者病例数据的特点,找到知识库中相对应的知识规则信息,以及这些知识规则信息所对应的关联信息,将患者的各种数据信息输入具有机器学习算法的诊断模型中进行研究分析,再经过机器学习的算法进行推理,总结出在多种异常指标下与之关联度较高的异常临床指标,并与知识库的规则信息进行对比,推理出最有可能发生的疾病类型,按概率进行排名,得到相对应的辅助诊断结果,进而提升诊断效率和质量。

二、多维度疾病预测

疾病风险预测是以疾病的多风险因素为基础,利用数学公式计算某个人未来患有某种疾病的概率,基于医疗机构大样本数据,利用机器学习对数据的学习能力,用已有的结构化数据库中的数据对模型进行训练,结合机器学习其强大的挖掘信息与探索数据间联系的能力,构建疾病发生风险的预测模型。与传统风险预测模型相比,机器学习算法能够剖析数据间多因素的深层次交互关系,探索更复杂的线性或非线性关联,在各种临床环境中预测疾病发生风险的能力更强,可以开展个性化的健康管理服务,对疾病流行和公共卫生事件、重大疾病风险进行预测、预警,从而大幅提高疾病早期预测、预警的准确性。

(一)健康管理风险预警

目前,大众越来越重视自身健康,越来越多的人选择定期体检来保障自身健康。由于健康体检数据过于简单,难以借助专业的疾病诊断数据开展疾病风险预测,对已知数据的开发利用处于较低水平。如何通过数据分析和机器学习技术构建慢性疾病和健康体检数据之间的特征关联,对日常体检人群作出疾病风险预测并提供预警,实现疾病早防是一个值得深入研究的问题。

可利用机器学习技术提供基于个人体检数据的健康管理服务。基于大量的历史体检数据进行建模分析,把患者各项体检数据作为特征,诊断数据作为目标来训练预测模型,生成的预测模型可以进一步辅助医生诊断。该模型可根据患者的体检信息预测该患者是否患有某种疾病,对疾病的早期诊断和预测具有重要的临床指导意义。以高血压健康管理为例,整合患者多项体检指标,通过向量机、决策树和随机森林等算法构建血压预测模型,对高血压患者的病情转归以及并发症进行有效的预测与控制,可显著提高心血管疾病风险预测的准确性,促进患者从预防治疗中获益,满足患者日常健康管理需求。

(二)重大疾病风险预测

进入 21 世纪,中共中央、国务院印发《"健康中国 2030"规划纲要》,作出实施健康中国战略的重大部署,同时广大群众更加重视自身健康,既需要共性的疾病预防知识,更需要个性化、有针对性的健康管理和指导。

早发现、早治疗是降低大多数疾病治疗成本甚至逆转诊断结果的关键，现代医疗方法都是期望通过早期干预来预防疾病，医生根据人口统计学、现有医疗条件、生活习惯等基本信息评估疾病发展的可能性，但是准确率并不高。随着大数据和机器学习技术的发展，疾病的预测变得越来越准确。例如，在预测重大疾病方面，通过机器学习训练模型，使具备识别能力且训练有素的医生找到病变组织，研究人员可快速明确那些对患者患病具有重要影响的指标，提高人们对疾病发病过程的认知，从而进行个性化的疾病指导。个性化治疗可让临床医生对不同患者进行治疗和评估，以作出更好的临床决策。目前，有监督的机器学习算法在这一研究领域发挥了主要作用，形成了基于健康数据与预测性分析相结合的更有效的疗法，满足了人民群众更高水平的健康需求，努力全方位、全周期保障人民健康。

（三）公共卫生事件预测

由于机器学习技术在数据挖掘中准确率较高，且可以降低预测的不稳定性风险，因此在疾病预防中扮演着重要的角色。在应用上，既可以对个体进行疾病监测，也可以对群体性、突发性的公共卫生事件进行预警预测。

在重大公共卫生事件中，应用机器学习技术对患者进行高效的风险分层，通过学习患者的临床检测数据或监测记录数据来预测疾病的发生风险，帮助医生对患者的疾病进行提前干预和治疗，减少患病风险，优化医疗资源的管理与配置，也可有效增强医疗卫生系统应对突发重大公共卫生事件的能力。同时，机器学习技术还能发现对疾病有巨大影响的潜在特征指标，为疾病的诊断和治疗提供新的依据。然而，不同疾病的预测适合不同的机器学习算法，在实际应用中应依据疾病类型寻找最适合的预测算法。

以新型冠状病毒肺炎（COVID-19）为例，自2020年以来，世界范围内患者人数剧增，给全球卫生系统造成了巨大冲击。基于大数据技术，结合疫情研判准则，赋能人工流行病学调查，深入挖掘疑似感染者和接触者之间的关联关系，并依据疑似感染者的活动轨迹对涉及的医务工作者、就诊前后接触患者进行数据地毯式排查，形成关系矩阵，快速锁定感染源及密切接触人员，自动生成相关报告，支撑重点人群排查、密接人员追踪，降低社会风险。基于大样本数据的分析和利用，依据密切接触者关系图谱和知识图谱，对接触医务人员或就诊患者的就诊症状进行分析，通过对比接触者与已确诊患者的活动轨迹、典型症状，快速通过相关关系发现潜在隐患，精准定位疫情传播途径。

由此可见，在应对突发重大公共卫生事件中，机器学习的算法优势凸显，不仅能优化医疗资源分配，为患者提供精准的、个性化的治疗，还可以促进对疾病发展的探索，分析疾病发展的影响因素及潜在原因，为后期医护人员实施治疗提供依据，提升医疗机构面对突发公共卫生事件的快速处置能力，打造科学防控新局面。

第四节 展望

随着大数据时代的到来和人工智能技术的发展，机器学习的优势越来越明显，与医学领域的结合受到越来越多的关注与发展。基于人工神经网络的人工智能技术能在一定程度上模拟人类的思维，从新的信息中进行学习，建立自组织学习机制，为其在复杂的医疗领域遇到的问题提供新的解决方案。

在未来，随着尖端技术的不断发展，机器学习在医疗和公共卫生相关研究中具有较强的适用性和十分广阔的应用前景。首先，利用机器学习和大数据的力量有助于医疗和公共卫生的整体发展，在机器学习模型的帮助下，不仅能提升个体诊疗的可靠性和精确度，还可以提高群体性、突发性公共卫生事件的预测能力。其次，在此基础上，基于机器学习技术解决医疗数据的分析处理问题，未来可通过聊天机器人和医疗健康可穿戴设备结合，对慢性疾病患者进行健康监测与管理，及时提醒患者用药或就诊，提供简单的诊疗服务，并给临床医生提供最合理的建议，帮助他们在合适的时间内给患者提供适合的治疗和服务，在优化医院资源配置的同时为患者节约就医成本。最后，基于优秀诊疗经验的沉淀与学习，通过机器学习＋远程诊疗，为偏远地区或基础医疗资源薄弱的国家 / 地区提供医疗服务，将医疗成果惠及更多人。

（陈联忠　曲振忠　王晨晨）

参考文献

［1］ 张熙 . 基于机器学习的糖尿病预测模型的研究［D］. 太原：中北大学，2021.

［2］ Chandrasekar R. Elementaiy? question answering，ibm's watson，and the jeopardy! challenge［J］. Resonance，2014，19（3）：222-241.

［3］ Scmon G，DcNardo CD，Takahashi K，et al.Applying artificial intelligence to address the knowledge gaps in cancer care［J］.Oncologist，2019，24（6）：772-782.

［4］ Oh S，Su J，Noh J，et al. Optimal treatment recommendations for diabetes patients using the Markov decision process along with the South Korean electronic health records［J］. Scientific Reports.［doi: 10.1038/s41598-021-86419-4］.

［5］ Choi G，Yun J，Choi J，et al. Development of machine learning-based clinical decision support system for hepatocellular carcinoma［J］. Scientific Reports，2020，10（1）：14855. doi:10.1038/s41598-020-71796-z.

［6］ Sasaki K，Jabbour E，Ravandi F，et al. The LEukemia artificial intelligence program（LEAP）in chronic myeloid leukemia in chronic phase: a model to improve patient outcomes［J］. American Journal of Hematology，2020（2）：241-250.

［7］ 陈建伟 . 人工智能与医疗深度融合［J］. 中国卫生，2017（9）：102-103.

［8］ 高一冉 . 基于人工智能的机器学习在医疗中的应用［J］. 科技传播，2019（07）：138-139.

［9］ Gao Y，Cai G Y，Fang W，et al. Machine learning based early warning system enables accurate mortality risk prediction for COVID-19［J］. Nat Commun，2020，11（1）：5033.

［10］ Ambale-Venkatesh B，Yang X，Wu CO，et al. Cardiovascular event prediction by machine learning: The multi-ethnic study of atherosclerosis［J］. Circulation Research，2017，121（9）：1092-1101.

［11］ Liang H，Tsui BY，Ni H，et al. Evaluation and accurate diagnoses of pediatric diseases using artificial intelligence［J］. Nat Med，2019，25（3）：433-438.

第 八 章

医学人工智能（医学文档）

利用人工智能、大数据等前沿科学技术对海量原始数据进行解析，识别出文本中实体、属性和关系等信息，经过数据整合、清洗、自然语言处理、机器学习及去隐私化等技术处理，通过语义分析模型、同义词字典、知识图谱等算法，进一步挖掘疾病症状之间的潜在关联，实现医疗健康数据的深度应用及人工智能在预检分诊、临床研究、精准医学等方面的应用，进一步赋能医疗健康，构建最优化的大健康生态体系，提供优质、高效、经济的新型医疗服务，推动医学发展。

第一节 概述

一、应用介绍

在大数据背景下，云计算、自然语言处理等大数据应用技术日趋成熟，随着国家和医疗机构对信息化建设的重视程度不断提高，医疗机构拥有着大量非结构化数据，最典型的就是文本病历数据。文本挖掘在医疗领域中用途较广，在自然语言理解、文本自动摘要、信息提取、信息过滤、信息检索等领域有着广泛的应用，而医疗非结构化文本数据是完全没有结构化或只含有语义结构的数据，这类数据扩展性很强，但难以通过统一的规则处理，如何对文本病历进行语义标注、数据抽取、知识发现，进而对医学文本数据进行有效挖掘，是很多医疗机构亟待解决的问题。

大数据的价值在于对数据的挖掘，通过对海量医疗大数据进行收集、整理、分析，最终得到隐藏在其中的宝贵知识，可以为医学研究、疾病诊疗等的发展带来崭新变革。基于自然语言处理技术（natural language processing，NLP）对海量的医学文本数据进行挖掘，实现人与计算机之间的有效通信，利用医学信息学处理技术将大量的非结构化文本进行自动结构化，从而为临床和科研提供更多的信息支撑，实现数据价值提升。对患者而言，借助医疗大数据分析将可以享受到精准医疗、个性化护理以及智能诊断等更为精准、高效的新型医疗服务；对医学研究而言，大数据分析将为疾病诊断及药物研制等领域带来全新的方法，为解决许多医学难题提供新途径；对整个医疗行业而言，通过分析挖掘相关医疗大数据，可为医疗成本及疗效评估、医疗质量管理、医院控费等提供新的有效手段。此外，对人群的医疗大数据进行挖掘可以监测居民健康状况，辨别疾病高危人群和预测疾病发生、发展的趋势，为公共卫生政策的制定提供有力支持。

在此背景下，利用大数据技术，将信息技术与临床业务深度融合，对医疗文本数据进行数据挖掘和分析,将各层次的健康信息和数据分析并整合,发挥医疗文本数据在疾病诊断、疾病预后评估、新药研发、健康管理、拓展科研思路等方面的作用,强化医院数据治理能力,使得各级各类医疗机构运行更高效,提升健康医疗服务质量,不断满足人民日益多样化的健康需求。健康医疗大数据的应用发展将推动健康医疗模式的革命性变化,有利于控制医疗成本、扩大资源供给,提高医疗服务的运行率和质量,以便更好地实现医疗资源共享,带来更好的医疗健康服务,促进医疗健康行业的发展。

二、应用意义

健康医疗大数据作为国家重要的基础性战略资源,其应用发展将助力深化医药卫生体制改革。在大数据背景下,云计算、分布式存储、自然语言处理等大数据应用技术日趋成熟,以电子病历数据为主的医疗大数据规范应用,结合数据挖掘、智能化分析方法,为文本数据在健康领域的应用建立了基于真实世界数据和数据挖掘技术的科研思路和科研方法,满足了医疗大数据在预检分诊、疾病预测,居民日常健康管理等各方面的医疗应用,进一步促进了医疗大数据在临床诊疗、医学科研和医院业务管理中的有效运用,提高了医疗服务质量。

三、国内外研究现状

（一）国外研究现状

1. 韩国　韩国生物医学中心计划运行国家 DNA 管理系统,依托健康医疗大数据的分析和挖掘能力,将患者的电子健康病历数据和系统生物学数据,如生物小分子、基因、蛋白质分子等相关数据结合起来,为患者提供个性化的诊断、治疗、健康管理等[1]。

2. 美国和日本　美国和日本分别构建了虚拟真核细胞模型和虚拟原核细胞模型,模拟活体细胞部分代谢过程,目前已在制药领域用于预测、模拟活体细胞对药物的反应,取得了一定成果[2]。DeepMind 团队基于机器学习研发了 Alpha-Fol 系统,可基于蛋白质的基因序列预测蛋白质的三维结构,在蛋白质结构预测（CASP）比赛中,AlphaLold 预测出了 43 种蛋白质中 25 种的精确结构[3]。

InterSystems 在美国纽约州实施的项目已积累了 10 亿条医疗信息,改善了当地 260 万人的慢性疾病诊断、干预和监测,同时 InterSystems 正在与纽约卫生局针对糖尿病患者的登记和慢性疾病的干预、临床研究以及高血压患者的登记和质量管理方面开展合作。美国规模最大的公共医疗信息交换系统 Healthy 通过自动化识别患者身份及不同干预方式进行人口健康管理[4]。

3. 欧盟　欧洲的 BIO-RAIDS 项目是由欧盟 7 个国家参与的多学科多中心研究,是首次进行的包括大量生物样本的前瞻性病例队列研究,利用二代测序、反相蛋白阵列和免疫组化等方法对新鲜冷冻肿瘤材料进行分子学分析,生物样品和临床数据具有高标准质量控制,主要目的是建立显性分子改变 - 信号通路激活 - 肿瘤微环境模式,预测疗效与预后。这项研究将为宫颈癌的精准药物治疗作出重要贡献,有助于制订临床实践指南以改善宫颈癌患者的预后和生活质量[5]。

（二）国内研究现状

2018 年 4 月 28 日,《关于促进"互联网 + 医疗健康"发展的意见》（国办发〔2018〕26 号）强调加强临床、科研数据整合共享和应用,深化人工智能应用。据统计,医疗行业占人工智能应用市场规模的 1/5,其中人工智能 + 药物挖掘是目前应用较成熟的方向,人工智能 + 药物挖掘主要是通过深度学习和自然语言处理提取和分析大量的生物科学信息、专利、基因组数据和生物医学期刊数据库上的数据信息,利用深度学习算法找出关联并提出相应的候选药物,进一步筛选具有对某些特定疾病有效的分子结构[6]。

江龙泉[7]等提出了一种基于语义核函数的问题分类算法,该方法主要是先从词法、语法、句法的角度提取问题的特征,再基于问题的语法结构构建支持向量机（SVM）核函数,利用语义核函数将特征空间进行映射,从而进行问题分类。支持向量机是一种较为成熟且广泛应用在问题分类上的机器学习算法,在解决小样本、非线性及高维模式识别问题中具有许多优势[8]。

从政策层面来看,我国坚持"全面推进健康中国建设"的理念,将健康医疗大数据纳入国家大数据战略布局,加强重大疾病防治,加速我国医学数据资源共享利用。因此,为推动医疗大数据研究,助力重大疾病防治体系建设,全面提升重大疾病防治能力,必须全面、高效、准确、实时地采集数据,规范数据资源库建设,充分利用数据分析策略与技术,保证临床研究结果的可信度和科学性,推进医学技术创新、医疗服务模式创新,是引领医院高质量发展的新趋势。

第二节　技术原理

通过利用计算机制对海量医疗大数据进行智能清洗,支持归一化和结构化处理,利用自然语言处理技术对非结构化数据,即文本病历数据,进行语义标注、数据抽取、知识发现等,从而实现病历数据的二次利用。

一、基于 NLP 技术的数据处理方法

自然语言处理(natural language processing,NLP)是基于自然语言理解和自然语言生成的信息处理技术,是将自然语言转化成计算机可读的结构化数据,使计算机能够理解自然语言在特定领域里所代表的语义、意图,从用户输入中提取所需的信息,理解人类意图,从而通过计算机技术来描述和分析人类语言。

针对非结构化文本数据,进行系统源头改造、自然语言分词、语义关联等操作后,形成后结构化数据。后结构化技术是指以医学信息学为基础,采用医学本体知识及自然语言理解人工智能技术,对以自由文本方式录入的医疗文书按照医学术语规范、病历书写规范进行结构化分析,将病历非结构化信息转换为结构化信息的一种手段。通过后结构化技术,抽取出文本病历中的关键词,如症状、体征、手术、诊断、检验指标结果等,并按照医学逻辑进行分类组织,不仅可以对信息进行直接展现,还可以实现计算机自动识别,处理结果如图 8-1 所示,为进一步的信息处理及利用,如病历语义检索、数据查询、数据挖掘等打下基础。针对后结构化数据出现的非标准术语描述,通过数据标准化处理体系,实现与标准化编码的精准匹配,将相关医学术语进行有效的标准化映射,最终实现自然语言的计算机可识别、可计算、可分析,建立真实世界疾病领域模型,助力临床研究。

(一)文本数据处理流程

NLP 技术包含了大量文本相关的技术,如文本分类、实体识别等。首先,通过电子文本数据库等方式获取原始医疗数据,利用数据清洗、分词、词性标注等技术进行文本预处理;其次,进行特征化处理,将分词后的字和词语转换成适用于计算机处理的类型,并对特征进行选择,筛选合适的特征构造特征向量;最后,通过机器学习算法或深度学习算法进行训练拟合,并使用测试集对训练好的模型进行验证,分析算法的优劣,如图 8-2 所示。

1. 文本数据采集　文本数据采集是通过数据仓库技术(extract-transform-load,ETL)从特定数据产生环境中获取数量庞大、类型众多的原始数据并进行预处理操作,利用 ETL 对分散在各个健康医疗业务系统中的多源异构数据进行提取、转换、清洗和加载,在抽取数据的过程中,包含支持不同数据源、各种接口、抽取历史数据和增量数据、字段映射、字段过滤、条件过滤、工作闲时抽取数据等大量数据处理工作,并且会有大量的人工介入,按照各种规范进行抽取。在确保不增加临床业务系统日常工作负荷的情况下,以最短的时间抽取数据。实现了从不同系统采集数据并将数据归一的需求,它将患者在院期间产生的信息通过计算机进行采集,并通过人工智能技术将各种数据统一标准化,为以后各个系统提供数据支持服务。

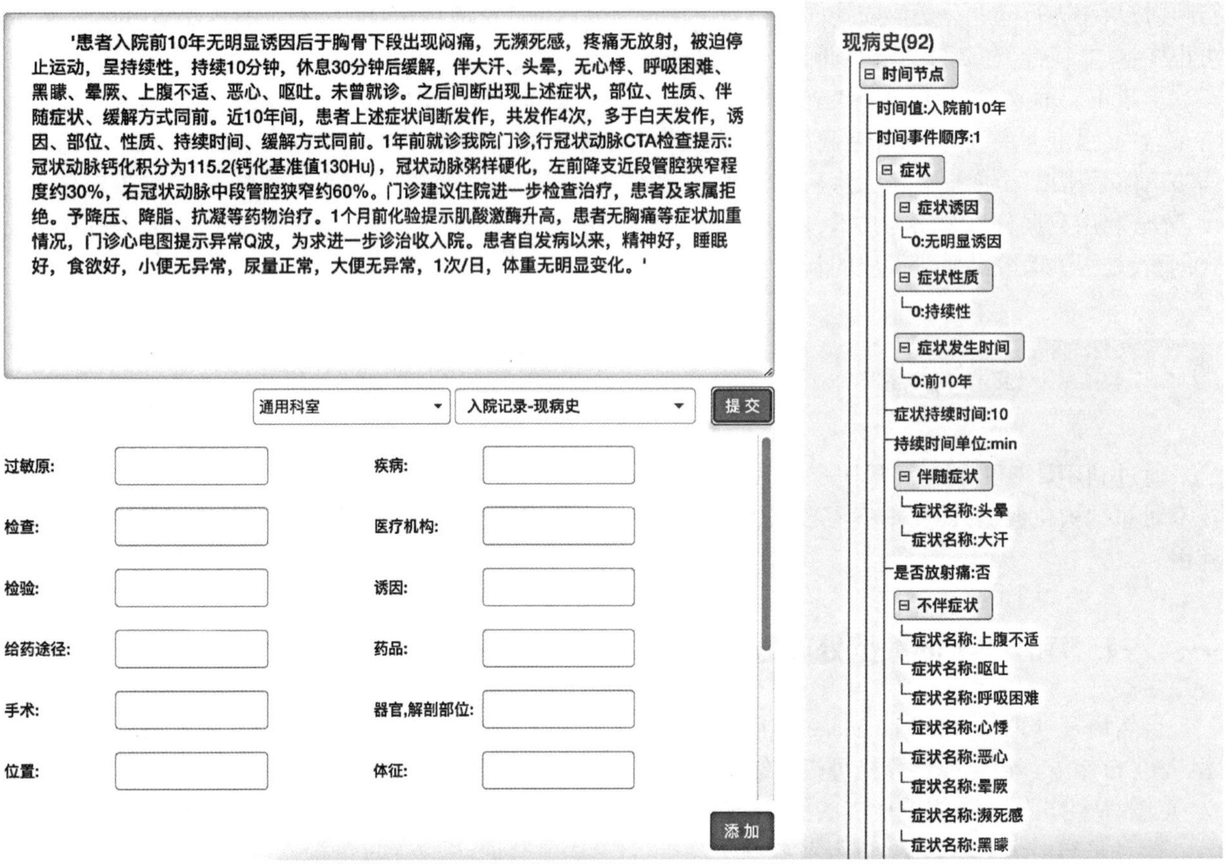

图 8-1　基于自然语言的文本数据处理结果示例

2. 文本数据预处理

（1）数据清洗：数据清洗的过程就是数据流动的过程，从不同异构数据源流向统一的目标数据。数据清洗是筛选出重要内容，删除清洗其余无关内容，如去除网页标签、超文本置标语言(hypertext markup language,HTML)代码等。分词是将文本数据通过算法分成词或者词语的过程，通常采用基于统计、规则的方法或者字符串匹配的方法。

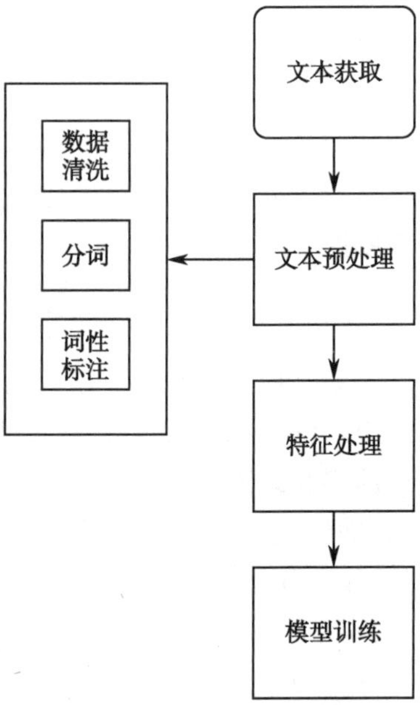

数据清洗是对采集的原始数据进行基本的预处理，发现不准确、不完整、不合理或重复冗余的数据，并对这些数据进行修补、增减或删除处理，以提高数据质量、保障后续大数据分析的过程。数据清洗从数据的准确性、完整性、一致性、唯一性、适时性、有效性几个方面处理数据的缺失值、离群值、逻辑错误，处理不一致数据、相似或重复数据等，以满足后续大数据分析对数据规范与质量的要求，从而提高数据分析的准确性。

（2）文本分词：在文本挖掘中文本的特征表示是挖掘工作的基础，由于文档是非结构化的，且文档的内容是人类所使用的自然语言，计算机很难处理其语义，文本信息源的这些特殊性使得现有的数据挖掘技术无法直接应用。需要对文本进行预处理，抽取代表其特征的元数据，这些特征可以用结构化的形式保存，作为文档的中间表示形式。

涉及的具体分词方法主要为 N- 最短路径、隐马尔可夫模型（HMM）、由字构词的汉语分词方法以及基于词表的分词等。由于汉语书写的特殊性，其在书写过程中对词组和词、单字、语素和单字词的划分因人而异，甚至因时而异，所以汉语信息处理需要制订统一的分词标准，否则将严重影响计算机处理的准确程度。针对既往病历的处理，只能通过计算机加人工的方式，不断更新迭代分

图 8-2　文本数据处理流程

词字典,针对识别出的未登录词,人工审核后方可加入词典中,以供后续应用。

（3）文本词性标注:词性标注是给每个词打上词类标签,属于序列标注问题,可以简单地将词性标注理解为整个系统对海量数据处理最基本的方法,这个过程将数据分词后的结果进行词性标注,是进行语义分析、情感分析及后续自然语言模型学习的根本。词性标注将分词结果中的每个单词标注一个正确的词性,即确定每个词是名词(如病史 /n)、动词(如站立 /vi)、形容词(如短 /a)、标点符号(如,/wp)或其他词性,如图 8-3 所示。表 8-1 列出了分词词性与标记对照。

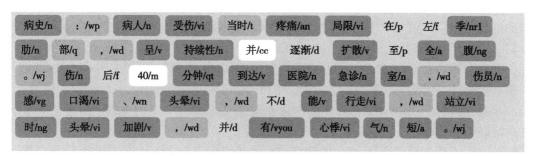

图 8-3　词性标注示例

表 8-1　词性与标记对照表

标记	词性	标记	词性	标记	词性
a	形容词	n	普通名词	r	代词
an	名形词	nd	方位名词	t	时间词
b	区别词	ng	名词性语素	u	助词
c	连词	nr1	汉语姓氏	v	动词
cc	并列连词	nh	人名	vi	不及物动词
d	副词	ni	机构名	vg	动词性语素
e	叹词	nl	处所名词	vyou	动词"有"
g	语素字	ns	地名	wp	破折号
f	方位词	nt	时间词	ws	字符串
h	前接成分	nz	其他专有名词	wd	逗号
i	习惯用语	o	拟声词	wj	句号
j	简称	p	介词	wn	顿号,全角
k	后接成分	q	量词	x	非语素字
m	数词	qt	时量词	y	语气词

下面列举说明表 8-1 中比较常用的词性。

1）形容词:根据词性标注模块对形容词的标注并根据标注的形容对病历数据上下文进行分析,在提取患者疾病信息和精确定位疾病中有着突出作用。

2）否定词:否定词作为副词的一种,根据分析否定词在描述症状的过程中会有前置和后置区分,在患者"不良事件"判断中非常重要。

3）名词:在对名词标注的过程中,根据名词的特定分布及统计学原理对海量数据进行清洗粗归类,名词的标注在后续处理中有助于提高数据归类效率,并且对数据疾病、药品、人名等提取有着很好的依据。

4）量词:根据量词的标注结果,基于模型算法,对识别出院带药以及新药品名称有很好的效果。

（4）短语提取:短语提取可以从文本中识别固定多字词表达串,从海量数据中获取准确信息,方便数据挖掘工作的展开。

对于病灶、症状等短语提取，可以使用统计学原理与自然语言理解，准确识别文本数据中病灶信息短语与症状信息短语。将短语结构中的概念依次提取能挖掘出文本中包含的潜在语义，也能挖掘出每个短语的潜在语义，并且不需要得到句法结构就能达到优异的效果。

3. 特征选择　文本的表示及特征项的选择是文本挖掘、信息检索的一个基本问题，它把从文本中抽取出的特征词进行量化来表示文本信息，将它们从一个无结构的原始文本转化为结构化的计算机可以识别处理的信息，即对文本进行科学的抽象，建立它的数学模型，用以描述和代替文本，使计算机能够通过对这种模型的计算和操作来实现对文本的识别。由于文本是非结构化的数据，要想从大量的文本中挖掘有用的信息就必须先将文本转化为可处理的结构化形式。

特征化处理有两种方法，一种是早期的词袋模型，将词语和符号等放置在一个集合中，通过每个词语出现的频率进行统计，缺点是没有考虑到词语顺序的信息。另一种是词向量，是将词语映射为低维稠密的向量模型。因此，必须对文本向量做进一步的净化处理，在保证原文含义的基础上通过特征选择来降维，找出对文本特征类别最具代表性的部分，进而实现对数据的特征处理。

4. 模型训练　在模型训练环节，使用的训练方法包括传统的有监督、半监督和无监督，不同的模型需要根据不同的场景确定训练方法。针对模型的测试，常用的效果评估指标有准确率、召回率和F1指数等。

由于复杂的预训练目标和巨大的模型参数，大规模预训练模型（pre-training model，PTM）可以有效地从大量标记和未标记的数据中获取知识。通过将知识存储到巨大的参数中并对特定任务进行微调，巨大参数中隐式编码的丰富知识可以使各种下游任务受益。

（二）文本数据处理方法

1. 段落级后结构化处理　运用自然语言处理和机器学习技术对这些非结构化数据进行处理，将其转变成结构化数据并进行归一化处理，以便于后续研究应用。依据医院病案文本类型的不同，提出两种处理模式共同处理，针对规律性较强的文本数据，采用规则模型的方式进行一级段落的自动拆分；针对规律性较差的病案文本数据，采用文本分类的方式进行一级段落的自动拆分。

规则模型是根据规则匹配将病案文本数据自动拆分为段落一级结构。如对于入院记录病历文本，其包含了主诉、现病史、既往史、个人史、婚育史、家族史和入院诊断等章节。除专科检查章节外，其余章节均有明确的章节名称和段落分隔符，规则模型按照每个章节的章节名称关键词和段落分隔符将整个入院记录病历文本分割为主诉、现病史和既往史等段落。它的优点是分段速度快、准确性高。

2. 语义级后结构化处理　既需要对病案文书语义级结构化变量进行抽取，也需要对病历文书及检查报告数据依据其数据的特点构建足够细致的抽取模型。

系统对非结构化文本进行分词，对分词后的结果进行命名识别操作，最后考虑不同实体之间的语义，建立实体之间的语义关系，最终完成语义级信息抽取。语义后结构化处理涉及如下内容。

（1）中文分词：系统通过数据接口获取海量的电子病历数据，大量的未登录词是中文电子病历分词面对的最大挑战，它们通常是医疗专业术语及缩写。为了解决这个问题，系统将电子病历分词分为两个步骤。第一步，使用开放领域词典，根据最大似然原则对电子病历进行初步切分，词的出现概率由最大期望算法（expectation maximization algorithm，EM）从大规模未标注语料中学习得出。第二步，利用字串的边界熵、长度等信息，通过有序聚类算法对初步切分结果进行调整，以达到识别未登录词的目的。

（2）命名实体识别：命名实体识别包括定界和分类文本中的原子组成，包括人物姓名、组织机构名、地方名、时间表达式、数值表达式等。命名实体识别同时有知识工程方法和自动学习方法，根据现有知识库完成基于自然语言分析的文本命名实体识别模块，对文本病历信息进行抽取。

3. 规则配置　系统通过检索条件自定义提供规则配置，并利用编制规则解决特定知识领域的信息处理问题，实现系统检索、匹配符合条件数据的目的。

（1）规则配置流程：系统将医疗电子病历的结构化数据和非结构化数据按照医疗病历模型进行结构化存储，按照构建好的模型建立一套精准字段的搜索，对结构化数据自定义检索条件，根据选择的各个字段,通过 AND、OR 的逻辑组合,进行精准匹配搜索,实现对结构化特征判断的规则配置,如图 8-4 所示。

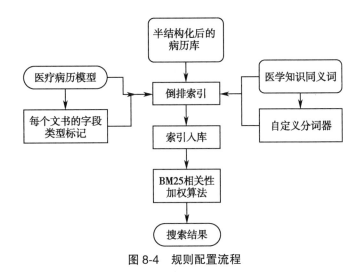

图 8-4　规则配置流程

（2）结构化评价工具:系统提供结构化评价工具,通过自然语言处理技术,对非结构化病历文书,按照医疗病历模型结构,对特定字段进行结构化样本抽取。采用人工核验的方式对结构化后的数据进行核验校对,收集结构化数据与人工核验不符的数据,以准确率、召回率等指标评估结构化数据的质量,并反馈给平台建设方进行模型优化。

4. 数据质量评价　对于原始数据的数据质量主要从完整性和准确性两个方面去评价,通过对非结构化文书及章节数据进行结构化处理,借助专业医学人员对数据处理的完整性、准确性进行核验标注,实现数据质量评价的目的,为直观查看数据处理质量及优化数据处理模型提供支持。

（1）数据完整性评价:数据完整性评价主要是检查应调查的单位或个体是否有遗漏,所有的调查项目或指标是否填写齐全。系统将自然语言处理后的结构化数据在数据库存储后,同时在库中将该数据进行备份,作为原始数据。人工核验时修改的每条数据与备份的原始数据进行比对,通过内容校对实现数据完整性的统计。

（2）数据准确性评价:数据准确性评价主要是核查数据资料是否真实地反映客观实际情况,内容是否符合实际。系统将自然语言处理后的结构化数据在数据库存储后,同时在库中将该数据进行备份,作为原始数据。对人工核验时修改后的每条数据进行字段统计,与备份的原始数据中不为空的字段进行比对,通过比率实现数据准确性的统计。如现病史章节的结构化处理,首先将非结构化的现病史章节数据按照医学病历模型结构进行自然语言处理,借助人工核查的方式对结构化数据的准确性进行标记,再通过系统对已标记的数据进行统计分析。

二、关键技术介绍

（一）深度学习

深度学习(deep learning,DL)是机器学习领域中的一个新的研究方向,是学习样本数据的内在规律和表示层次,目标是让机器能像人一样具有分析学习能力,能够识别文字等数据,在搜索技术、数据挖掘、推荐和个性化技术中应用广泛。

深度学习以词和向量为前提,学习语言的特征并掌握更高层次和更加抽象的语言特征,满足特征工程,同时也可以通过神经网络自动学习高层次特性而无须专家人工定义训练集。如在文本分析中,基于深度学习的自然语言处理技术对单词层面的卷积神经网络模型进行优化,通过加入单词和句子的特征构建起卷积神经网络模型,也能通过输入向量化的句子矩阵而提取更具表达力的特征,进而从句子整体出发理解词语的含义，实现文本分析的全过程。

（二）知识图谱

医学知识图谱构建是指在医疗命名、实体及属性信息抽取的基础上构建不同命名实体之间的关联模型，针对医疗数据跨语种、专业性强、结构复杂等特点，则需要通过从大量的结构化或非结构化的医学数据中提取实体、关系、属性等知识图谱的组成元素，选择合理高效的方式存入知识库（图 8-5）。疾病知识融合对医学知识库内容进行词义消歧和链接，增强知识库内部的逻辑性和表达能力，并通过人工或自动的方式为医学知识图谱更新旧知识或补充新知识。围绕科研，沉淀科研模型知识，为诊前疾病预测、风险评估等提供知识模型；为诊中不同诊疗模式对比分析提供信息参考；在诊后环节提供预后效果知识分析，为科研反哺临床提供基础。

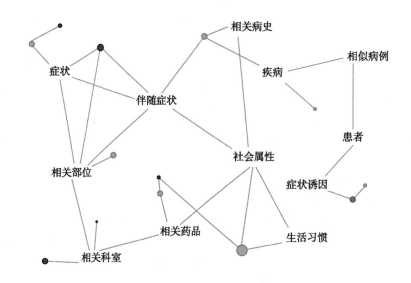

图 8-5　知识图谱示例

（三）文本分类算法

文本分类算法 FastText 是一种基于文本 n-gram 特征的浅层网络结构文本分类算法，其结构与 Word2vec 中的连续词袋（continuous bag-of-word，CBOW）模型类似，包含三个网络层，即输入层、隐藏层和输出层。由于其使用了分层 Softmax 和字符级 n-gram 特征进行优化，因此往往可以取得和许多深度学习模型相媲美的效果，具体结构如图 8-6 所示。

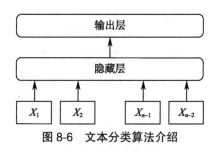

图 8-6　文本分类算法介绍

FastText 的输入层由输入文本及其 n-gram 特征向量组成。向量可由 Word2vec 等词向量生成工具生成，文本字符级别的 n-gram 特征是指将文本内容按顺序进行大小为 n 的滑动窗口操作，形成大小为 n 的字符序列。如体检发现右乳肿物，对应的 bigram 特征为：体检　检发　发现　现右　右乳　乳肿　肿物。对应的 trigram 特征为：体检发　检发现　发现右　现右乳　右乳肿　乳肿物。使用文本的 n-gram 特征向量作为输入的优点在于：①即使出现频次较少的词，也可以生成更好的词向量；② n-gram 可以学习到文本的顺序信息，使得训练出的模型包含了更多的上下文信息，因此在预测时更加准确。

FastText 的隐藏层与 Word2vec 中 CBOW 模型的隐藏层基本一致，均为将输入层输入的向量值求和，其输出向量可以表示输入的整个文档。

FastText 的输出层为一个分层 Softmax 分类器。分层 Softmax 使用哈夫曼编码技巧对类别标签进行编码,提升了 Softmax 函数计算的效率。具体编码时,标签的频次越多,在哈夫曼树中权重就越高,哈夫曼编码就越短,这样按照哈夫曼编码路径计算分类标签概率,能够极大地缩小模型预测目标的数量,提高计算效率。当类别较多时,标准的 Softmax 函数在对所有类别的概率进行归一化是一个耗时的过程;分层 Softmax 根据类别频次构建的哈夫曼树可以将原本的复杂度 N 降低到 logN。与 CBOW 不同的是,CBOW 输出的是目标词的向量,FastText 输出的是类别标签。

FastText 模型结构简单,训练和预测速度快,准确率高,使得其在短文本分类领域具有广泛的应用,如新闻文本的分类、专利文本的分类和用户意图识别等。入院记录病历文本相对较短,使用 FastText 模型可以在短时间内获得不错的分段效果。

（四）预训练语言模型

预训练语言模型 BERT（bidirectional encoder representations from transformers）是一种基于 Transformer 网络结构,能够根据当前的文本输入分别计算 Key、Query 和 Value 向量,基于上述向量对每个输入使用注意力机制以获得当前输入与上下文语义关系和自身所包含的信息,并通过多层累加和多头注意力机制不断获取当前输入更为合适的向量表示,生成的词向量是动态的。

BERT 本质上是通过在海量语料的基础上运行自监督学习方法为单词学习提供一个好的特征表示。所谓“自监督学习”是指在没有人工标注的数据上运行的监督学习。在以后特定的 NLP 任务中,可以直接使用基于 BERT 的特征表示作为该任务的词嵌入向量。

第三节　主要应用

随着互联网和移动通信技术的快速发展,信号的采集、处理和分享的速度和规模都达到了前所未有的程度,人类已经进入了大数据（big data）时代。在这一崭新的数据时代,我们能够获得大批量的数据信息,使得许多问题的处理更加快速、准确和智能。然而,有价值的信息往往隐藏在大量数据的背后,并且被一些无关的数据或噪声所干扰。因此,能够从数据中挖掘有价值信息的数据挖掘（data mining）技术近年来得到了快速的发展和广泛的应用。

在大数据时代,文本数据成为许多信息的来源,对文本数据的挖掘蕴含着巨大的价值,所以文本挖掘（text mining）已引起学术界以及业界的广泛关注。现实生活中,在人与人之间、人与机器之间都会产生大量的文本数据。与传统数据挖掘不同,文本挖掘需要进行文本预处理,将非结构化的文本转化为结构性的数据。通过对结构性数据进行进一步挖掘,得到文本数据内部潜在的模式和知识,进而提高人们获取文本信息的准确性和速度。

随着科技的发展,人工智能在医疗领域的应用越来越广泛。一方面,深度学习、神经网络等关键技术的突破,使得人工智能和医疗融合成为可能;另一方面,随着人们生活水平的提高,对高质量的医疗需求也日益增长,利用人工智能技术驱动医疗产品变革势在必行。

一、临床预检分诊

首先,自然语言处理技术主要是将机器学习算法应用于文本,基于深度学习方面的自然语言处理更具有优势,该技术应用于检索领域能够大幅提高检索的精准度,而且能够促使引擎更加精准地理解用户的需求,更加智能化。其次,该技术在数据整合领域的应用能够提高数据处理的质量、优化输出指令,从而促使 NLP 技术在智能问答、信息检索、机器翻译等方面发挥出更大优势。

（一）基于预训练模型构建智能预问诊

问诊是医生向患者及其家属进行询问,了解患者疾病发生、发展、治疗经过、目前症状和其他与疾病有关情况的过程。问诊可以为患者的下一步治疗确定方向，提供事实依据，在疾病诊察中具有重要意义。在患者就诊过程中，现存的一个大问题就是医生的接诊时间短，一方面是由于就诊患者多，另一方面是在有限的接诊时间内，医生还要花费一部分时间来书写病历。接诊时间短会造成医患沟通不充分、病情了解不全面，还会进一步引发患者看病难、就医体验不佳、时间利用率低等问题。医生由于非常忙碌，在书写病历时容易出现漏写、忘写等情况，导致门诊病历质量差，后续科研项目开展效果不理想。

为进一步发挥互联网医疗服务在巩固疫情防控成果和改善医疗服务中的积极作用，持续推动预约诊疗、智慧医院、互联网诊疗和互联网医院快速健康发展，国家卫生健康委员会印发了《国家卫生健康委办公厅关于进一步完善预约诊疗制度加强智慧医院建设的通知》，指导各地和各医院在常态化疫情防控下进一步建立完善预约诊疗制度，要求二级以上医院普遍建立预约诊疗制度，不断优化预约诊疗流程，探索提供延伸服务的预约，鼓励建立门诊和住院患者服务中心，并逐步建立线上患者服务中心，不断提升患者就医体验。

预问诊是从患者和医生双方的角度去优化就医流程。预问诊的核心思想是将问诊过程前移，从而提高信息采集量，进而提高问诊准确性、缩短问诊时长，提高医疗效率与诊疗水平，提升患者满意度。

预问诊以国家诊疗指南为核心，模拟临床医生的诊疗思维，患者挂号后就诊前，通过贝叶斯网络决策模型和知识图谱推理技术来模拟医生问诊，依据不同的状态信息生成不同的问诊问题，从而让智能问诊模型具备推理能力。基于智能问诊模型，模拟医生问诊流程，根据每个患者的不同情况和科室特色生成与患者病情相关的问题。同时，在预问诊过程中，系统会全程根据患者的主诉症状模拟医生展开相关询问，如询问患者的既往病史和过敏史等，询问结束后，系统将按照病历书写规范完成一份预问诊报告，并及时传输到医院信息系统中，从而帮助医生提前了解患者情况。对于患者在使用过程中的通俗语，如患病时间、诱因、症状位置、颜色、频率等，智能预问诊模型会基于深度学习技术去理解，并将其翻译为标准的医学语言。

随着科技的高速发展，医学变得越来越复杂，利用智能问诊模型对患者进行引导性问诊，可以代替医生与患者的深入互动，根据患者回答问题的不同，结合权威的医学资料，生成针对性的问题，从而使生成的病历更加专业、严谨。通过智能预问诊模型，不仅可以辅助医生在诊前全面了解患者的病情，减轻医生的书写负担，提高门诊医生的诊疗效率，还可以切实优化门诊就诊流程，提高病历质量及医学管理效率。

（二）基于关联知识图谱构建智能分诊机制

在我国，大多数患者对医学了解甚少，不具有医学知识背景的患者往往靠自己的主观猜测或分诊台护士指引进行挂号。随着我国医疗水平的提高，许多医院针对不同疾病的就诊科室划分更加细致、专业，患者凭借自己的经验推断已不可靠。为了解决这个问题，大部分医院设置了分诊岗位，在患者挂号就诊前为患者提供就医指导。由于分诊人员往往缺乏临床知识，故向分诊台咨询的患者有一定概率得到错误答案，造成患者因挂错号而退号、重新挂号，这样不仅会造成重复劳动，更耽误了就诊时机，使患者产生烦躁、厌恶的负面情绪，加剧医患矛盾。同时，很多医院现有的分诊系统智能化程度较低，分诊时没有权威的医学知识和实时更新的患者健康及医疗数据形成的知识图谱作为支撑，无法实现科室与病情的推荐关联关系，阻碍了医疗机构优势学科的发展，也不能灵活、高效地释放宝贵的门诊诊疗资源。

利用大数据及人工智能技术，从海量文献、医院真实优质病历及循证医学资源库中抽取丰富的医学知识，并对所抽取的知识进行理解、加工，包括对比医学专业术语与患者语言、推理症状与疾病间的对应关系和问答逻辑，构建医学知识图谱。同时采用多种模型结合构建算法体系，利用人机交互形式，引导患者填选不适症状及症状表现，通过关联知识图谱，结合引导式问答采集的病史信息智能预测就诊挂号科室及所患疾病，减少分诊台咨询压力及分诊人力投入，避免医院聚集性接触导致的疾病传播。通过多轮友好的智能问诊了解患者的病情，以专业医学 NLP 技术来实现信息转化，让患者用最简单的方式表达不适，为患者匹配最佳的医疗资源。

基于此，可有效帮助患者准确判断就诊科室、预测所患疾病，降低挂错号的概率，在一定程度上解决了患者的就医困惑，减少了挂错号的现象，使挂号流程效率更高，有效改善患者的就医体验，提高后续医疗服务的精准度和效率及患者的就诊满意度。多人在线分诊模式可大幅度减少分诊台的咨询压力，提高了医院管理效率,减少了医患纠纷。

二、临床科研分析

随着人工智能技术的发展,各种现代化技术广泛应用于医疗领域,各医疗机构积累了大量的医疗数据,其中还包括大量自由文本数据,难以体现医疗数据的价值,无法运用到临床或者医学研究中,也为后续的搜索、统计、分析等带来困难。如何利用大数据、自然语言处理、搜索引擎等技术对大量医疗数据进行挖掘分析,进而辅助临床、医学研究,是医院信息化建设的趋势所在。

首先,基于自然语言处理技术,对医学文本数据进行源头改造、自然语言分词、语义关联等操作后,形成后结构化数据,对后结构化数据出现的非标准术语进行描述,通过数据标准化处理体系,将相关医学术语进行有效的标准化映射,把同一实体的不同表达形式映射到同一实体名字上,实现非标准化数据的规则处理,去除语义鸿沟,保证数据集内部的统一性和表达方式的一致性,最终实现自然语言的计算机可识别、可计算、可分析。其次,依据数据结构规则,提炼出独有的算法和模型,形成基于医疗数据模式的文本识别方法,实现病历自由文本分析由通用标签分词到语义分析的转变,为数据分析、利用奠定基础。最后,围绕医学研究需求,利用语义分析模型及医疗知识图谱等技术,建立起疾病、症状、体征等不同实体间的关系,挖掘医疗数据中有效、新颖、潜在有用的知识或规律,实现临床数据的深度解析与可视化。

因此,利用自然语言处理、机器学习等大数据及人工智能技术,对海量的科研数据进行采集、计算、存储和加工,实现数据的自动化收集、标准化、整合、便捷化检索分析等;通过语义分析模型、同义词词典、知识图谱等算法,进一步挖掘疾病症状之间的潜在关联,提高数据的利用率及科研效率,辅助医生构思科研想法以及提出病因假设,促进医疗科研成果的发表,多层次、多角度满足不同阶段和场景下的科研服务需求。

三、精准医学研究

基于人工智能技术,结合多维度的临床和多组学文本数据,利用深度学习、自然语言处理、多组学整合分析等方法,研发面对疾病精准治疗、疗效评估及预后监控的精准医疗体系,从而实现疾病精准预防,推进精准医疗的发展。

（一）基于逻辑推理助力临床药物研发

随着科技的发展,现代医学取得了长足进步,但人类对自身疾病的认知依然有限。通过大数据技术可以高效低成本地采集过去不能或者很难采集的数据,发现新数据与疾病的关系,梳理历史治疗记录中有价值的病历,从中总结成功的经验与失败的教训,形成新的医学认知,利用临床数据推动新药开发等。新药研发涉及生物信息学、分子生物学、药物化学等多学科知识,是一项系统工程,从靶点的发现、验证,到先导化合物的发现和优化,再到候选化合物的挑选和开发,最后进入临床研究,其研发周期长、成本高,且成功率低。影响药物治疗结果的因素繁杂,且各因素之间可能存在交互作用,在对药物治疗过程中产生的数据进行分析时也面临高纬度、大样本等复杂问题,这些问题使得研究人员难以对药物的作用效果和风险进行有效的早期识别和预测,从而影响药物的治疗结果。

近年来,随着临床信息系统的建立和完善,医疗数据的可用性不断提高,相对于传统学习方法,利用人工智能技术,自动从海量数据中学习特征,通过多层特征提取将简单特征转换为复杂特征,同时应用回归算法、深度神经网络、卷积神经网络等算法挖掘现有临床试验数据或电子病历系统中的数据来建立预测模型,对特定患者的特定药物疗效进行回顾性分析和前瞻性识别,从而对药物疗效进行精准评价。

一方面,可以运用自然语言处理、机器学习、深度学习、知识图谱等人工智能关键技术模仿人脑智能活动,将离散的数据进行整合与规范化,对大量、关联性的疾病数据进行分析整理,建立疾病、症状、诊断、用药、手术、检查、检验之间的相关关系,形成知识图谱,探索疾病的关联关系,进行诊疗效果比较、合并用药研究、疾病特征和患者分析，有利于加深对疾病的了解，拓展科研发现。

另一方面，基于人工智能技术，从海量医学知识中提取关键有用的信息，构建复杂信息处理模型预测研发方向，将药物筛选的过程在计算机上进行模拟，对化合物可能的活性作出预测，进而对比较可能成为药物的化合物进行有针对性的实体筛选，减少试错途径，缩短研发周期，全面提高药物临床试验的效率和质量，推动新药研制进程；借助深度学习技术以及数据处理、数据分析能力，建立基于疾病、用药等数据模型，预测药物研发过程中的安全性与有效性，及时发现药物在合成中出现的异常值、不合理数值，实现对药物试验预期效果的预测分析，加速药物的临床转化应用，推动药物的研发进程。

（二）基于基因大数据的疾病预测

伴随医疗信息化的发展，医疗大数据的应用改变了传统的肿瘤诊疗模式，正推动着肿瘤诊治进入精准医疗时代，开启了肿瘤疾病的个体化治疗新时代[9]。医院诊治患者的过程中采集到大量的病历、诊断、筛查、检测等数据，通过对这些数据进行挖掘分析，医生据此作出正确的疾病诊断，能够提高诊断和治疗水平[10]，使得肿瘤的预测与诊断、治疗与监测发生了变化。当然，基于基因大数据的疾病预测同样面临着各种各样的技术上的挑战[11]，但其丰富的数据资源也为肿瘤疾病的相关研究工作带来了新的变革[12]。

基因大数据是精准医疗及生物统计领域分析极为重要的组成部分和参考材料，分为基因型数据与表现型数据，数据解读环节是衔接基因大数据生产直至医学科研及临床的重要通路。近年来，随着人类基因组计划在世界范围内的推广与实施，产生了大量的基因组信息，但这些信息中含有大量的冗余信息，利用数据挖掘与机器学习技术中的数据预处理方法，对数据进行清理和集成，通过关联分析、聚类分析等机器学习方法发现一组基因序列之间的差异性和相似度，从而能够了解基因的特点。

基于云计算平台的分析和解读，研究者可深度挖掘基因型、表现型以及病症之间的联系，逐步揭示其中的奥秘。同时通过大数据技术有效地整合和集成多层面和多维度的基因信息，全方位解析从遗传变异到疾病发生的整个因果链条，直至为疾病诊疗提供可参照的医疗方案。

结合基础研究支撑转化医学领域，进一步促进临床研究与基础研究的转化结合以及跨学科交叉融合，将临床数据和基因数据进行整合，结合多种临床研究方案和生物信息分析方法技术的全面运用，整合数据，以科研思路为导向挖掘数据，建立疾病早期筛查、疾病诊断、疾病预后、精准医疗、精准药学、疾病风险预测等诊疗模型，沉淀和存储科研成果，加速科研应用转化。以肿瘤疾病为例，有数据显示，由基因遗传导致的肿瘤疾病约占肿瘤疾病总数的10%，这使得分析特定人群肿瘤遗传易感基因突变大数据显得尤为重要。肿瘤疾病具有多基因关联或驱动的特性，医生采用以基因大数据为基础所构建的疾病预防、筛查、诊断及预后模式，从临床获取到存储、从存储到数据知识化、从数据知识化到最终应用，提高了患者的生存质量，实现遗传性肿瘤的预防干预以及早期诊断，加速现有临床疾病诊疗模式和思维方式向着更加精准化与个体化需求方向发展。

同时，配置不同的应用场景，也可定制个性化应用场景，临床医生根据不同需求选择分析模型，形成分析成果，实现期刊发表，构建知识创造与应用转化的叠加态，实现新知识创造体。

四、健康管理服务

随着科技的发展和人们生活节奏的加快，人口老龄化及多种慢性疾病的复合健康需求压力逐步增加，健康管理模式需要逐步升级，公众对医疗资源的需求越来越大，自身健康意识不断增强，呈现出需求多样化、个性化的趋势，并慢慢开始由被动治疗转向主动健康管理。

医疗机构信息化系统的应用产生了海量诊疗数据，但信息系统繁杂性和异构性使得数据存储、清洗、分析和应用难度增加。传统的诊疗手段往往是通过询问病史、查体、检验、检查实现诊断，进而采取综合治疗方式。随着物联网技术以及人工智能技术的成熟与普及，基于医疗大数据分析的健康管理已成为未来发展的趋势，可以有效探索个体间疾病发展的病因和发展过程、识别异常点，进而进行疾病的精准预测、风险判别、及时预警，并辅助临床医生作出决策，有效降低医疗成本，提高医疗效率和服务质量。

　　基于人工智能技术,充分挖掘分析居民健康信息,为居民提供个性化的健康指导服务。通过对居民个人体质的辨识,监控特征数据变化,结合以往健康数据进行综合分析,推动以预防保健为主的新型治疗模式的发展。一方面,通过智能方式对慢性疾病患者进行长期健康管理服务,患者能时刻查询自己的体征指标,并根据身体情况与专属的健康管理人员交流,获得就医指导、用药提醒(如提醒糖尿病患者及时测量血糖、定时复查等),实现未病先防、欲病先治、既病防变、防止复发,充分发挥中医药优势来减轻患者的医疗负担及治疗痛苦,从而更好地为人民健康服务。另一方面,专业健康管理人员能够通过数据分析、挖掘、了解服务对象全面持续的健康指标,有利于主动提供个性化医疗决策。

　　与此同时,利用互联网技术加强线上宣教活动,以视频的方式向辖区居民推送中医养生保健的基本理念和知识、健康生活方式与行为、养生保健内容以及养生保健简易方法等健康知识,如老年人可通过推送的中医养生锻炼方法进行锻炼,增强自身体质,推动健康管理意识进社区、进家庭、进农村、进机构,最终实现健康中国新理念。

第四节　展望

　　区块链和大数据是新兴信息技术发展的主要方向,在医疗卫生领域,区块链与人工智能、大数据、云计算、物联网等技术的深度融合将是进一步促进医疗卫生信息化创新发展的重要支撑。随着临床科研应用的发展,未来可以建立区域型科研体系,以汇聚更多优质的医疗数据,同时利用区块链的可追溯、不可篡改等特性,结合大数据挖掘分析技术、异构数据采集治理发布技术、统一数据交换传输技术等,帮助医院制订数据资源共享和交换机制,促进临床科研向"全样本、多学科、多病种、开放性"转变,也为将来各医疗机构之间的医疗大数据交换共享奠定基础。

一、助力药厂精准研究

　　临床研究是在人体进行的药物研究,以证实或发现试验药物药理学和药效学的作用、不良反应和药物在人体代谢过程,目的是确定试验药物的安全性和有效性。应用转化医学的理念替代传统药物研发模式是大势所趋,实验室与临床的互动可以让实验室里的研发更精准,研发的药物更有效。

二、促进健康保险发展

　　基于研究数据的综合分析,可以与保险公司进行协作,通过医疗数据建立预测模型,揭示某种疾病的发展趋势,提示保险公司未来需要开发的保险种类,借助保险公司数据分析疾病发生群体及年龄段,进一步促进临床数据的完善与利用。

三、防疫双层预警机制

　　基于区块链技术,融合区域内医院、药店等公共实体的多方数据,形成链接网络,构建国家、省(自治区、直辖市)、市、县的传染病四级防疫链,利用区块链分布式点对点对等组网特性,一旦触发智能合约预警,将在区域内节点全网广播,从网络结构上可以充分实现区域内自治预警的相关疾病预防与控制部门的联动处置;同时依靠防疫跨链机制,可在邻近区域联动风险预警,为健全我国公共安全管理体系,提升社会综合治理能力作出贡献。

(陈联忠　曲振忠　王晨晨)

参考文献

［1］　祭伟.大数据在国内外医疗卫生行业的运用现状［N］.中国保健营养,2019-06-04（1）.

［2］　Pacnc A,SaeaBencio JV,Besems J,et al.Foomcn eciooiocn eceo:cnieeoaicon ooiheecoiuaeceebased asaywcih physcoeoeccaey based kcneicc modeecne &［J］.ToxccoeIn Vcioo,2017,45（2）:241-248.

［3］　Aieuraishi M. AlphOold at casp13 ［J］.Bioinformatics,2019,35（22）:4862-4865.

［4］　医疗大数据在个性化健康管理中的应用［EB/OL］.（2017-06-26）［2018-05-08］.http://www.sohu.com/a/152067020_397305.

［5］　Ngo C,Samuels S,Bagrintseva K,et al.From prospective biobanking to precision medicine:BIO-RAIDS-an EU study protocol in cervical cancer［J］.BMC Cancer,2015（15）:842.

［6］　方莺霏.浅谈人工智能在医疗行业中的应用［J］.通讯世界,2019,26（01）:302-303.

［7］　江龙泉,张波,胡志鹏,等.问答系统中基于语义核函数的问题分类算法［J］.上海师范大学学报（自然科学版）,2018,47（1）:53-56.

［8］　张芳芳,马敬东,王小贤,等.面向深度自动问答的糖尿病饮食问题分类［J］.医学信息学杂志,2017,38（3）:12-16.

［9］　Shaikh AR,Butte AJ,Schully SD,et al.Collaborative biomedicine in the age of big data:The case of cancer［J］.J Med Internet Res,2014（16）:e101.

［10］　颜延,秦兴彬,樊建平,等.医疗健康大数据研究综述［J］.科研信息化技术与应用,2014,5（6）:3-16.

［11］　周殷杰,向明飞,李涛.医疗大数据在恶性肿瘤诊治中的应用［J］.国际肿瘤学杂志,2016,43（1）:75-78.

［12］　Mohammed EA,Far BH,Naugler C. Applications of the MapReduce programming framework to clinical big data analysis:current landscape and future trends［J］.Bio Data Min,2014（7）:22.

第 九 章

医学人工智能（医学影像）

人工智能（artificial intelligence，AI）技术的快速发展，让其在医学影像领域中的应用迅速拓展，包括影像识别、分割、分类、测量、重建、融合、压缩、配准和分析等功能，覆盖了胸部影像、脑部影像、冠状动脉血管影像、头颈部血管影像、腹部影像、乳腺影像、儿童骨龄影像、骨关节影像等领域，已经成为影像科医生日常工作中重要的诊断助手，在医学临床应用与科研中具有重要意义。

第一节　概述

一、定义

在临床中，通过使用医学影像设备有效采集人体生理、病理等相关物理信息，同时应用计算机系统，以信号传播情况为依据，根据数学物理模型，对人体的生理病理信息进行精确处理，形成二维、三维的空间分布形态，即医学影像，进而得到疾病筛查诊断结果，为疾病治疗决策奠定可靠的疾病信息基础。

目前，在临床中常用的医学影像模态主要包括电子计算机断层扫描（computed tomography，CT）、磁共振成像（magnetic resonance imaging，MRI）、正电子发射计算机断层成像（positron emission tomography-computed tomography，PET-CT）、X 线片、超声检查等。在临床应用中，医生根据患者不同的临床生理、病理信息，选择合理的影像检查，从而对疾病作出客观、准确的诊断，为疾病治疗提供可靠的决策依据。

人工智能是指机器表现出与人类智能相关行为的能力，通常是指通过感知周围环境作出合理行动以达到预期目标的计算机软件或系统[1]。

人工智能医疗器械是指基于医疗器械数据，采用人工智能技术实现其预期用途（即医疗用途）的医疗器械[1]。在医学影像领域，AI 技术通过识别、分类和量化，从医学影像数据中自动归纳出具有层次的特征，模拟影像科医生，提供基于医学影像的智能服务。

二、应用

现代医学是建立在实验基础上的循证医学，医生的诊疗结论必须建立在相应的诊断数据上，影像是重要的诊断依据，医疗行业 80%~90% 的数据来源于医学影像，临床医生对影像数据具有极强的需求，并对医学影像数据作出异常检出与标注、定量定性分析、三维/二维重建、随访对比等操作，进而完成一次诊断。应用人工智能可实现上述诊断过程的智能化和自动化，提高医生的工作效率，为医生的工作提供辅助。

（一）影像异常的快速检出

医生在临床工作中需要处理海量的不同部位、不同模态的医学影像数据，需要从这些影像数据中反复查看与确认，找到关键信息，根据经验进行诊断，大部分阅片工作是重复性劳动，耗时费力，长时间阅片会使医生产生疲劳感，降低阅片的效率与准确性。医生的阅片能力差异较大，诊断严重依赖医生的个人经验，培养一名经验丰富的医生需要很长时间，现阶段医疗资源分布不均，基层医疗机构缺少经验丰富的影像医生。

应用 AI 可对海量数据进行高效处理，发挥 AI 对大批量数据的快速处理能力，对影像数据进行初筛，检出异常影像并提示，获得有价值的信息，再交由医生进行最后判断与审核，大幅缩短医生的阅片时间。AI 阅片能力不存在差异化，结果一致性高，有利于提升基层地区的影像诊断水平。

此外，AI 在检出异常征象的同时，还可完成异常征象的解剖学定位，为医生排除阅片干扰，信息呈现更加直观。

（二）影像自动三维/二维重建

传统的影像后处理工作复杂，需要耗费大量的人力进行频繁的手动修改操作，工作效率较低，患者排队时间较长。随着人们对健康的重视程度不断提高，医学影像检查需求量不断增加，影像重建后处理数量不断增长，特别是针对心脏冠状动脉和脑血管的影像重建，由于这些部位的血管微小且结构复杂，重建工作花费医生大量时间，报告等候时间较长。

AI 技术在影像后处理领域的应用可自动完成影像的三维/二维重建，无须医生手动处理，极大地提高了影像后处理效率。AI 自动影像重建与后处理的应用，可将影像重建的应用范围拓宽，在血管之外的影像领域，应用三维图像进行阅片和展示，更加直观地进行影像诊断。

（三）影像定量定性分析

精准医疗以精准诊断为基础，要建立精准诊断体系，精准影像医学必不可少。传统的影像医学模式基于形态学，根据医生的视觉诊断，缺少更加精准的定量分析，无法提供精准医疗所需要的分子和基因水平的量化信息，无法提供个性化生物和靶向治疗所需要的量化信息，因此，无法达到精准影像医学的标准。需要特定的工具去辅助医生完成医学影像的定量分析工作，从而让定性判断更加准确。

AI 技术在医学影像领域可应用大量的自动化数据特征算法，将兴趣区域的影像数据转化为具有高分辨率的、可发掘的特征空间数据，从而进行定量定性分析。

（四）影像辅助诊断

AI 技术在医学影像的应用，始于影像异常的快速筛查，深度学习模型在学习与训练海量影像数据和临床诊断数据后逐渐掌握诊断能力，可模拟医生的诊断过程，给出影像辅助诊断建议。

（五）影像工作流程优化

传统影像工作流程包括影像重建、图像标记、影像传输、影像诊断、书写报告和打印胶片等，工作流程多，常需要切换不同的设备和系统，包括影像工作站、影像归档和通信系统（picture archiving and communication systems,PACS)、放射科信息系统(radiology information system,RIS),工作一体化程度较低。随着 AI 技术融入医学影像的日常工作,在 AI 服务器上即可完成上述工作任务,改善和优化了工作流程,提升了影像工作自动化和一体化程度,提高了医院科室工作能力和效率。

三、应用意义

医疗行业长期存在优质医生资源分配不均、误诊漏诊率较高、医疗成本过高,以及放射科、病理科等科室医生培养周期长,医生资源供需缺口大等问题。近年来,随着人工智能技术的不断进步,逐步从前沿理论技术转变为现实应用,人工智能成为影响医疗行业发展、提升医疗服务水平的重要因素[2]。通过人工智能技术与医学影像的结合,可以提高医生的影像阅片效率与准确率,降低误诊、漏诊率,提高基层医生与基层医疗机构的影像诊断水平,提高疾病早期筛查能力。

(一) 提升影像诊断效率

据统计,我国医生密度略高于全球平均水平,但是与发达国家相比差距较大;我国的医护比为1：0.85,低于全球平均水平(1：2.9)[3]。医生资源缺口问题在影像科尤为显著。目前我国医学影像数据的年增长率约为 30%,而影像科医生数量的年增长率仅为 4.1%,影像科医生数量的增长速度远不及影像数据的增长速度。由于培养周期较长,可预见影像科医生缺口在未来会越来越大,并且在短期内无法得到解决。AI 医学影像产品的落地应用,可以辅助影像科医生的阅片工作,帮助其快速分析大量影像数据,标记异常影像区域,供医生查阅,有效提高了阅片效率,有助于缓解目前影像科医生紧缺,影像科医生工作量大的局面。

(二) 降低漏诊、误诊发生率

在 AI 技术应用于医学影像辅助诊断之前,医生对医学影像的诊断依赖于知识与经验,存在阅片效率较低、工作负担较重等问题,长时间工作带来的疲劳会导致漏诊与误诊的发生,影响患者的就医体验,存在引发医患纠纷的风险。AI 技术的应用极大地缓解了上述问题,AI 技术的特点之一就是敏感性高,可连续工作,快速筛出异常,供医生审核,降低误诊、漏诊的发生率。

(三) 缓解医疗资源分布不均的难题

我国长期存在优质医生及医疗资源不足、医疗资源分布不均的现象,中国 30% 的大城市集中了 80% 的优质医疗资源,中国 50% 的诊疗集中在 10% 的医院,我国医学影像专业人员集中在三级医院和二级医院,难以承受快速增长的医疗需求。这其中固然有人口分布不均等原因,也存在医疗资源分布不均、基层医生力量薄弱等困境。但是 AI 技术不存在地域差异,AI 的泛化性使得其可广泛应用于不同地区和不同等级的医疗机构,减轻上级医院的工作压力,提升下级医院的技术水平,让高端和精准医疗惠及更多人群。

第二节　技术原理

深度学习作为人工智能领域的一种很有前途的方法,已经在声学、图像和自然语言文本处理等领域取得了成功。近年来,随着医学影像成为疾病筛查和诊断的重要组成部分,基于深度学习的方法已成为医学影像领域的强大技术。然而,医院每天会产生数据量巨大的各种人体不同部位的医学图像,有限的医疗人员快速地对这些医学图像进行处理将是一项非常繁重的任务,每张片子都需要医生仔细筛查和甄别,耗费了大量的精力,同时过于机械和重复性的工作也使得医生由于疲乏而不可避免地产生判断上的失误。由于医生之间的差异,他们对同一疾病的理解以及诊断经验均有一定的差别,对同一疾病的诊断结果可能各不相同,在这样的情况下,利用计算机技术进行医学图像处理的优势就显得更加突出。在这个过程中,影像数据本身有着客观、可量化的特点，从数据中直接、自动地学习这些特征的同质化表示，符合人工智能的场景要求，使得医学影像成为人工智能最有潜力的落地领域。根据深度学习在医学影像处理中的不同应用，通常可以分为疾病诊断、病灶区域检测、目标区域分割、图像配准等常见任务。

在本部分，首先简要介绍基于卷积神经网络的深度学习模型，其次按病症介绍近年来深度学习在医学影像辅助诊断中的表现，最后讨论深度学习在不同场景下的应用现状和发展方向。

一、神经网络和深度学习

神经网络是 20 世纪 80 年代人工智能发展中的热点研究领域。1980 年日本学者 Fukushima[4] 提出的神经感知机（neocognitron）可以看作是卷积神经网络的第一个实现网络，也是感受野概念在人工神经网络领域的首次应用。随后，深度学习的开拓者 Geoffrey Hinton 的博士生 Rumelhart[5] 提出了著名的反向传播算法（back-propagating），该算法可以训练一个具有两个隐藏层的神经网络，并能够反向传递误差来改变网络的权值。1989 年 Robert Hecht-Nielsen 证明了对于任何闭区间内的一个连续函数都可以用一个隐含层的三层网络来逼近，这为多层感知机模型奠定了人工神经元的理论基础。1989 年，卷积神经网络模型 LeNet 被用来识别银行数字，标志着卷积神经网络在计算机视觉和图像处理领域的巨大成功。1995 年，Bruno Shausen 和 David Field[6] 等人通过实验证明了基于不同权值的底层基本纹理结构特征能组合成各式各样的高层语义复杂结构图像表达。随着与日俱增的数据量，神经网络模型的规模逐步扩展。自 2006 年 Geoffery Hinton[7] 等在 Science 上发表著名的论文开始，深度学习的热潮从学术界席卷到了工业界。可以认为是里程碑式的算法结构是 2012 年 Krizhevsky 在 ImageNet 中所提出的 AlexNet，在当年的 ImageNet 图像分类竞赛中，将当时最高准确率的前五名错误率从 26.1% 下降到 15.3%，比上一年的冠军下降了 10 个百分点，而且远远超过当年的第二名，使得许多学者开始重新研究深度神经网络。在 2014 年由 Google DeepMind 公司提出的 GoogLeNet 以及牛津大学的视觉几何组（visual geometry group）提出的 VGG-Net 在 ILSVRC-2014 中取得了分类任务的第一名和第二名。此后，ResNet 和 DenseNet 的提出在很大程度上缓解了深度学习的梯度消失问题，使得神经网络拥有更深的网络层数，让模型有了更好的识别正确率。之后，在 ImageNet 收官赛（ImageNet 2017）中，SENet 通过让模型各个通道（channel）之间进行信息交互，对每个通道的重要性进行预测，从而得到不同通道的重要性大小后再作用到之前所提取的图像特征上，进一步提高了准确率。

二、人工智能算法

（一）医学图像分类

图像分类作为计算机视觉领域的基础任务，经过大量的研究与试验，已经取得了傲人的成绩。根据现有任务的标签种类，可以大致分为单标签任务（包括二分类和多分类）以及多标签任务。对于单标签任务，根据输入的图像，模型从类别集合中根据概率分配一个最匹配的类别，因此只需要使用一个二分类或者多分类器就可以构建模型；对于多标签任务，图像中一般同时存在多种类别的不同特征，因此需要构建多个二分类器来构建模型，如图 9-1 所示。2017 年 2 月斯坦福大学 Sebastian Thrun 研究员发表在 Nature 上的文章 Dermatologist-level classification of skin cancer with deep neural networks 表示，对于皮肤病图像的筛查，对于每一张图像，有且仅有一个最为匹配的类别（恶性黑色素瘤 vs 良性痣）（单标签二分类任务）；但是对于皮肤癌的鉴别诊断，同一个患者可能存在不止一种皮肤病，因此需要构建多个二分类器来辨别是否存在每一种疾病的特征（多标签任务）[8]。

对于各种不同的医学图像，国内外的学者针对性地提出了相应的医学图像分类方法。David 等利用图像处理技术和人工神经网络对视网膜图像进行自动分析，并且根据疾病情况构建图像分类器，对糖尿病视网膜病变的早期特征进行筛查检测。Kuo 等[9] 开发了一种基于 ResNet 的深度学习方法，通过提取超声图

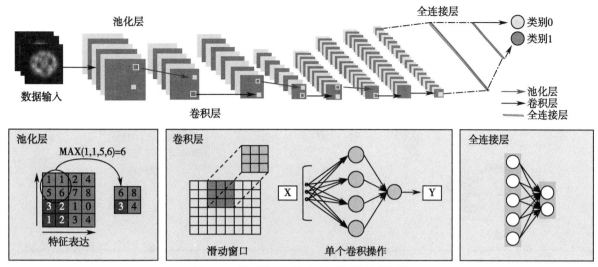

图 9-1　基于神经网络的医学图像分类网络

像中的图像特征和血清肌酐浓度来自动确定估计的肾小球滤过率(glomerular filtration rate,GFR)和慢性肾脏疾病(chronic kidney disease,CKD)的状态。Kiani 等[10]利用深度学习技术,帮助病理学家区分原发性肝癌的两种亚型。对于一些三维影像的分类,如冠状动脉的狭窄评估,研究人员从多视角学习出发,从冠状动脉的曲面重建图像中提取轴向、矢状、冠状和两个正交对角视图特征,最终每个视图的分类概率的集合共同决定是否存在阻塞性狭窄。

医学图像分类常见的是对特定的病变区域进行区分或者进行严重程度分级,如肺结节的良恶性分类。在技术上,相比于传统的图像分类,医学图像处理有其特殊性和不同的侧重点。如对于 CT 图像,不同层面实质上是同一个征象的不同切片,因此在构建模型时,需要关注不同层面之间信息的相关性以及互补性。现有的方法主要着眼于早期阶段(如学习多个层面共享的特征表示)融合不同层面的特征。然而,这些早期的融合方法可能不会充分利用高维序列数据中特有的特征模式。此外,对于真实场景下的临床数据,由于不同疾病在不同地区的发病率会出现一种数据样本极度不平衡的状态,或者对于特定患者的数据很难进行采集,因此在搭建模型时,需要对样本进行重采样或者重加权,或者将特征学习和分类器学习解耦,把不平衡学习分为两个阶段,在特征学习阶段正常采样,在分类器学习阶段平衡采样。

(二)医学图像检测

在检测算法中,尝试在感兴趣的物体周围绘制一个边界框,以在图像中定位感兴趣区域(region of interest),如图 9-2 所示。目前主流的算法主要分为两种,即 anchor-free 方法和 anchor-based 方法,它们的主要区别在于是否需要在模型中人为设定框。目前而言,anchor-based 方法在目标检测中占据主导地位,而其基本流程是提出许多人为设定的锚点(anchor),网络一边预测这些 anchor 的类别,一边对 anchor 的坐标进行微调。对于 anchor-based 方法,可进一步分为 one-stage 方法和 two-stage 方法。对于 one-stage 方法,如 Yolo 和 SSD,其主要思路是均匀地在图像的不同位置进行密集抽样,抽样时可以采用不同尺度和长宽比,然后在特征图上直接进行分类与回归,整个过程只需要一步,因此该类方法的优势是速度快。对于 two-stage 方法,如 R-CNN 系算法,其主要思路是先通过卷积网络产生一系列稀疏的候选框,然后对这些候选框进行进一步的分类与回归,该类方法的优势是准确度高。近年来较为流行的 anchor-free 方法也可进一步分为 key point based 方法和 center based 方法。前者先定位几个预定义的或自学习的关键点,然后得出目标的位置;后者预测每个像素点到目标上下左右四个边界的距离。

关于图像检测在医学上的应用,比较多的是发现医学影像中的病变区域,这也是医生最耗时耗力的任务。Lu 等[11]使用快速卷积神经网络(faster R-CNN)从 MRI 图像中检测盆腔淋巴结,并且在临床实践中对比深度学习模型和一般影像科医生对于淋巴结转移的鉴别诊断准确率及时间。Yan 等使用一种融合多个

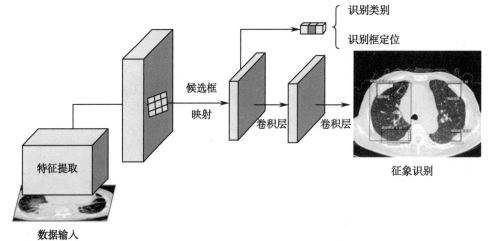

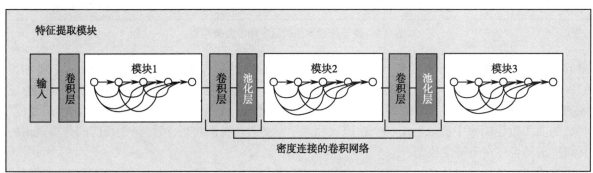

图 9-2　基于神经网络的医学图像检测网络

层面信息的三维模型对 CT 中 8 种不同类型的病灶进行检测。此外,现阶段市场中出现的一些人工智能检测产品已经实现了对例如肺结节、骨折等病灶的检出功能。也有研究人员针对不同模态数据设计了全新的检测方法,如 Zreik[12]等针对冠状动脉血管的管状结构,提取血管的中心线,利用循环神经网络,沿中心线建模血管特征、检测病变。

　　然而,深度学习自动检测在医学影像领域中仍然面临许多挑战,特别是在检测较小的病灶方面。比较主流的方法是使用特征金字塔的结构对模型进行改进,将底层的特征映射和上层反卷积的特征映射连接起来。将基于语义的高层特征和基于纹理的底层信息之间的信息进行交流,使得各层之间的关系更加明确。此外,对于医学图像,通常具有多组不同的窗宽窗位,以及不同的重建核,基于此,使用不同的 CT 序列进行模型的训练也可以进一步提升模型的检出准确率。

（三）医学图像分割

　　图像分割处理是医学图像处理中的关键手段。所谓图像分割,指的是以图像中敏感的主要像素群作为处理对象(灰度、颜色、纹理和形状等)特征,把图像划分成若干互不交叠的区域,并使这些特征在同一区域内呈现出相似性,而在不同区域间呈现出明显的差异性,如图 9-3 所示,对这些敏感像素群进行识别、理解和分析。在医学领域主要应用为分割器官或病变,以便定量分析相关的临床参数,给后续诊疗作出进一步指导。例如,靶区勾画的关键任务是临床手术图像导航和肿瘤放疗引导。传统的图像主要是通过人们设计的一些规则来分离目标,如二值化处理、区域生长等。这类方法往往是根据目标颜色和背景的差异,或者目标的强烈边缘响应,因此通常不具备普适性。直至 2015 年,基于全卷积网络分割(fully convolutional network,FCN)方法[13]的提出,开启了深度学习在图像分割上的应用。基于 FCN 进行改进的 U-Net 架构则是医疗领域最流行的图像分割模型。U-Net 网络非常简单,前半部分作用是特征提取,后半部分作用是上采样。在一些文献中也把这样的结构称为 Encoder-Decoder 结构。之后,又出现了适应于三维数据类型的 V-Net 结构网络,可用于人体器官分割、血管分割等任务。

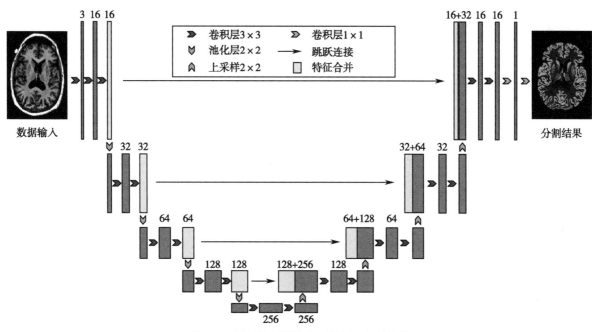

图 9-3　基于神经网络的医学图像分割网络

　　医学图像分割一般应用于对于病变区域的勾画,例如缺血性脑血管病的病灶自动勾画,或者对于血管的分割等。通过利用端到端的卷积神经网络模型处理图像数据,实现自动感兴趣病灶区域的快速提取,大幅缩短阅片时间。为了保证输入图像和输出图像的尺寸相同,一般的分割算法会在边缘区域增加一定的无效像素(padding),而这一方法会引入大量的噪声,对网络造成很大影响。需要在网络结构池化后(pooling)保留池化之前的感受野特性,并引入基于孔的卷积方法(atrous convolution)来解决该类问题。由于医学图像本身的特点(待分割的器官/组织在形状和大小上变化多样),需要借助 attention 机制抑制输入图像中的不相关区域,同时突出特定局部区域的显著特征,从而实现更加准确的端到端分割。Wang 等、Le 等分别将从粗糙到细化(coarse-to-fine)的思想应用到了心脏磁共振成像的病变分割以及冠状动脉血管的分割中,从而更好地应对小病变分割,以及复杂形态结构的精细化分割。此外,针对医学影像中一些特殊的结构,有研究人员针对性地进行了优化设计。如 Shit 等针对人体的管状结构(如血管、气管等)分割提出了一种新的损失函数 clDice,引入了管状结构骨架线的约束,从而强化管状拓扑结构的学习。

(四)医学图像配准

　　图像配准是图像处理领域的一个典型问题,其目的是对同一物体在不同条件下的图像进行比较或融合,图像可以来自不同的采集设备、不同的时间、不同的拍摄角度等,有时需要针对不同目标进行图像配准。具体而言,对于一组特定图像,通过寻找一种空间变换把其中一幅图像(浮动图像,moving image)映射到另一幅图像(参考图像,fixed image)上,使得两幅图像中对应于空间同一位置的点一一对应起来,从而达到信息融合的目的。由于医学成像设备可以提供关于患者不同信息、不同形式的图像(CT、MRI、PET、fMRI 等),因此基于医学图像上的配准可以划分为单种模态(single-modality)和多模态(multi-modality)。自从深度学习开始复兴以来,各种基于深度学习的配准方法层出不穷。Yang 等提出了一种类似于 U-Net 的结构,对其受试者脑部 MRI 的不同图像进行配准。在此基础上,Balakrishnan 等[14]提出的 VoxelMorph 适用于整个三维区域的配准模型。对于多模态数据,生成对抗网络由于其自身的特点,在医学图像领域得到了广泛关注。

　　由于卷积网络具有较窄的感受野和局部卷积,限制了它关联两幅图像之间遥远部分的能力。因此,该问题成为目前医学图像配准上一个待解决的问题。然而,由于 transformer 结构具有无限的感受野以及自我注意机制,能够很好地处理这种情况,并迅速聚焦于需要映射的部分。因此,越来越多的研究开始关注基于 transformer 结构模型用来解决医学图像配准的问题。

第三节　主要应用

一、在呼吸系统影像中的应用

呼吸系统疾病具有发病率高、发病病种多、病情复杂、临床症状明显等特点。2017 年中国人十大死因中，肺癌和慢性阻塞性肺疾病（chronic obstructive pulmonary disease，COPD）分别位列第三和第四。呼吸系统常见疾病的患病率仍在增加，流感每年的发病率为 10%~30%，肺癌、肺结核、哮喘、COPD 的发病率也在与日俱增。呼吸系统结构复杂，影像表现多样，"同病异影"和"异病同影"在呼吸系统影像中十分常见。呼吸系统疾病的诊断需要密切结合临床病史、实验室检查，并对病灶征象的性质、形态、边缘等特点及其内部结构、与周围组织间的关系进行仔细评估和综合考虑，只有这样才能对呼吸系统影像进行精准诊断，这是呼吸系统疾病诊断的重点、难点所在。

AI 医学影像技术在呼吸系统影像的应用，可实现胸部 CT 影像和胸部平片影像的 AI 智能辅诊，对异常征象精准检出、定量测量、定性分析和智能随访，完成报告生成与胶片打印，辅助医生进行疾病诊断、了解疾病预后与手术等。

（一）肺结节 CT 影像 AI 辅助检测

肺癌是严重威胁人类健康的恶性肿瘤之一，五年生存率与病灶大小密切相关，越早诊断和治疗，患者的预后越好。部分肺结节是肺癌的早期表现，胸部低剂量 CT 是国际公认的、有效的肺结节检出手段，但是随着胸部 CT 筛查人群的日益增多，明显增多的 CT 数据也增加了医生的阅片负担，应用 AI 技术可对海量 CT 图像进行初步筛查并标记可疑病变，帮助医生减少工作量并提高诊断的准确率[15]。

肺结节 CT 影像 AI 算法模型能自动分割胸腔区域，快速准确地定位疑似肺结节的病灶，从大数据集学习所得到的算法模型可以避免主观偏差，虽然筛选结果包含了部分假阳性结节，但是明显降低了假阴性的发生，大大减轻了影像科医生的工作量[16]。此外，AI 算法模型还可自动识别结节的解剖学位置，自动测量结节的参数，如最大径、最小径、体积、CT 值等，提供结节的形态信息，进一步给出结节的密度分型，乃至结节病灶良恶性概率等信息，供医生参考，辅助影像学诊断。

（二）肺炎 CT 影像 AI 辅助检测

肺炎 CT 影像早期病变不典型，多为局限性，呈斑片状散在分布，病变呈磨玻璃渗出或实变，主要分布在胸膜下。由于特点不典型、分布隐匿、病灶体积微小，易出现遗漏。新冠病毒核酸检测是新冠肺炎感染确诊的金标准，特异性强，但敏感性差；新冠肺炎的肺部影像表现早于临床症状，影像学检查在新冠肺炎临床前期筛查中具有不可替代的作用，AI 对肺炎征象的高敏感性和征象量化分析对肺炎的检出与治疗具有重要作用。

肺炎 CT 影像 AI 应用可针对不同类型肺炎的各种征象进行快速检测，同时智能地对于各种肺炎征象进行分类，对于实变和磨玻璃影病灶进行定量分析，并提供患者数据的随访管理功能，辅助医生判断肺炎分期及轻重程度，提供可疑肺炎疾病预警提示，并自动生成结构化报告。

（三）胸部 CT 骨折影像 AI 辅助检测

骨折是常见的胸部创伤，胸部平片检查对肋软骨骨折不适用，血气胸、曝光程度以及体位等因素会导致 X 线检查出现漏诊。CT 轴位扫描具有不受部位厚薄、组织重叠、体位及投照条件的限制等优点，评价效果较好，但同时受横断位图像的限制，对骨折的定位需要多层滚动、连续追踪，工作量较大，且容易出错。此外，隐匿性骨折易漏诊，阅片需切换到骨窗，烦琐费时。

应用 AI 技术辅助胸部 CT 骨折影像的分析，可自动检出胸部 CT 影像的肋骨、胸椎、锁骨、肩胛骨、胸骨骨质病变，精确定位病变位置，自动计数肋骨和椎骨，并提供容积再现（volume rendering technique，VRT）

和曲面重建（curved planar reconstruction，CPR）等影像重建功能以展示骨骼，便于整体观察与手术规划。

（四）胸部 CT 纵隔影像 AI 辅助检测

胸部纵隔部位包含的脏器多，组织结构、疾病种类、疾病性质多样，影像诊断难度大；针对胸部 CT 影像阅片，需要切换不同的窗宽窗位，查看不同部位，CT 影像数据多，工作任务繁重，容易重点关注肺部而忽略纵隔，导致漏诊。

随着 AI 技术应在胸部 CT 纵隔影像的应用，无须切换窗宽窗位，自动对纵隔异常征象，如纵隔淋巴结肿大、心包积液、冠状动脉钙化/支架影、二尖瓣钙化、主动脉瓣钙化、纵隔肿块等进行检出与提示，自动计算非门控冠状动脉钙化积分，辅助评估冠心病风险，实现一次 CT 扫描辅助评估多种疾病，有助于提高医生的工作效率，提升疾病的检出率。

（五）胸部 X 线影像 AI 辅助检测

胸部 X 线是患者入院的必查项目，也是常规体检中最常见影像学检查方法。在各级医疗机构和体检中心，胸部 X 线检查数量巨大，阅片和报告书写占据了医生大量时间。对于胸部 X 线的精确诊断，要求医生具备丰富的医学影像诊断经验，基层医疗机构诊断水平参差不齐，随着大量 DR 设备在基层医疗机构的安装，基层医疗机构普遍缺乏有经验的影像诊断医生的问题凸显。

AI 技术在胸部 X 线影像的应用实现了胸部 X 线检查的质控，其可以检出胸部 30 余种常见异常病变的影像征象，识别数十种肺部疾病，包括肺炎、肺气肿、肺结节、肺不张、肺结核等，最后生成智能结构化报告，防止诊断内容的遗失，提高医生的阅片效率与诊断精准度。

二、在心血管系统影像中的应用

心血管疾病是当今世界上威胁人类健康的严重的疾病之一，其发病率和死亡率已超过肿瘤性疾病，跃居第一位。我国心血管疾病患病率处于持续上升阶段，估计全国心血管疾病患者人数达 2.9 亿，我国每年约有 350 万人死于心血管疾病，占居民总死亡的 41%，居各种死亡原因之首[17]。随着人们对健康的重视程度不断提高，早期心血管疾病筛查需求量不断增加，心血管影像检查数量不断增长，医生的诊断压力激增。

AI 技术可实现心血管影像的自动重建和辅助阅片，实现计算机体层血管成像（computed tomography angiography，CTA）检查业务全流程的覆盖，包括血管 CT 影像后处理、冠状动脉形态学与功能学分析、胶片打印和结构化报告等工作。AI 技术的应用加快了影像处理速度，降低了 CTA 阅片难度，提高了工作规范程度，让冠状动脉 CTA 检查更高效、更全面。

（一）冠状动脉 CTA 血管狭窄辅助检测

冠状动脉 CTA 是心血管影像学发展的一项重要技术，研究冠状动脉 CTA 能够显示冠状动脉血管的斑块和狭窄程度，还可以用于判断大动脉炎、主动脉瘤及夹层等病征，在心血管病变的临床诊断中具有重要意义。但是冠状动脉 CTA 血管重建工作流程多、耗时长，平均每例 CTA 数据就需要花费 15~30 分钟用于重建和诊断，三级医院普遍存在 CTA 检查需求量大、患者预约及等待时间长等问题。

AI 技术在冠状动脉 CTA 的应用实现了冠状动脉 CTA 原始影像的智能后处理和分析，覆盖冠状动脉 CTA 业务全流程，自动获取影像，自动血管提取、自动去肌、生成丰富的后处理图像，如容积再现（VRT）、全体积最大密度投影（volume maximal intensity projection，VMIP）、交互式多平面重组（multi-planar reformatting，MPR）、CPR、lumen、Xsection 等）、对血管病灶进行自动检出、针对病灶性质进行分析，自动进行血管狭窄评估，一键生成结构化报告，自动完成胶片布局与打印，人工智能替代医生 80% 的工作，将原有工作流程时间缩短到 5 分钟以内，辅助影像科医生提高工作效率和诊断准确性，实现血管 CTA 检查的规模化和常规化开展。

(二) 冠状动脉 CT 血流储备分数计算

血流储备分数(fractional flow reserve,FFR)是一种冠状动脉狭窄的功能性评价指标,结合 CT 血管成像和血流动力学的 CT-FFR,以 CTA 数据为基础,基于多任务学习的 AI 算法对血管精确分割以提取血管树,然后根据血管的几何结构重建自适应三角网格模型,采用计算流体力学(computational fluid dynamics,CFD)方法对血液流经血管的过程进行物理仿真,考虑与患者相关的不同血管分支的流速和压强等实际参数作为仿真的边界条件,计算血管内部的血流速度和压力,最后将压力场转换为冠状动脉树任意点上的FFR 值。

(三) 冠状动脉钙化积分计算

冠状动脉钙化积分是使用 CT 对冠状动脉整体的钙化情况进行量化评估,但是目前大多数医院仍然手动计算冠状动脉钙化积分,效率较低,使用 AI 可实现钙化的自动识别与钙化积分的自动计算。深度学习技术在钙化积分中应用,通过算法识别冠状动脉钙化区域,可实现对非心电门控下的胸部 CT 平扫钙化积分数据进行自动计算,实现胸部 CT 影像数据的高效利用,并且低剂量胸部 CT 扫描能够减少患者接受的辐射剂量,可广泛应用于体检等场景。

(四) 自动测量胸部 X 线影像的心胸比

心胸比是临床上常用的评估心脏扩大的指标,可作为扩张型心肌病、房间隔缺损等疾病诊断的辅助评估指标,应用深度学习方法进行心胸比的测量,实现心肺的分割、边缘处理与心胸比计算,具有较高的敏感性和阴性预测值,为 X 线影像疾病筛查提供良好的辅助。

(五) 基于 MRI 影像的心功能分析

心脏 MRI 可以用来评估心脏的结构和功能,评估心肌缺血和生存能力、心肌病、心肌炎、铁超负荷、血管疾病和先天性心脏病等。深度学习算法在 MRI 图像中可以实现左心室内膜、左心室外膜自动分割以及左心室心肌节段自动分割,并根据分割结果对心脏进行功能分析,应力应变分析,辅助临床诊断。

三、在脑部影像中的应用

我国脑卒中患病率持续上升,并且呈现年轻化趋势[18]。"时间就是大脑"是脑卒中治疗的宗旨,如何实现影像的快速分析,对救治脑卒中患者具有决定性的意义。一站式 CT 检查是《中国脑卒中防治指导规范(2021 年版)》推荐的脑卒中评估手段,该方法集合 CT 平扫、CT 血管造影以及 CT 灌注的多模态影像检查于一体,AI 技术在一站式 CT 检查中的应用,在大数据处理、高纬信息挖掘、高检出敏感性等方面的巨大优势,具备广泛的应用前景,对扩大时间窗具有重大意义。

(一) 脑卒中 CT 平扫影像 AI 辅助检测

对于缺血性脑血管病急性期 CT 平扫的诊断,如病灶的定位以及半暗带的体积预测,一直是影像和临床的一大难点;对于出血性脑卒中,由于脑出血部位影像表现不规则,出血量难以做到精确计算,脑中线偏移无法量化,出血类型无法做到自动识别。

对于缺血性脑卒中 CT 平扫影像,AI 技术可以实现依据供血区进行全脑分割,预测病灶位置,自动计算 Alberta 卒中项目早期 CT 评分(Alberta Stroke Program Early CT Score,ASPECTS)。对于出血性脑卒中 CT 平扫影像,AI 技术实现了不同类型脑出血的分类、出血灶的解剖学定位、血肿体积的自动计算、脑中线位置的自动识别以及量化脑中线的偏移情况,还可对脑出血量的变化进行随访。

（二）头颈 CT 血管造影图像血管狭窄辅助检测

头颈部 CT 血管成像是影像学血管分析的重要成像方式，研究头颈 CTA 能够显示头颈血管狭窄位置、斑块性质和形态等，主要用于评估血管狭窄和闭塞情况，以及分析潜在的颅内动脉瘤、血管畸形、烟雾病等器质性病变。对于头颈血管疾病的早期诊断具有重要的临床意义。脑血管结构特别复杂而且都是很小的血管，仅后处理血管重建工作就需要花费 20~30 分钟。随着人们对健康的重视程度不断提高，CTA 检查的患者数量不断增长，而对应的放射科医生数量增长速度却慢得多，患者预约及等待时间较长。

AI 技术在头颈 CT 血管造影图像中的应用可实现对血管的自动识别，算法自动去骨，完成血管的中心线提取与图像的自动重建，并对血管狭窄及斑块进行智能检出、测量分析，同时提供辅助诊断结构化报告，医生只需要最终确认即可，使头颈 CT 血管造影图像后处理及报告时间整体缩短 90%。

（三）头颈部 CT 造影动脉瘤影像辅助诊断

未破裂颅内动脉瘤（unruptured intracranial aneurysm，UIA）是颅内动脉壁的局限性、病理性扩张，存在破裂风险，85% 的自发性蛛网膜下腔出血是由颅内动脉瘤破裂引起的，合理的治疗和管理是预防 UIA 破裂的重要手段[19]。长期以来颅内动脉瘤的防治都是重大的公共卫生问题。

通过 AI+ 医学影像的辅助模式，实现头颈部血管的快速自动三维 / 二维重建，算法自动去骨，血管狭窄分析，自动重建出动脉瘤的 VRT 影像，计算分析动脉瘤参数，显著降低神经影像医生处理影像的压力，减少重复劳动，提高效率和质量。

（四）脑部 CT 灌注成像辅助分析

卒中中心建设要求在 25 分钟内完成影像检查，由于影像评估的复杂性，故多模影像评估对低年资医生是一种很大的挑战。

基于 AI 技术对 CT 灌注（CT perfusion，CTP）进行智能量化和评估，可在数分钟内生成彩色编码 CT 灌注图，AI 分割缺血半暗带与核心梗死区，无须人工辅助，自动分析灌注参数，量化梗死核心区与缺血半暗带，计算不匹配值（mismatch），实现对异常灌注区域的量化分析。

（五）脑部 MRI 图像辅助分析

目前，脑部 MRI 影像的 AI 应用研究逐渐成为 AI 医学影像的新方向，实现了快速脑区自动分割、脑部结构分析、脑功能区定位、脑白质的定量分析。针对脑部肿瘤病灶，实现了病灶的自动检出、自动定位、参数自动测量等功能。对于颅内退行性病变，AI 可发现个体灰质微结构异常，协助预测早期阿尔茨海默病（Alzheimer's disease，AD）。

四、在消化系统影像中的应用

《2020 年全球癌症报告》显示，肝癌死亡人数为 83 万，在全球癌症死亡人数排名中位列第三，是全球男性癌症死亡的第四大诱因，全球女性癌症死亡的第六大诱因，我国 2020 年新发肝癌患者 41 万。众所周知，影像学在肝癌的早诊和治疗中具有极其重要的地位，是诊断疾病、制订手术等治疗方案的核心依据之一。然而庞大的就医需求和影像医生的缺乏（尤其是高年资影像医生的缺乏），不仅限制了肝癌的早诊早治，也大大加重了医务人员的负担。

（一）腹部 CT 影像辅助诊断

腹部 CT 影像 AI 应用可以快速完成 CT 影像的阅片和辅助报告生成，辅助对肝脏、胆囊和脾脏进行自动的一站式分析，实现肝部多期相自动识别、自动分割与自动评价，辅助检出早期肝癌，除了经典的肝脏病灶良恶性鉴定，还能诊断分类出多种常见肝脏占位病灶，辅助定量定性评估肝脏占位性病灶，并智能检出脂肪肝与肝硬化。

（二）腹部 MRI 影像辅助诊断

腹部 MRI 影像 AI 应用实现了 MRI 影像多序列自动分析与拆分、病变识别和征象分析，多期相图像肝脏的分割和体积计算，辅助对病灶进行检出与良恶性判断。

五、在妇幼影像中的应用

（一）乳腺辅助诊断

目前乳腺癌已经成为严重威胁女性健康的最常见的恶性肿瘤，中国女性乳腺癌发病高峰年龄为 45 岁左右，比欧美女性早 10~20 年，而且致密型乳腺的比例高[20]。致密的腺体可能部分掩盖乳腺病灶，加大乳腺 X 线检查的阅片难度。

应用 AI 辅助乳腺 X 线影像阅片，可以自动检出钙化、肿块、非对称影、结构扭曲等病灶，并分析钙化形态和分布，肿块形态、边缘和密度等特性，检出乳头凹陷、淋巴结肿大、乳腺皮肤增厚等伴随征象，进行乳腺影像报告和数据系统（breast imaging reporting and data system，BI-RADS）分类，形成结构化报告。

（二）儿童骨龄影像辅助诊断

国家卫生健康委员会发布的《中国居民营养与慢性病状况报告（2015）》显示，我国 6~17 岁的儿童青少年超重率为 9.6%，肥胖率为 6.4%。根据联合国儿童基金会（United Nations International Children's Emergency Fund，UNICEF）统计报告显示，我国儿童发育迟缓率约为 9.9%[21]。

骨骼年龄（bone age，BA），简称骨龄，是评价生物年龄最准确的方法[22]。对于骨龄 X 线片的判读，有国际的 G-P 图谱法（Greulich and Pyle，G-P）、TW3 计分法以及在 TW2 或 TW3 基础上改良的中华 05 法、TW3-C 法、叶氏法等。其中，G-P 图谱是以 20 世纪 40 年代美国中上层家庭儿童为标准建立的男女骨龄标准图谱，评价时将待测 X 线片与图谱逐个对照，取最相近者为其骨龄。该方法使用简便、直观、耗时短，但主观性强，不够精确。TW 计分法是医生希望使用的方法，通过识别手部 20 块骨头，对其进行逐一评级，最后计算出对应骨龄，结果相对精确。但该方法较为烦琐，耗时长，整个过程需要 10~20 分钟，在临床实际工作中难以推行。

目前已经推出的儿童骨龄 AI 应用中，在骨龄判读标准的选择上倾向于涵盖 TW3 计分法、中华 05 法及 G-P 图谱法，以满足不同地域、不同医疗机构的差异化需求。在数据集的选择上，获得国家药品监督管理局（National Medical Products Administration，NMPA）三类认证的儿童骨龄 AI 影像产品采用了多区域多中心医疗机构临床数据作为训练集，实现了 0.3 岁的检测误差，达到资深专业医生的诊断水平。在产品的处理效率方面，使用 AI 系统后骨龄阅片时间从 15 分钟缩短至几秒，有效提升了医生的工作效率。在产品的泛化性（鲁棒性）方面，骨龄 AI 产品的判读结果在全国多个地区均表现出了高度的一致性，摆脱了人工骨龄判读不一致的顽疾。在产品功能拓展上，部分骨龄 AI 产品还能够提供从骨龄判读，到结合历史随访数据对儿童生长发育趋势进行评估，再根据随访过程中的骨龄细微变化以准确调整治疗方案的多种功能，辅助临床专家以骨龄为基础进行儿童生长发育的全面评估，提供从影像判读到科研、教学的全方位 AI 支持。

（三）儿童髋关节影像辅助诊断

发育性髋关节发育不良（developmental dysplasia of the hip，DDH）是儿童的常见疾病之一，包括髋臼发育不良、髋关节半脱位及髋关节脱位三类，是小儿骨科最常见的髋关节疾患，发病率约为千分之一。X 线影像是常用的诊断方法，应用 AI 辅助儿童髋关节 X 线影像评估与分析，可实现自动骨识别与骨质异常检出、关键点连线、征象识别与相关参数的自动测量，充分发挥 AI 技术在图像识别的优势，快速准确地完成对发育性髋关节发育异常的分析,提升工作效率,助力影像诊断决策。

六、在关节骨折影像中的应用

随着我国交通、建筑等行业的发展及人口老龄化加剧,导致交通伤、建筑伤及老年骨质疏松性骨折患者快速增多。关节骨折是骨科急诊较为常见的疾病,患者量大,病情也较复杂,对医生的阅片效率要求很高。DR 是骨折急诊的首选检查方式,但是对隐匿性骨折、多发骨折、小关节骨折易出现漏诊情况,要求医生具备丰富的影像诊断经验。

AI 技术的应用,实现了人体多个关节部位的骨折检出与定位,包括手部关节、腕关节、足部关节、踝关节、肘关节、肩关节、髋关节、椎体等,实现微小病灶的高敏感性与参数的自动测量。

第四节 展望 ∨

一、AI 智能标注降低数据标注成本

AI 模型的训练与优化需要大量带标注的数据,当前影像数据的标注均由影像医生进行,海量数据的标注对影像医生需求巨大,带来了高昂的数据标注成本。采用 AI 自动与半自动的标注方式实现标注工作的智能化,降低标注成本,从而减轻 AI 企业的负担。

二、影像云技术结合 AI 拓宽影像 AI 服务边界

目前,部分企业将云计算、互联网、人工智能等技术紧密结合,让医生可快速高效地在不同场景进行影像诊断工作,多终端远程诊断与书写报告实现区域内中心机构与基层机构的上下联动以及医疗数据的互通互联,为专家、临床医生和患者建立稳定的线上关系,满足各类影像诊断场景。

云化的 PACS 将影像数据存储于云端,使得影像数据不再局限于医院内部,而是可以在医院之间分享,为医院之间提供影像协作服务。

云端的 AI 能力不仅可以降低部署成本,还方便各级医院的医生随时随地浏览影像 AI 结果,加快医生的阅片速度,提高诊断效率。

在云影像存储的同时嵌入云 RIS 实现浏览影像和书写报告的功能。

云胶片为患者建立云端的电子健康档案,保存患者的历史影像和历史报告,并可一键分享影像和报告给医生,进行问诊咨询。帮助患者减少排队时间、替代大量的胶片使用,降低医院耗占比。

未来,云化的影像数据有望成为主流的数据存储与使用方式,打破数据孤岛,拓宽数据服务边界,让数字医疗普惠大众。

三、AI 医学影像产品功能加强,覆盖影像医生工作全流程

现阶段,AI 医学影像应用集中于影像阅片与图像后处理,主要应用为病灶的检出与定量定性分析,重点辅助提高医生阅片能力与效率。随着 AI 技术的进步与发展,应用 AI 实现辅助分析、辅助治疗、疗效评估与风险预测,实现更多的智能化辅助,覆盖疾病诊断与治疗的全流程。

四、医疗机构搭建 AI 硬件平台,构建整体 AI 能力

当前影像 AI 的主要应用方式为向 AI 企业提供硬件平台,部署在医院内部使用,该方案的扩展性较差,

无法将不同企业的 AI 应用融合在同一硬件平台之上，硬件的升级与扩展也较不便。由医院搭建 AI 硬件平台，提供标准接口，方便嵌入不同的 AI 应用，涵盖不同科室的 AI 应用，构建整体 AI 能力，同时便于医院统一协调管理 AI 资源，构建智慧医院。

五、医学影像 AI 技术辅助医生培养，缓解医疗资源紧缺

医学影像数据年增长率为 40%，然而影像科医生数量年增长率仅为 2%，各级医院均缺少影像科医生，目前我国影像科医生的教学与培养仍采用传统的教学模式，缺少影像诊断思维训练，导致培养周期较长。AI 技术结合医学影像教学，AI 自动阅片与阅片训练相结合，阅片结果互为验证，并且覆盖学习、教学、训练等阶段，培养医生科学的诊断思维，助力提升影像阅片能力，加速医生的培养，缓解医疗资源紧缺。

（乔　昕　张　伟　马杰超　张番栋）

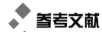 参考文献

［1］　国家药品监督管理局医疗器械技术审批中心．人工智能医疗器械注册审查指导原则（2022 年第 8 号）［EB/OL］.（2022-03-09）［2022-08-01］. https://www.cmde.org.cn/flfg/zdyz/zdyzwbk/20220309091014461.html.

［2］　2018 医疗人工智能技术与应用白皮书［R］．北京：互联网医疗健康产业联盟，2018.

［3］　崔霞．我国医药卫生人才队伍发展策略研究［D］．长沙：中南大学，2012.

［4］　Fukushima，Kunihiko.Neocognitron：A self-organizing neural network model for a mechanism of pattern recognition unaffected by shift in position［J］. Biological cybernetics，1980，36（4）：193-202.

［5］　Rumelhart，David E，Geoffrey E，et al. Learning representations by back-propagating errors［J］. Cognitive modeling，1988，5（3）：1.

［6］　Bruno A，Olshausen，David J.Emergence of simple-cell receptive field properties by learning a sparse code for natural images［J］. Nature，1996，381（6583）：607.

［7］　Hinton，Geoffrey E，Simon Osindero，et al.A fast learning algorithm for deep belief nets［J］. Neural Computation，2006，18（7）：1527-1554.

［8］　Esteva A，Kuprel B，Novoa RA，et al.Dermatologist-level classification of skin cancer with deep neural networks［J］. Nature，542（7639）：15-118.

［9］　Kuo，Chin-Chi. Automation of the kidney function prediction and classification through ultrasound-based kidney imaging using deep learning［J］. NPJ Digital Medicine，2019，2（1）：1-9.

［10］　Kiani，Amirhossein.Impact of a deep learning assistant on the histopathologic classification of liver cancer［J］. NPJ Digital Medicine，2020，3（1）：1-8.

［11］　Lu Y，Yu Q，Gao Y，et al.Identification of metastatic lymph nodes in MR imaging with faster region-based convolutional neural networks［J］. Cancer Research，2018，78（17）：5135-5143.

［12］　Zreik M，Van Hamersvelt RW，Wolterink JM，et al. A recurrent CNN for automatic detection and classification of coronary artery plaque and stenosis in coronary CT angiography［J］. IEEE Transactions on Medical Imaging，2018，38（7）：1588-1598.

［13］　Long J，Shelhamer E，Darrell T . Fully Convolutional Networks for Semantic Segmentation［J］. IEEE Transactions on Pattern Analysis and Machine Intelligence，2015，39（4）：640-651.

［14］　Balakrishnan G，Zhao A，Sabuncu MR，et al.VoxelMorph：a learning framework for deformable medical image registration［J］. IEEE Transactions on Medical Imaging，2019，38（8）：1788-1800.

［15］　李欣菱，郭芳芳，周振，等．基于深度学习的人工智能胸部 CT 肺结节检测效能评估［J］．中国肺癌杂志，2019（6）：5.

［16］　萧毅,刘士远.肺结节影像人工智能技术现状与思考［J］.肿瘤影像学,2018,27（04）:249-252.

［17］　中国心血管病报告编写组.《中国心血管病报告 2016》概要［J］.中国循环杂志,2017,32（6）:10.

［18］　王陇德.中国脑卒中防治报告［M］.北京:中国协和医科大学出版社,2015.

［19］　张彤宇,刘鹏,向思诗,等.中国颅内破裂动脉瘤诊疗指南 2021［J］.中国脑血管病杂志,2021,18（8）:546-574.

［20］　中国研究型医院学会乳腺专业委员会中国女性乳腺癌筛查指南制定专家组.中国女性乳腺癌筛查指南（2022 年版）［J］.中国研究型医院,2022,9（2）:8.

［21］　林晓斐.《中国居民营养与慢性病状况报告（2015 年）》发布［J］.中医药管理杂志,2015,23（13）:9.

［22］　Malina RM,Chamorro M,Serratosa L,et al.TW3 and Fels skeletal ages in elite youth soccer players［J］.Annals of Human Biology,2007,34（2）:265-272.

第 十 章

医学人工智能(医疗机器人)

机器人如今已经广泛应用于工业、农业、军事、医疗、服务行业等不同领域。在医疗服务领域,机器人能够辅助和扩展医护人员的工作,具有减少误差、提升安全性、提高效率、增强响应服务时效的能力。机器人在运行速度、准确性、可重复性、可靠性以及成本效益等方面,相比医护人员更具优势,因而得到了越来越广泛的应用。

本章从机器人的定义出发,介绍人工智能机器人在医疗服务领域应用的总体情况,对医疗服务机器人的技术原理和应用过程进行详细阐述,并列举在医院的实际应用案例,最后对医疗服务领域机器人应用的发展方向作出了展望。

第一节 概述

一、人工智能机器人的定义

1920 年,捷克作家卡雷尔·恰佩克发表了科幻剧本《罗素姆万能机器人》。在剧本中,恰佩克把捷克语 Robota 写成了 Robot,被认为是"机器人"一词的起源[1]。值得注意的是,捷克语 Robota 是"奴隶"的意思,这多少揭示出人类发明机器人是出于驱使大量的机器人来为人类工作,并且完全听从人类的指令。从人类社会的生产力发展角度来看,机器人的出现是生产工具的重大提升[2]。

目前国际上对机器人的概念已经渐趋一致,联合国标准化组织采纳了美国机器人协会(Robot Institute of America, RIA)于 1979 年给出的定义:机器人是一种可编程和多功能的,用来搬运材料、零件、工具的操作机;或是为了执行不同的任务而具有可改变和可编程动作的专门系统。概括说来,机器人是靠自身动力和控制能力来实现各种功能的一种机器[3]。

那么,人工智能机器人是什么?

人工智能(artificial intelligence, AI)一词最初是在 1956 年达特茅斯学院(Dartmouth)学会上提出的,之后研究者们发展了众多理论和原理,对于人工智能的概念,学者们根据研究领域和方向的不同也提出了不同的理解和界定标准。

由中国电子技术标准化研究院牵头发起的《人工智能标准化白皮书(2018 年)》里指出,"人工智能是利用数字计算机或者由数字计算机控制的机器,模拟、延伸和扩展人类的智能,感知环境、获取知识并使用知识获得最佳结果的理论、方法、技术和应用系统[4]。"

从这个方面来说，人工智能机器人就是要全方面地模拟人，目的是达到更高的服务效率，这也是人类对机器人更高层次的追求。

根据机器人的应用环境，国际机器人联盟（IFR）将机器人分为工业机器人和服务机器人。根据我国国家标准《机器人分类》（GB/T 39405—2020），按机器人的应用领域，机器人可分为工业机器人、个人/家用服务机器人、公共服务机器人、特种机器人和其他应用领域机器人[5]。

工业机器人是国家战略性新兴产业之一，也是国家从制造大国发展成为制造强国的重要抓手。近年来，为加快"中国智造"建设步伐，我国政府及相关部门出台了一系列政策，鼓励工业机器人产业发展，使得工业迎来发展的春天，我国也成为工业机器人最大的消费国。

个人/家用机器人是为人类服务的特种机器人，主要从事家庭服务。依据应用范围和用途的不同，可细分为电器机器人、娱乐机器人、厨师机器人、搬运机器人、不动机器人、移动助理机器人和类人机器人。随着技术的发展和数字产品的价格下降，个人/家用机器人必将得到普及。

1. 公共服务机器人　是主要应用于园区、学校、医院、机场、车站、高铁、地铁、展区、大型活动或会议等场所的从事各类公共服务的机器人的统称。机器人主要承担迎宾、指引、安全监测、业务处理等工作，代替人类进行简单而重复的事务性工作。

2. 特种机器人　一般专指专业服务机器人，应用于专业领域，一般由经过专门培训的人员操作或使用的辅助和/或代替人类执行任务的机器人。根据其所应用的主要行业，可分为农业机器人、电力机器人、建筑机器人、物流机器人、医用机器人、护理机器人、康复机器人、安防与救援机器人、军用机器人、核工业机器人、矿业机器人、石油化工机器人、市政工程机器人，以及其他行业机器人。

在健康医疗融合应用上，医用机器人是指应用于医院、诊所等医疗机构，进行辅助医疗的半自主或全自主工作、为人类健康服务的机器人，但不包括从事生产活动的设备。按照功能可再细分为手术机器人、康复机器人、辅助机器人以及医疗服务机器人四大类。

据中国电子学会《2021年中国机器人产业发展报告》，2016年以来，全球服务机器人市场规模年均增速达23.8%，2021年预计达到了125.25亿美元，其中家用服务机器人、医疗服务机器人和公共服务机器人市场规模预计分别为82亿美元、13亿美元和31亿美元。其中，医疗服务机器人占比达到10.38%，并且还在保持快速增长势头[6]。

在国内，医疗服务机器人的发展状况大体与国际上一致，医疗服务机器人是面向整个医疗大健康领域，致力于提升医疗系统整体运转效率，是未来最具有发展潜力的机器人类型。本章主要对医疗服务机器人进行详细阐述。

二、医疗服务机器人的应用概况

根据亿欧智库《2021中国医疗机器人商业化洞察报告》对医疗机器人的定义：医疗机器人按其对患者就医路径的影响阶段与程度，可分为手术机器人、康复机器人、医疗服务机器人。

医疗服务机器人是辅助医生、医护或其他工作人员在医疗场景中完成样本采集、检验、诊断、消毒杀菌、耗材管理运输等工作的服务机器人，涵盖医疗器械类与非医疗器械类机器人。国内主流的医疗服务机器人商品主要分为导诊服务机器人、健康检测机器人、消毒机器人、物流配送机器人、辅助诊断机器人等。

2020年新冠疫情暴发，医院对院感控制的管理要求提升，消毒机器人的价值开始凸显。得益于机器人定位导航相关技术的成熟与产业链的快速发展，物流配送机器人在国家智慧医院建设政策的促进下成为医院配置的主流机器人。

消毒机器人及物流配送机器人的服务对象为医疗机构，其中主要服务于医院。消毒机器人可在医院易感染的环境中完成消毒杀菌工作，如感染科、手术室、发热门诊、ICU、住院病房等。物流配送机器人主要帮助医院进行药品、耗材、器械、标本等物资配送，主要应用于中心药房、静脉药物配置中心、消毒供应室、住院病房、检验科、临床科室等场景（图10-1）。

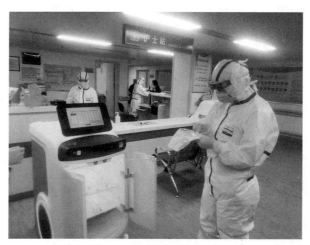

图 10-1　智能配送机器人

目前，包括消毒机器人和智能配送机器人在内的商用服务机器人整体的市场渗透率还非常低。亿欧智库《2021 年中国医疗机器人商业化洞察报告》[7]显示，需求端的升级与供给端的技术创新将推动医疗机器人市场规模快速增长，在 2025 年达到 249 亿元，而服务机器人是其中最具有发展潜力的。

近年来，基础科学与人工智能的发展推动医疗机器人技术突破。医疗机器人不断走向人 - 机器 - 环境共融的目标，这离不开国际与国内基础科学技术与人工智能的快速发展。据工业和信息化部多个公开资料显示，过去 5 年，中国人工智能领域的计算机视觉、自然语言理解等技术的应用水平已达到国际先进水平，我国成为全球机器视觉第一大技术来源国。

不过，医疗服务机器人的发展过程中也存在困难和挑战。

在市场方面，目前医疗机器人的应用市场培育度还不高，应用覆盖区域虽广但渗透率低。上市产品普遍集聚在一线城市医疗机构与省会城市的三级医院，大多数企业的产品还处于研发阶段，微小型企业林立，行业竞争还比较初级。

在技术方面，消毒机器人和物流配送机器人主要面临着自主移动底盘的核心技术挑战。同步定位与建图技术、自主导航技术、自主避障技术、多机器协同技术、自动电梯控制技术等方面都迫切需要达到更高的可靠性。

在伦理方面，由于机器人的加入发生了参与主体的改变，医疗场景主体责任的承担方界定问题也呼之欲出。责任主体是法律构成的重要条件，医疗机器人参与在诊疗（手术、药物运输、样本采集等）流程中，一旦发生过错，责任主体（生产者、销售者、使用者、机器人本身）的界定成为医疗法律工作的一大挑战。

此外，医疗机器人的深度学习与信息技术等功能将会涉及患者信息、电子病历等医疗隐私数据的存储，患者隐私保护与医疗数据共享之间的平衡也是医疗机器人所面临的挑战。

三、医疗服务机器人的社会价值

医疗服务机器人应用的社会价值是显而易见的。人工智能机器人正从多个方面改变着现代人们的生活。因此，推动医用机器人的研究和技术的成熟应用，具有重大的社会现实意义。2020 年，新冠疫情让医疗服务机器人广泛进入了人们的视线，同时也加快了人工智能企业布局医疗领域的步伐，并充分验证了其社会价值。

（一）替代低效重复劳动

在我国，随着产业转型升级需求日益旺盛，人口红利消失带来人力成本上升，以及服务需求逐渐提升，运用更多的服务机器人将是大势所趋。机器人帮助用工单位简化效率低下的任务，并可削减劳动力成本。

在中国的医疗服务领域，越来越多的医院采用了物流配送机器人进行医疗物资的运输和配送，替代了之前的人工配送模式。一些简单的、重复的、低效率的劳动，被机器人替代，既减少了人力的懈怠，又避免了人员缺失带来的不利影响。

（二）完成高强度、高难度劳动

高难度、高强度的岗位是优先要被机器人替代的。机器人是工作人员手足与大脑功能的延伸和扩展，代替人们在危险、有毒、低温、高热等恶劣环境中工作，帮助人们完成繁重、单调的劳动，提高劳动生产率，保证服务质量。在医疗场景下，许多危险或复杂的工作内容，如进出易感染区域、长距离搬运器械物资、精密仪器的内部搬运等，机器人更适合。

（三）实现更高作业效率

高度智能化的机器人可以替代人类做很多工作，解放了人类的双手，而且机器人没有自然人的生物特性，能力发挥不会被限制。因而，机器人的使用具有无限潜力，可降低作业成本，提高工作效率，随着技术的进步，效率的提升将是指数级的增长。

（四）达到更标准的作业方式

此外，机器人的工作效果可以实现完全的标准化，显著提升工作质量。各类服务机器人对人类劳动的替代和工作效率的提升，特别是工作的标准化，具有重要意义。在任务执行的标准化上，就像工业生产替代手工生产一样，必将真正地解放人类。也许，在不久的未来，医疗服务机器人将在更多方面给人类带来益处。

第二节 技术原理

一、技术架构

机器人是一种能够半自主或全自主工作的智能机器，具有感知、决策、执行等基本特征；机器人能够自主工作，涉及多方面技术的研究，这些技术的发展直接影响了现代机器人的发展水平[2]。机器人的技术架构如图 10-2 所示。

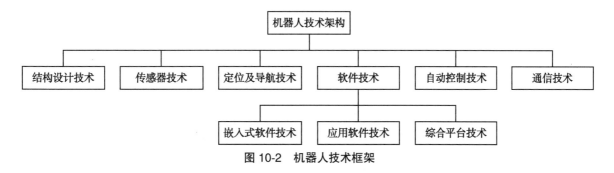

图 10-2　机器人技术框架

首先，是机器人的形态。机器人可以是各式各样的，可以是轮式的，可以是足式的，可以是具备箱体的，也可以是具备四肢和躯干的，这都离不开机器人的结构设计技术，不同结构样式的机器人应用于不同的使用场景。

其次，机器人需要具备感知的能力，涉及传感器技术。这类似于人类的听觉、视觉、触觉等。机器人的这些"感觉"主要通过传感器来实现。目前常见的传感器有激光传感器、声波传感器、力传感器等。

有了形态和感知，机器人需要对一些执行结构进行精确控制，如控制手部运动、控制轮子转动等，机器人给人们最深刻的印象就是精确、快速的计算和判断，而实现这些的基础就是自动控制技术。

现代机器人大多具备自动驾驶的能力，而自动驾驶技术的核心是定位及导航技术，机器人需要对环境建立感知地图,然后通过计算得知自身所在位置,并且能够快速计算出一条最合适的路径到达目的地。

另外,机器人在执行人类下达的任务命令时,须实时保持与外部或内部的通信,如实时上报状态、位置、任务信息等。通过通信系统,机器人可以传递外部或者内部信息,借助 PC 的强大处理能力完成诸如传感器信息处理、运动控制、路径规划等数据运算,还可以实现多个机器人之间的信息交互。

最后,为了更好地完成与人类的交互,机器人还必须应用软件技术,人们可以通过终端(机器人屏幕、平板、PC 等)对机器人下达任务命令或操作指令,机器人在软件中实现植入自身的作业逻辑,软件包括嵌入式软件、机器人应用软件、综合调度平台软件等。

二、技术原理

(一) 结构设计技术

机器人的机械结构设计,是结构设计技术的主要部分,其中包括了材料选型、机械部件的机构设计等内容。机器人的结构设计涉及许多学科交叉运用的综合知识,包括材料力学、理论力学、结构力学等,机器人的结构设计不仅要实现各类功能需求,还要满足内部结构紧凑、外形美观、实用安全、性能优良、易于生产、成本把控等条件。

实现预期功能,是机器人结构设计首先需要考虑的问题。在设计之初,要明确机器人的预期功能是什么,应从机器人的功能要求来整体考虑设计机器人的结构,如机器人需要完成物资配送、环境消毒、餐食配送、垃圾回收等。机器人结构设计的最主要目的就是要实现预定的功能需求。

在设计具体部件的时候,还要进行结构设计的合理分配。各部分结构之间应具有合理、协同的联系,以实现总体功能需求,延长机器人的使用寿命。特别是面向社会大众的服务机器人,在设计的时候不仅要满足功能要求,还应考虑造型的美学价值,使机器人能够对人产生吸引力。

此外,在满足功能需求的前提下,应当尽量精简机器人的结构设计,以降低机器人的物料成本、生产成本等。

图 10-3 为一个带有机械手的送餐机器人的结构设计示意图,可以看到这个机器人具备交互屏幕、餐食箱体、机械手和餐食夹爪,这些结构的存在就是为了实现自动化送餐。

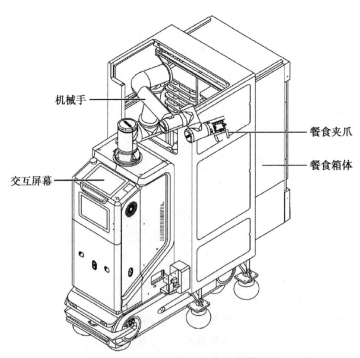

图 10-3　自动送餐机器人结构模型

（二）传感器技术

人类具有视觉、触觉、听觉、味觉、嗅觉等感觉，才能够完成某种动作和正常生活，机器人也不例外，有类似人类一样的"感觉"，或者具备其中一部分。机器人的这些"感觉"主要是通过传感器来实现。传感器的作用是让机器人对环境产生一定的感知，从而去开展相对应的动作。

传感器是一种检测信息的装置，能够检测到被测量物的一些相关信息，如距离、温度、重量等，它会按照一定规律将信息转换为电信号或者其他形式的信号输出，是实现机器人感知和自动控制的首要环节。

在现代机器人自动化控制运动过程中，要用各种形式的传感器来检测和控制过程中的各个信号，保证机器人处于稳定安全的工作状态或达到最佳状态。因此，现代机器人自动控制和自主运行的根本源自众多优良的传感器。机器人之所以能够像人一样具备肢体知觉功能、感官能力和对于外部的刺激反应能力，就是来源于传感器，没有传感器，机器人在工作时就无法脱离人的操控。图 10-4 展示了自动送餐机器人的传感器分布情况。

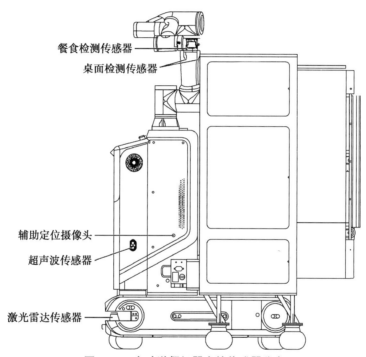

图 10-4 自动送餐机器人的传感器分布

（三）运动学及动力学

机器运动研究的基础是机器人的运动学和动力学，是机器人分析和控制的前提。目前绝大多数机器人本质上是一个多刚体系统，为了使机器人按照人们所预想的运动轨迹或运动方式去运动，就需要研究对应的动力学和运动学知识。

动力学研究的是物体的运动和力的关系，是运用几何学的方法来研究物体的运动。机器人的动力学研究聚焦于外界干涉或影响与机器人运动之间的关系，而机器人运动学研究的主要内容是机器人运动内部相互之间的情况。机器人运动学不涉及物体本身的物理性质和加在物体上的力，是从几何的角度描述和研究机器人位置随时间的变化规律的力学分支。

机器人的运动学模型可以看作是质点的运动学和刚体的运动学。质点是指有质量但没有大小，在空间占据一定位置的几何点。任何一个物体，像汽车、导弹、飞机、地球等，无论其尺寸是多大，假如忽略了其内部的相对运动，那么就可以将这个物体当作一个质点，将这个物体的质量中心的位置当作质点的位置。质点的运动是质点的平动、转动、位移、速度、加速度、角速度、角加速度、轨迹等运动特征。刚体可以看作是由连续的质点组合而成的,因此刚体的运动学和质点的运动学有着比较相似的研究内容,刚体运动学主要研究刚体的平动、转动等过程中的运动特征。

(四)自动控制技术

机器人能够实现智能化的运动反馈,其根本是机器人的控制,正是有了对应的自动控制技术,机器人才得以实现智能化和自动化。控制技术的发展,将机器人成为一个真正的"机器人"的标准提高了一个层次。机器人留给人们最深刻的印象就是计算精准且快速,从而能够迅速作出反应和判断。达到这些条件的基础就是自动控制技术。

现代各类机器人的自动控制技术核心都大体相似。以移动机器人为例,目前,移动机器人的控制系统普遍采用上位机、下位机二级分布式结构,即上位机负责整个系统的管理、业务流程管理、运动学计算、路径规划、外部信息交互等,下位机由多 CPU 组成,每个 CPU 控制一个关节运动,这些 CPU 和主控机通过总线联系。该结构关系如图 10-5 所示。

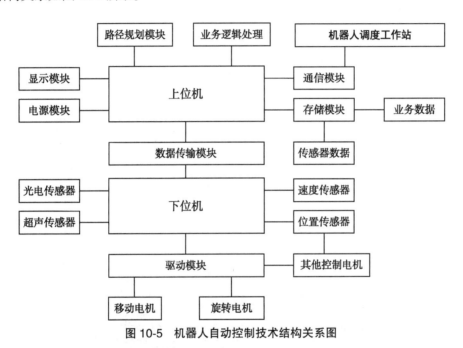

图 10-5 机器人自动控制技术结构关系图

上位机通常是车载计算机,负责收集机器人本体感知的信息,进行全局路径规划、局部导航、目标跟踪和局部避障,并将感知到的信号实时传送回远端的调度工作站。远端的调度工作站接收全局的感知信号和车载计算机的感知信息,融合后建立全局环境感知模型,并与其他计算机一起构筑一个监控系统,以进一步扩展多机器人协作工作和远程操作等功能。

人可以通过本地或远程的操作界面发布动作指令,最终送往机器人工作站,在机器人工作站,将根据全局的环境感知模型进行业务理解和任务拆解,并作出分析和判断,指导机器人的运动。下位机根据上位机的运算结果进行实体的控制。下位机一般由多个 CPU 组成,对移动机器人进行速度和位置控制及各关节的运动控制等。

(五)通信技术

机器人的通信包括机器人与外部各类系统或设备的信息交互,以及机器人内部各个子系统、子模块之间的信息交互。机器人通过通信系统,可以很好地传达外部或内部的信号,同时借助 PC 优秀的运算能力完成诸如运动控制、路径规划、传感器信息收集处理等数据计算,同时还可实现多机器人之间的互相通信。

机器人内部各模块之间的通信主要包括传感器的控制模块与车载计算机之间的串口通信、运动系统中电动机的控制器与车载计算机的串口通信等。机器人的外部通信方式分为有线方式和无线方式。有线通信模块通常由机器人上安装的有线以太网接口组成,通过有线以太网接口可以将移动机器人与 internet 连接起来进行远程控制或访问。

由于机器人具备移动的特性,伴随着通信技术的成熟,移动机器人在与外部的通信方式上逐渐倾向于无线通信方式。这是由于移动机器人自主规划、自主学习、自适应能力强,所处环境经常动态变化,无线通信在实现自主移动机器人之间的相互通信或机器人与中央控制计算机之间通信上具有较好的效果。在机器人导航研究中,经常通过无线通信方式获取机器人运动中的环境信息,进而操作机器人进行实时跟踪与控制,图 10-6 是机器人通信技术原理示意图。

(六) 定位与导航技术

机器人较为常见的六种定位及导航技术路径如下。

1. 机器人超声波导航定位技术 超声波导航定位原理是由超声波传感器的发射探头发射出超声波,超声波在空气介质中遇到实体障碍物再返回到超声波接收装置,根据超声波来回的时间差以及传播速度可以计算出超声波的传播距离,也就是机器人到障碍物的距离。公式:S=Tv/2。公式中 T 代表超声波从发射开始到接收的时间差,v 代表超声波在空气介质中的传播速度,S 代表机器人到障碍物的距离,图 10-7 是此原理的示意图。

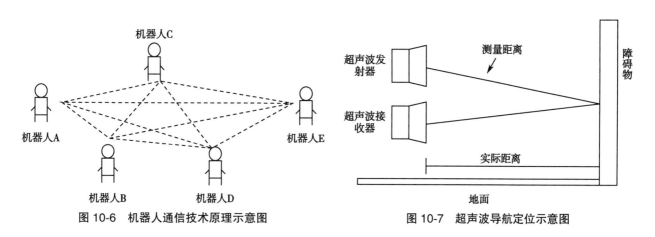

图 10-6 机器人通信技术原理示意图　　　　　图 10-7 超声波导航定位示意图

在机器人的定位导航中,超声波传感器在某些场景会存在一定的局限性,如镜面反射、有限的波束角等,这些场景都会给机器人识别周围场景信息带来一定困难。因此,通常会采用多个超声波传感器组成一个超声波感知系统,然后建立相对应的环境感知模型。通过串行通信方式把采集到的环境信息传递给移动机器人的控制系统,并通知系统根据实时获取的信号,结合已建立的数学模型进行一系列数据分析和处理,便可以得到机器人的环境信息。

2. 移动机器人视觉导航定位技术 在视觉导航定位技术中,目前国内外通常采用基于局部视觉,在机器人中安装车载摄像机的导航方式。在这种导航方式中,控制设备和传感装置装载在机器人本体上,图像识别、路径规划等高层决策都由车载控制计算机完成。

视觉导航定位技术的原理就是机器人对周围环境进行光学处理。首先用摄像头对周围环境进行图像信息采集,再将采集到的信息进行压缩处理,然后将信息反馈到一个由神经网络和统计学方法构筑的学习子系统,最后学习子系统将采集到的环境图像信息和机器人的实际坐标、位置关联起来,从而实现机器人的自主定位与导航功能。

3. GPS 全球定位系统技术 在智能机器人的导航定位技术应用中,一般采用伪距差分动态定位法,用基准接收机和动态接收机共同观测 4 颗或 4 颗以上 GPS 卫星,按照一定的算法即可求出某时某刻机器人的三维位置坐标。差分动态定位消除了卫星钟差,对于在距离基准站 1 000km 的用户,可以消除卫星钟差和对流层引起的误差,因而可以显著提高动态定位精度。

在移动导航中,GPS 信号受到卫星状况、道路环境、时钟误差、传播误差、接收机噪声等因素的影响。

因此,如果单纯地使用 GPS 对机器人进行定位和导航,就会存在定位精度低、可靠性低等问题。所以,机器人通常会通过其他传感器的辅助进行导航定位;对于应用在室内建筑环境或水下环境的机器人,或其他对于位置精度要求较高的机器人,同样不适用于 GPS 导航系统。

4. 移动机器人光反射导航定位技术　典型的光反射导航定位方法主要是利用激光或红外传感器来测距。激光和红外都是利用光反射技术进行导航定位的。激光全局定位系统一般由激光器旋转机构、反射镜、光电接收装置和数据采集与传输装置等部分组成。工作时,激光经过旋转镜面机构向外发射,当扫描到由后向反射器构成的合作路标时,反射光经光电接收器件处理作为检测信号,启动数据采集程序读取旋转机构的码盘数据(目标的测量角度值),然后通过通信传递到上位机进行数据处理,根据已知路标的位置和检测到的信息就可以计算出传感器当前在路标坐标系下的位置和方向,从而达到进一步导航定位的目的。

虽然红外传感定位同样具有灵敏度高、结构简单、成本低等优点,但因为角度分辨率高,而距离分辨率低,因此在移动机器人中常用作接近觉传感器,探测邻近或突发运动障碍,便于机器人紧急停障。

5. SLAM 技术　即时定位与地图构建(simultaneous localization and mapping, SLAM)最早由 Smith、Self 和 Cheeseman 于 1988 年提出,至今已有 30 余年的发展历史,主要研究移动机器人的自主化和智能化运行。SLAM 技术可以解决这样一个问题:一个机器人在未知的环境中运动,如何通过对环境的观测确定自身的运动轨迹,同时构建出环境地图。SLAM 技术正是实现这个目标涉及的诸多技术的总和,它可以帮助机器人构建环境地图,使机器人自行走。SLAM 技术可以分为两种类型。

(1) 激光 SLAM:激光 SLAM 指利用激光雷达作为传感器,获取地图数据,使机器人实现同步定位与地图构建。激光 SLAM 的原理是通过激光雷达采集周围环境物体信息呈现出的一系列分散的、具有准确角度和距离信息的点,被称为点云。通常激光 SLAM 系统通过对不同时刻两片点云的匹配与比对,计算激光雷达相对运动的距离和姿态的改变,从而完成对机器人自身的定位。激光雷达可以在高速旋转时向周围发射单束或多束激光,激光碰到周围物体并返回,便可计算出车体与周边物体的距离。计算机系统再根据这些数据描绘出精细的三维地形图,然后与高分辨率地图相结合,生成不同的数据模型供机器人系统使用。激光雷达具有指向性强的特点,使得导航的精度得到有效保障,能很好地适应室内环境。经过多年验证,就技术本身而言已相当成熟。

(2) 视觉 SLAM:视觉 SLAM 又称为 V-SLAM,主要通过摄像头来实现。摄像头种类繁多,主要分为单目、双目、单目结构光、双目结构光、飞行时间法(ToF)几大类。基于深度摄像机的 V-SLAM,与激光 SLAM 类似,通过收集到的点云数据直接计算障碍物距离;基于单目、鱼眼相机的 V-SLAM 方案,利用多帧图像来估计自身的位姿变化,再通过累计位姿变化来计算距离物体的距离,并进行定位与地图构建。

从技术发展来说,激光 SLAM 已被研究得比较透彻,是目前主流的定位导航方法,而视觉 SLAM 目前尚处于进一步研发和应用场景拓展、产品逐渐落地阶段。从使用环境来说,激光 SLAM 主要应用于室内,而视觉 SLAM 在室内外均能开展工作,但是对光的依赖度高。从地图精度来说,激光 SLAM 构建的地图精度高,不存在累计误差,且能直接用于定位导航。当然,激光 SLAM 也有一定的局限性,如在又长又直、两侧是墙壁的长廊或是动态变化大的环境中,单纯依靠激光 SLAM 容易发生定位丢失的情况。未来,必将是激光 SLAM 和视觉 SLAM 两者在相互竞争和融合中发展。

6. 多机器人系统调度技术　随着社会的进步,人们对机器人的要求不再局限于单一的机器人在场景中运行,而是开始研究多个机器人组成的机器人系统。多机器人系统不是从一变成 n,或者简单的 n 个机器人的堆砌,而是 n 个机器人的有机智能结合,它能够有效地解决单个机器人效能不足的问题,充分发挥群体机器人协作的优势,可以协同完成复杂任务,多机器人系统调度技术有诸多关键点。

(1) 体系结构:多机器人的组织结构可分为集中式和分散式。在集中式组织结构中,由一个总控机器人控制其系统内的其他机器人,去执行接收到的具体任务。这种结构的缺点是鲁棒性不良,总控机器人的负担过重,且对总控机器人的状态依赖性很强,一旦总控机器人发生故障或断电等异常情况,会影响系统内其他机器人的运行,其他机器人就不能很好地体现自主性和智能性。分散式结构克服了集中式的缺点,所以分散式结构是未来的发展和研究方向。

（2）任务分配：多机器人系统接收到任务后，首先要进行任务分解，将总体任务拆分成若干个可以由单个机器人完成的子任务，然后根据机器人各自承担的角色或者拥有的能力将分解后的子任务进行分配。目前的任务分配方法大多采用基于市场的分配机制，合同网是出现最早、最经典的任务分配方法。其研究适用于大规模机器人群体的最优或近似最优的多级任务分配算法，从而实现多机器人任务分配的自主化，这是未来多机器人任务分配研究的重点和难点。

（3）运动规划：在多机器人的各种应用当中，最基本的要求是为同一工作空间的多机器人找到一条从起点到终点的无碰撞路径，避开障碍和其他运动着的机器人。由于其他运动着的机器人的存在，使得多机器人路径规划变得十分复杂。

多机器人运动规划方法分为集中规划和分布规划两种。在集中规划中，m 个自由度分别为 d1、d2……dm 的机器人被看成一个自由度为 d1+d2+……+dm 的整体机器人，然后对其进行路径规划。该方法的优点是算法具有完备性，即一定能找到存在的解；缺点是规划路径的时间复杂度增加，环境一旦发生变化，进行重新规划需要大量的通信，而且大量的计算难以满足实时性的要求。所以，集中规划适合于环境相对静态且机器人的数量不是很多的情况。

分布规划是各机器人忽略其他机器人的存在而单独规划自己的路径，然后对规划出的路径进行冲突消解。该方法降低了计算量，重新规划仍然能满足实时性要求。其缺点是不具有完备性，有些时候即使路径存在也可能找不到。另外，冲突消解是一个关键技术。目前的冲突消解法主要有调整速率、交通管制、优先级法、通过通信进行协商与合作、随机选择一个机器人停下来等方法。

（4）通信：机器人之间的通信是影响系统性能的一个很重要因素。机器人之间的通信分为隐式通信和显式通信。隐式通信没有任何的信息传输，它是通过传感器从所有机器人共同操纵的环境中得到的反馈实现的。显式通信是机器人之间有真正的信息交换。前者的优点是不需要任何通信设施，是自然发生的、无目的的；后者被证明在很多领域更为有效。要进行显式通信，通信双方必须能互相理解，这就要求有通信协议和通信语言。常用的智能体通信语言有 KQML 和 ACL，通信协议有 TCP/IP 和 UDP/IP，而应用层的协议通常要根据需要进行定义。

（5）合作与协调：所谓合作是指一个总体任务在个体之间如何分配，即如何组织多个机器人去完成任务，合作是通过机器人之间的组织方式及系统的运行机制实现的。当合作关系确定之后，还有一个要求各机器人在合作过程中相互之间运动协调的问题。对于包含紧耦合子任务的复杂任务而言，协调问题尤为突出。因此，多机器人协调和多机器人合作是多机器人系统研究中的两个不同而又有联系的概念。前者研究的重点是机器人之间合作关系确定后具体的运动控制问题；后者则是高层的组织与运行机制问题，重点是实现系统可以快速组织与重构的柔性控制机制。

对于目前多机器人的调度技术研究，已有很多企业或研究机构提出解决方案。多业务智能闭环协同引擎就是一个较理想的方案。

其一，是建立了时空模型，通过对环境中的平面空间、垂直空间进行细粒度、高精度的信息建模，包括机器人业务点位、点位与点位间的路径与连通关系、点位间距离信息等。为了提高协同的最终调度效果，可以兼顾以下两个方面的精度：①数值的精度，如各类型数据的数值精确性；②划分粒度的精度，如针对一个空间进行各方向路径划分、内外路径划分等。

其二，是建立了业务需求模型，业务需求模型包括但不限于各类型业务目标可执行时间段、各类型业务目标先后执行顺序、各类型业务需要最大完成容忍范围等。

其三，是建立了资源模型，包括各自机器人的种类、功能、性能（运动速度、执行速度、单次载重数量等）、可工作时段等。

基于以上三个主要模型信息，采用结合基于约束条件下的目标函数的最大化或最优化算法（典型如变邻域搜索算法、自适应大邻域搜索算法、模拟退火算法、遗传算法等），进行综合协同算法策略的研究和设计，并结合实际场景中业务动态变化的特点，实现了针对效率最优化为目标的业务闭环协同调度引擎。图 10-8 是在医学隔离场所中运用的机器人多业务智能闭环协同架构图。

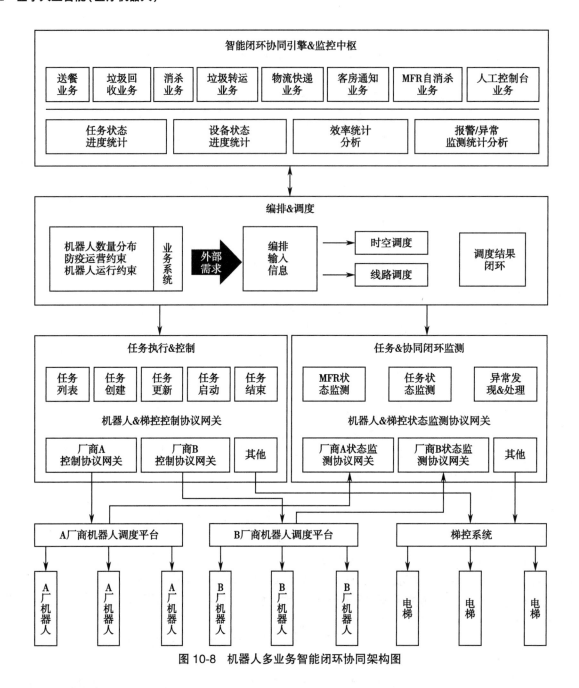

图 10-8 机器人多业务智能闭环协同架构图

三、工作原理

关于机器人的工作原理,我们可以拿人和机器人作类比。从最基本的层面来看,人体包括 5 个主要组成部分:①身体结构,也就是各个器官的组合体;②肌肉系统,用来移动身体结构;③感官系统,用来接收有关身体和周围环境的信息;④能量源,用来给肌肉和感官提供能量;⑤神经系统,用来处理感官信息和指挥肌肉运动。

机器人的组成部分与人类非常类似。一个典型的机器人有一套可移动的身体结构,如机器人的轮子、机器人的支撑结构、机器人的足部等;一个类似于心脏的装置,如机器人的行走电机、旋转电机、伸缩电机等;一套传感系统,如机器人的各类传感器和传感器数据接收处理装置;一个电源,如机器人内置的电池,用于给其他执行机构提供电源;一个用来控制所有这些要素的计算机大脑,如机器人的上位机、远程中央控制系统等。

从本质上讲,机器人是由人类制造的"动物",它们是模仿人类和动物行为的机器。机器人是能自动工作的机器,它们的功能有的简单,有的复杂,但必须具备三个方面的特征[2]。

(一)身体形态特征

机器人必须是一种物理状态,且具有一定的形态。机器人的外形究竟是什么样子,这取决于人们想让它做什么样的工作,其功能设定决定了机器人的大小、形状、材质和特征等。

(二)大脑

机器人必须有控制自身的程序或指令组。当机器人接收到传感器的信息后,能够遵循人们编写的程序指令,自动执行并完成一系列的动作。控制程序主要取决于以下几种因素:使用传感器的类型和数量、传感器的安装位置、可能的外部激励以及需要达到的活动效果。

(三)动作执行

机器人必须有它的动作执行,有时即使它不动,这也是它的一种动作表现,任何机器人在程序的指令下要执行某项工作,必定是靠动作来完成的。

在具备以上这些特征的同时,人工智能机器人还必须具备感知、决策、执行这三个最基础的能力。以物流机器人为例,机器人的感知系统也被称为中层控制系统,负责感知周围的环境,并进行环境信息与机器人内部信息的采集与处理,主要涉及环境边界监测、障碍物检测、行人检测等。机器人决策系统也被称为上层控制系统,负责路径规划和导航,通过执行相应控制策略,模仿人类作出驾驶决策。机器人执行系统也被称为底层控制系统,负责机器人的加速、刹车和转向打开柜门等控制,主要由电子制动、电子驱动以及电子转向几部分构成(图10-9)。

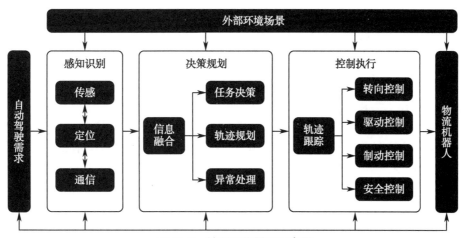

图 10-9　控制工作原理示意图

第三节　主要应用

随着人工智能技术与医疗领域的深入融合,以及政策层面的支持、资金的大规模投入,机器人技术在多个医疗细分领域开始了应用。在医疗服务领域,无论是大型综合医院,还是专科医院、特殊医疗场所,都有了具有示范性的应用案例。

一、综合医院应用

在国内现有的医疗机构里,三级医院是向所在地区以及周边辐射区域提供高水平医疗卫生服务和执行高等教育、科研任务的区域性以上医院。其中,三甲医院辐射范围广、业务量大,配置的各类医疗服务人员数量非常庞大。近年来,随着社会的快速发展及政策引导,智慧医院的建设成为一种趋势[8]。

在智慧医院建设中,物流机器人在新型医院物流设备中脱颖而出,逐渐成为智慧医院建设的首选解决方案。我们在许多大型综合医院里可以看到智能机器人的身影。

以某市大型三甲医院为例,首期引进智能配送机器人,分别用于消毒供应中心和中心药房的物资运输和配送工作。

在消毒供应中心,因为运送的都是医疗器械、手术辅料等灭菌物品,全程封闭式运送,才能保证安全可靠。智能配送机器人在运输过程中箱体封闭,防止人工运送可能出现的物品损失以及沿途受污染的情况,也能避免交叉感染。机器人箱体内自带消毒灭菌功能,可保证物资的洁净度。此外,在业务高峰期,机器人按照计划的时间和路线自动执行配送任务,可节省人力,提高科室运转效率。

在中心药房,配送药品是个相对简单、重复但是极其耗费人力的工作,而智能配送机器人投入使用,使得医护人员的工作量大大减少。在实际配送药品中常常遇到的高楼层药品运送等电梯时间长、人力配送占用时间多的问题,机器人可以合理安排配送计划、错峰出行,或者设置专用电梯,大大节省了运送人力、缩短了运输时间。

整体来看,智能配送机器人在医院的应用有效缩短了药品、耗材等物资的运输时间,节省了人力。智能化设备若能大范围应用,可有效提升医院的整体配送效率。同时,智能化设备的出现,对于运输药品的安全也提供了更好的保障,人工配送可能会出现遗漏、丢失、拿错、送错等现象,智能机器人不仅具备权限设置,还有视频溯源功能,上述问题迎刃而解。

二、专科医院应用

在专科医院中,配送业务聚焦明显、配送体量大。专科医院通常在中心药房、手术室、消毒供应中心、静脉药物配置中心、检验科等相关科室配置物流运输机器人协助人力进行药品、输液袋、手术器械等相关物资的配送,且不同的院内场景应用不同类型的机器人。

某省级妇幼医院有 800 张病床,根据应用场景及配送物资的特点及配送流程要求使用了不同载重设计的一体式物流运输机器人,单台机器人单次最大载重可达 300kg。

在住院药房中,工作人员接收到临床的需求后,通过电脑下单呼叫机器人前往药房,通过刷 ID 卡 / 人脸识别 / 指纹进行身份验证,将药品放进柜内并确定配送地点,机器人便自主乘坐电梯前往住院楼各区域配送。到达目的地,护士人员验证身份后开箱取物,柜内带有照明灯,方便夜间取物照明。低电量时,机器人可自主前往充电桩充电,满足任何时刻的配送需求。

在应用物流机器人之后,有效地降低了传统人工配送的人力和管理成本。特别是在新冠疫情之后,院感要求提升,应用物流机器人在有效降低感染风险的同时,也保障了配送的时效性和准确性。

三、传染病医院应用

传染病类型医院由于其特殊的性质,院感要求极高。此类医院主要负责传染性疾病和不明原因的发热性疾病的救治工作,区域一般还配置有负压隔离病房及隔离病区,更是日常病菌聚集的地方,患者的血液、体液、分泌物、排泄物均具有传染性,消毒灭菌要求高。防止病区内的交叉感染,做好医护人员的职业防护,也是院方的重点工作。

随着新冠疫情的暴发,传染病医院的工作任务加重,交叉感染风险升高,出入隔离区域均须进行一系列防护,若防护不当,则可能造成疫情扩散。这些事宜均给医护人员带来极大的心理压力及工作负担。

消毒机器人可在应用过程中自主行走、自主消毒,无须人工干预,为医护人员带来了极大的便利。消毒机器人主要应用场景包括以下几类。

1. 门诊大厅、走廊等区域消毒　消毒机器人被引进应用在普通门诊大厅、发热门诊以及隔离病区内。

机器人采用紫外线灯和超干雾消毒的模式,自主行走在需要消毒的区域。白天,在人流密集的门诊大厅,机器人开启了移动式超干雾消毒模式,干雾在空气中通过无规则的布朗运动,能够迅速弥漫到空气中,为门诊、发热门诊等公共区域提供全面的预防性消杀。

2. 感染、隔离区域消杀及此区域物资配送 在隔离病房、负压病房区域,医护人员使用平板操作机器人进入隔离病房内,机器人自主行走,到达指定病房,调整机器人方位,给患者进行无接触体温检测,并通过音视频通话的方式询问患者身体情况,实现远程问诊功能。除了问诊功能,还可把药物、餐食等物资放入机器人头部的物资储存空间内,通过机器人自主移动送到指定病房,从而减少医护人员出入次数。

此外,机器人还可协助医护人员进行终端消毒。当病房患者转移后,医护人员可以设置机器人消毒任务,点击需要消毒的病房,机器人从待机区自主行走到所选择的病房,通过干雾＋紫外线两种消毒方式全方位实现病房物体表面以及空气全面消毒以及灭菌保障,使病房无害化,最终实现终末消毒。

消毒机器人的应用可在不增加人力负担的前提下加大日常消毒频率,移动式消毒机器人的雾化功能可实现场景 360° 无死角消杀,节约消毒剂、提升耗材应用效率。设备的自主移动性及自主消毒性质,可代替人力出入隔离区域而不担心交叉感染的风险,降低医护人员反复出入隔离区的风险,为医护人员提供更多安全保障。

四、方舱医院／健康驿站应用

当前,我国新冠疫情防控工作已从应急状态转为常态化,但全球新冠疫情形势依然严峻复杂,协同各方参与常态化疫情防控集中隔离医学观察场所,是疫情防控的重要关卡,也是疫情防控实践中总结出来的科技抗疫新模式。

通过布局设计、管理模式和技术手段筑起严密的"防火墙",切断病毒传播途径。其中,5G 通信、物联网、人工智能等现代科学技术融入基础设施和服务管理中,以场景化、智能化的综合应用,实现全流程封闭管理的智慧化集中隔离,减少了人员接触和交叉感染风险,提升入住人员的体验感与舒适感,助力健康驿站的科学、规范运行。

在对境外人员集中隔离管理的过程中,餐食配送和垃圾回收是基础、高频的刚需服务。在非智能化的隔离场所中,驿站工作人员进出一次隔离人员居住区,就要穿脱一次防护服,且不说交叉感染风险极大,其工作流程之烦琐、物资耗费之大就令人头痛。通过引进智能机器人来协助人力进行餐食配送及垃圾回收,实现了无人化管理,杜绝了交叉感染,大大减轻了工作人员的压力。

餐食配送由智能机器人通过机械臂从餐食货架自主抓取,放在每个隔离房间的桌台,并在房间外进行门铃提醒,通知隔离人员及时取物,从而实现全过程非接触式配送,既能满足驿站隔离房间物品传输的安全需求,又能代替工作人员进入隔离区域。

在垃圾回收过程中,也可呼叫机器人来协助工作人员,工作人员收集垃圾,垃圾箱满后,将收满垃圾的垃圾箱推到附近停靠点,工作人员使用平板呼叫机器人前往拖拽垃圾箱,机器人响应任务并带来一个空垃圾车架,工作人员使用空垃圾箱继续回收垃圾,机器人拖拽满载的垃圾箱乘坐污物电梯并消毒后前往垃圾集中处。工作人员清理垃圾后,机器人拖拽清理后的空垃圾箱返回,全部任务完成后,机器人进入配套消毒设备进行全面消毒,最终返回待机点进行自主充电。整个过程中,减少了垃圾回收工作人员出入隔离区域的次数,降低了交叉感染的风险,也减轻了工作人员运输垃圾的压力。

第四节 展望

随着国家科技战略的支持,以及科技企业对行业需求的不断挖掘,人工智能机器人在医疗服务行业的应用将呈现出持续向好的趋势。

2020 年,中华人民共和国工业和信息化部、发展和改革委员会、科技部等 15 个部门联合印发《"十四五"机器人产业发展规划》,提出到 2025 年我国将成为全球机器人技术创新策源地、高端制造集聚地和集成应用新高地[9]。

经过多年的耕耘,医疗服务机器人已成为整个医疗行业技术工具的重要补充,且由于功能的丰富和性能的进步,医疗服务机器人的应用数量正在持续增长。国家层面支持智能制造、机器人产业发展的利好政策出台,极大地刺激了供需的释放,这也促使医疗机构对该领域进行投入。

随着国内产学研合作的逐步深入,以及资本对产业热点的追逐,智能医疗机器人技术研发进展不断加快,产品将向更多应用场景延伸,并将从以下方面影响医疗生态。

一、应用场景加速拓展

人工智能机器人作为人类高科技的结晶,如果能让应用范围尽可能地广泛,那必然能够大幅促进其发展和普及。在医疗领域,机器人的应用也是如此。如医院物流机器人,从简单的托运车架,到自主装卸,从只能运送日常物资,到运送医院内 70% 以上的物品,机器人的适用场景越来越广泛。可以预见,在不久的未来医院内 100% 的物资运输都可以交给机器人。

从技术的角度看,医疗机器人领域的医工结合是备受关注的。未来的机器人一定是从单一功能向多功能、从大型向小型发展,机器人形态会随着临床服务方式的发展而变化;与医护人员、就医患者的双向交流,也将是一个重要的探索。当然,随着技术的进步,未来对机器人的操作方式、智能化等也可能带来革命性改变。

二、智慧医院广泛应用

我国医疗智慧化的早期雏形是医院的信息化建设。在 2009 年美国医疗健康论坛上,首次出现"智慧医院"这一概念,提出将互联网技术、信息技术以及人工智能技术等智能技术广泛应用于医院各个科室和部门。

2019 年 3 月,国家卫生健康委员会医政医管局发布《医院智慧服务分级评估标准体系(试行)》,我国智慧医院的标准变得有规可循[10]。

根据《医院智慧服务分级评估标准体系(试行)》,政府层面围绕 17 个评估项目分别对医院智慧服务信息系统的功能、有效应用范围进行评分,包括诊前、诊中、诊后、全程服务以及基础与安全五个方面的智慧化。医院的智慧化成了硬任务,势在必行。

医疗服务机器人作为智能化的重要载体,接入智慧医院体系,自然也势在必行。机器人将真正成为医院的一分子,系统对接,整体调度,从患者的预约挂号到远程问诊,从送药送物资到污物回收,从消毒到环境检测等,诸多方面真正实现智慧化调度与管理。如此一来,人工智能机器人将既受益于智慧医院建设,也将大幅加速智慧医院建设。

三、深度融入医疗生态

对于医疗机器人未来的畅想有很多,5G 通信、3D 打印、智能材料、医疗大数据、人工智能、虚拟现实/增强现实等新技术将不断整合到医疗机器人的技术体系中。

随着医疗机器人与生命科学、生物技术、纳米技术、信息技术、认知技术、先进制造技术等发生广泛而深刻的融合,使得医疗机器人真正走出自然科学层面,逐渐在环境、心理、人与人的关系,以及更多、更广泛的社会科学层面带来深远的影响。

新技术的推进会冲击原有业务形态,对医院环境、业务流程、操作人员等均会带来不同程度的调整变化。机器人针对不同医院和场景的具体情况，不断地进行功能整合，不断提升自身稳定性，打磨应用，形成闭环，未来将会更好地全面融入医疗生态。

（李　斌　林志辉　赖志林　王　淼　方　涛　马　禅）

参考文献

［1］　Karel Capek. 罗素姆的万能机器人［M］. 白渊，马竞，Mello，等，译. 北京：北京东西时代数字科技有限公司，2013.

［2］　张毅 . 移动机器人技术及其应用［M］. 北京：电子工业出版社，2007.

［3］　Robin R.Murphy. 人工智能机器人学导论［M］. 杜军平，译. 北京：电子工业出版社，2004.

［4］　中国电子技术标准化研究院 . 人工智能标准化白皮书（2018 版）［R/OL］.（2018-01-24）［2022-05-12］.http://www.cesi.cn/201801/3545.html.

［5］　国家市场监督管理总局，国家标准化管理委员会.《机器人分类》（GB/T 39405—2020）［S/OL］.（2020-11-19）［2022-06-12］. http://std.samr.gov.cn/gb/search/gbDetailed?id=B4C25880C2EC1CB3E05397BE0A0A92D0.

［6］　中国电子学会 . 2021 年中国机器人产业发展报告［R/OL］.（2021-09）［2022-08-12］.https://xw.qq.com/cmsid/20211109A0DY9100.

［7］　亿欧智库 .2021 年中国医疗机器人行业商业化洞察报告［R/OL］.（2021-10-12）［2022-06-12］.https://www.iyiou.com/research/20211012914.

［8］　国家卫生健康委员会卫生统计信息中心 . 2021 年 11 月底全国医疗卫生机构数［R/OL］.（2022-01-17）［2022-06-12］.http://www.nhc.gov.cn/mohwsbwstjxxzx/s7967/202201/e043142f1df54175a3860d4776891b9e.shtml.

［9］　工业和信息化部.《“十四五”机器人产业发展规划》（工信部联规〔2021〕206 号）［S］.（2021-12-21）［2022-06-12］. https://www.miit.gov.cn/jgsj/ghs/zlygh/art/2022/art_3ad294e8a8e9415793abedb20eb1c407.html.

［10］　国家卫生健康委员会医政医管局.《医院智慧服务分级评估标准体系》（国卫办医函〔2021〕86 号）［S/OL］.（2021-03-15）［2022-06-12］.http://www.nhc.gov.cn/yzygj/s3594q/202103/10ec6aca99ec47428d2841a110448de3.shtml.

第十一章

5G+ 健康医疗

第五代移动通信技术(5G)是目前全球主流的商用移动通信技术,现在我国已经建成全球技术领先、规模最大的 5G 商用网络。与以往的移动通信技术不同,5G 不仅解决人与人的通信需求,还需要面向人机互联的不同场景需求,从网络架构调整到采用新的关键技术都为实现万物互联,在统一网络技术下满足各种业务的网络需求。5G 融合应用是促进经济社会数字化、网络化、智能化转型的重要引擎。在健康医疗领域,5G 技术融合物联网、人工智能、大数据等新型信息化技术,利用有限的人力资源和医疗仪器设备,发挥医院的医疗技术优势,为患者的诊断、急救和护理等应用场景提供实时、远程、高移动性、数字化的医疗服务,进一步提升医疗效率和诊断水平,提高医院的运营效率,降低医院的运营成本,促进医疗资源共享下沉等一系列问题。此外,通过 5G 技术实现智能健康监测、辅助民众养成健康饮食生活习惯,提高全民身体健康水平,减少社会医疗开支,从源头降低医疗系统压力[1]。

第一节 概述

一、移动通信发展及 5G 通信

纵观移动通信的发展,移动数据由 2G 萌生、3G 催生、4G 发展,人 - 人通信以视频直播为标志达到其业务形态高峰,通信业务的拓展踏入更为广阔的人 - 机通信、机 - 机通信的物联网(IoT)领域,将整个信息通信业更紧密地与各行各业乃至整个社会连接在一起,为社会经济发展作出更大的贡献。5G 技术和网络正是在这样的大背景下应运而生的。5G 的发展有着演进和创新两条主线:演进主线带来更极致的数据业务体验和更大的网络系统容量;创新主线则开启了真正全新的物联网时代并奠定万物互联的基础。

据全球移动供应商协会(GSA)报告[2],截至 2022 年 4 月底,全球运营商在 149 个国家投资了 492 张不同频段、不同状态的 5G 网络,其中有 214 个运营商在 85 个国家对 5G 网络进行商用。2022 年 4 月底,全球发布 5G 终端 1 373 款;数据模组 174 款;工业 / 企业级路由器 / 网关 85 款。截至 2022 年 3 月,我国 5G 基站累计超过 142.5 万个;实际连接用户超过 5 亿。国内部分重点城市 5G 网络实测表明当前 5G 用户平均下行数据速率已超 500Mbps。

　　5G 创新提供了信息通信业与各行各业垂直领域深入融合的契机,特别是为通信运营商打开了由传统以 B2C 业务为主的商业模式向 B2C 与 B2B 并重的商业模式转型之门。

二、5G 通信技术在健康医疗服务领域的应用

　　5G 技术与其他新型信息化技术结合,为智慧医疗行业带来革新。国际电信联盟(ITU)定义了增强型移动宽带(eMBB)、大连接物联网(mMTC)和低时延高可靠通信(URLLC)三大 5G 应用场景。医疗行业对网络通信的需求可大致分为三类:①医疗监护与护理类应用,主要是连续小包传输,对传输速率和时延要求不高,但存在大量的 IoT 连接,相当于 mMTC 场景;②医疗诊断与指导类应用,以音视频为主,带宽要求大,有一定时延要求,属于 eMBB 场景;③远程操控类应用,涉及反馈操作的业务,对带宽、时延和可靠性都有较高要求,属于 URLLC 场景(图 11-1)[3]。

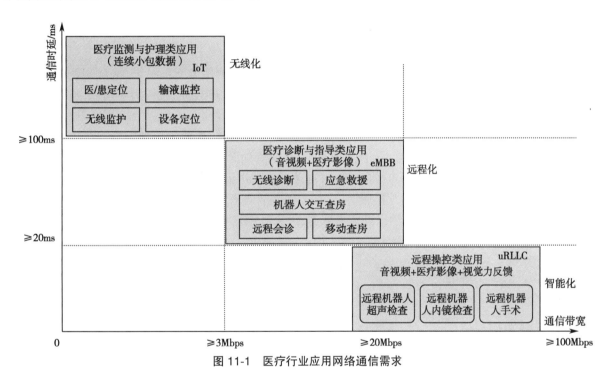

图 11-1　医疗行业应用网络通信需求

　　5G 技术与健康医疗的结合为健康医疗获取信息、共享信息,提供大数据分析,进而形成智能化,提高了各类场景的效率,如 5G+ 院前急救、5G+ 远程诊断、5G+ 远程治疗、5G+ 医院管理、5G+ 健康管理、5G+ 智慧疾病预防控制、5G+ 中医治疗等(图 11-2)。

三、5G+ 健康医疗的应用意义

　　5G 技术赋能健康医疗,有望解决医疗资源分布不平衡的问题,助力实现普惠医疗,践行“健康中国2030”战略。5G+ 远程诊断、5G+ 远程治疗、5G+ 远程 ICU,为分级治疗提供了技术手段,充分发挥了基层医疗资源,同时能通过 5G 网络把上级医院的优秀专家覆盖到基层患者。

　　5G 技术与健康医疗结合,有望从以救治为中心向以全民健康为中心转变,实现治未病。5G+ 人工智能物联网(AIoT)技术应用到健康管理中,通过 5G 实时获取关键体征数据,建立健康大数据模型,AI 健康管理算法为人们提供了健康指导,养成良好的饮食和生活习惯,提高人们的身体素质和生活质量。

　　5G 技术为应对公共突发事件提供了数字化连接保障,5G 在应对新冠疫情中起到了重要作用。5G 应

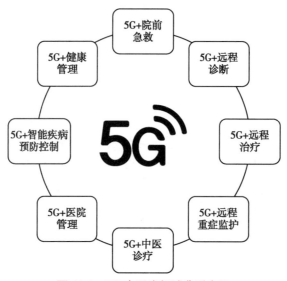

图 11-2 5G 在医疗领域典型应用

用于疾病预防与控制领域,如检查哨兵通过 5G+AIoT 提供自动检测体温上报结果,结合健康二维码扫描验证,管理人员进出场所,一旦发现有密接,快速形成感染者行程轨迹,协助流行病学调查,及时切断病毒传播。

5G 技术能有效提高治疗信息数据共享,协助治疗质量管控,优化医院的资源配置。在智慧医院管理中,医疗设备通过 5G 与云端平台连接,结合定位技术,有效管理医疗设备,提高使用效率。更为重要的是 5G+AIoT 技术可以为治疗过程提供实时质量管控,自动形成随访记录,AI 算法与大数据模型对比匹配,为基层护理人员提供辅助指导,规范治疗措施,一方面为医院管理者提供信息,不断完善医院管理流程和资源配置;另一方面也为医疗科研和教学提供样本数据,优化治疗方案。

第二节　技术原理

一、5G 网络架构

3GPP 标准下的 5G 网络具有更高的速率、更低的时延、支持更高的移动性和更大的连接数等特性,相比 4G 整体网络架构具有大幅度变化,采用基于云的微服务架构,将传统的网元转换为网络功能(netwok function,NF),同时软硬件分离,5G 核心网基于网络功能虚拟化(NFV),采用服务化架构(SBA)定义网络功能和服务化接口,与 4G 核心网相比有较大的差异,是 5G 的主要特征之一。5G 系统架构被定义为给数据连接和服务使能提供支持,使之能应用诸如 NFV 和 SDN 等技术,控制面网络功能之间基于服务化接口进行交互。

5G 医疗整体架构可分为终端层、网络层、平台层和应用层四部分架构(图 11-3)。

终端层实现持续、全面、快速的信息获取。终端层主要是信息的发出端和接收端,通过传感设备、可穿戴设备、感应设备等智能终端实现信息的采集和展示。

网络层实现实时、可靠、安全的信息传输。通过分配于不同应用场景的独立网络或共享网络,实时高速、高可靠、超低时延地实现通信主体间的信息传输。基于 5G 技术的医院信息化接入网络技术架构如图 11-4、图 11-5 所示。

平台层实现智能、准确、高效的信息处理。平台层主要实现信息的存储、运算和分析,起着承上启下的过渡作用,以 MEC、人工智能、云存储等新技术,为前端的应用输出有价值的信息。

应用层实现成熟、多样化、人性化的信息应用。根据三大显著特征可以支撑不同的应用场景,如无线

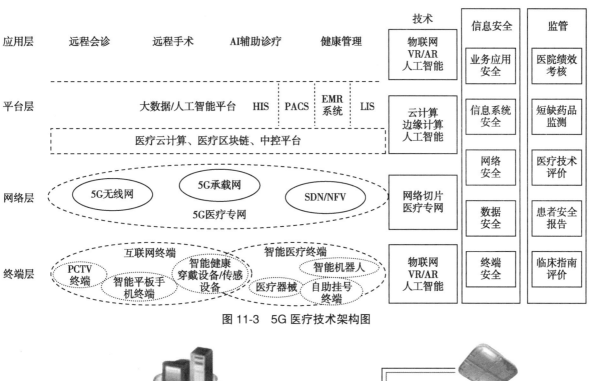

图 11-3 5G 医疗技术架构图

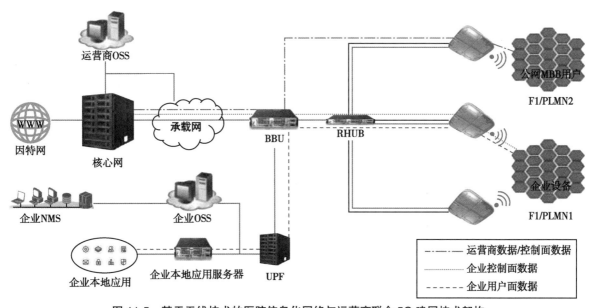

图 11-4 基于无线技术的医院信息化 5G 网络独立建网技术架构

图 11-5 基于无线技术的医院信息化网络与运营商联合 5G 建网技术架构

医疗监测与护理应用、医疗诊断与指导应用、远程操控应用等。

二、5G 网络切片技术

网络切片（network slicing）是指在一个硬件基础设施之上切分出多个端到端的逻辑网络，每个网络都包含逻辑上隔离的接入网、传输网和核心网，每个逻辑网络可以对应不同的服务需求，如时延、带宽、安全性和可靠性等，以灵活地应对不同的网络应用场景，适配各种类型服务的不同特征需求。

网络切片不是一个单独的技术，它是基于云计算、虚拟化、软件定义网络、服务化架构等几大技术群而实现的。通过上层统一的编排让网络具备管理、协同的能力，从而实现基于一个通用的物理网络基础架构平台，能够同时支持多个逻辑网络的功能。

5G 网络切片可以充分利用基于 SDN 和 NFV 的云化基础设施，实现网络资源对业务需求的差异化灵活匹配。5G 的三大应用场景，即 eMBB、mMTC 和 URLLC 在运营商网络内的支持就是通过网络切片实现的，以分别匹配其大容量、海量连接和高可靠低时延的业务特点。

网络切片并不仅限于三大应用场景，实际上，5G 网络切片是信息通信行业与其他行业相连接的利器，也因此成为 5G 的主要特征之一。网络切片具有可定制、可测量、可交付、可计费的特性，运营商可以把切片作为商品面向行业客户运营，同时还可以进一步将切片相关能力开放，打造网络切片即服务（NSAAS）的经营模式，更好地满足行业用户的定制化需求。行业用户可以通过与运营商业务合作，在运营商网络内部署自己的切片网络，无须建设专网即可更方便、快捷地使用 5G 网络。

三、5G 与边缘计算

多接入边缘计算（multi-access edge computing，MEC）为了满足更丰富场景下（如 3GPP 移动网络、固定网络、Wi-Fi）的接入需求，使网络边缘具备网络、存储、计算等网络服务的 API 能力，拉近源数据和处理、分析和存储等网络资源的距离，通过就近处理、分析和存储在网络边缘生成的数据，网络运营商和 MEC 服务供应商可以提供在时延和速率等方面更优化的服务，同时还为更高要求的概念（如 AR 远程手术导航、远程手术机器人精准控制等）奠定基础。

MEC 作为云计算的演进，将应用程序托管从集中式数据中心下沉到网络边缘，更接近消费者和应用程序生成的数据，是实现 5G 低时延和高速率等的关键技术之一，同时 MEC 为应用程序和服务打开了网络边缘，包括来自第三方的应用程序和服务，使得通信网络可以转变为其他行业和特定客户群的多功能服务平台。

3GPP 的 5G 标准中，有一组新功能可作为边缘计算的使能者。这些新功能对于 5G 网络中的 MEC 部署至关重要，包括：①支持本地路由和流量导向；②支持应用功能（AF）直接通过策略控制功能（PCF）或间接通过网络开放功能（NEF）影响业务对 UPF 的选择/重选和话务导向的能力；③支持针对不同 UE 和应用移动性场景提供不同的会话和服务连续性（SSC）模式；④支持在部署 MEC 应用的特定区域中连接到本地数据网络（local area data network，LADN）。

基于 5G 的 SBA 架构，网络功能可以作为服务产生者和服务使用者，任何网络功能都可以提供一个或多个服务。SBA 架构提供了对提出服务需求的网络功能进行身份验证和授权其服务请求的必要功能，支持灵活有效地开放和使用网络服务。简单服务或信息请求使用 request-response 模型，长期存在的进程使用 subscribe-notify 模型。

5G 系统的网络功能（NF）及其提供的服务在网络存储功能（NRF）中注册，而在 MEC 中，MEC 应用程序产生的服务在 MEC 平台的服务注册表中注册。除了 AF、NEF 和 NRF 之外，还有许多与 MEC 有关的网络功能，如认证服务器功能（AUSF）提供接入认证。用户移动性管理是移动通信系统中的核心功能。在 5G 系统中，接入管理功能（AMF）处理与移动性相关的业务流程。

四、5G 安全技术

5G 安全技术增强路线与网络技术增强基本保持一致,在 3GPP 5G 安全相关标准中,R15 版本聚焦安全基础架构定义,重点解决 eMBB 场景的安全问题。R16 版本基于 R15 安全基础架构,面向 URLLC 和 mMTC 场景进行安全优化。R17 将进一步研究 5G 系统如何兼容通用认证机制(GBA)、基于服务的架构(SBA)的安全传输协议(TLS)证书认证等增强技术。

五、5G 开放能力

5G 网络能力开放指的是 5G 网络和第三方应用之间相互开放能力,5G 网络开放给第三方应用的能力通常包括:网络/终端监控能力、基础服务能力、控制能力、网络信息能力。反之,第三方应用也可以向 5G 网络开放终端的能力、移动性信息、业务相关信息等,以便运营商根据业务需求对网络进行优化和管理。5G 网络架构下,包括网络架构支持能力开放、切片能力开放、边缘计算能力开放等能力开放,与终端管理、流量管理、网络切片以及 MEC 技术相结合,使得运营商在网络规划和管理时兼顾第三方业务和安全需求成为可能。

六、5G 行业专网

面向行业客户(to business,ToB)的网络需求相对于传统的面向个人用户(to customer,ToC)的网络需求,存在差异化、碎片化的特点。5G 为了满足不同的场景业务需求,定义了三大场景(eMBB、URLLC 和 mMTC),需要注意的是,并非在一张公众网络满足所有的业务需求,需要通过切片技术、边缘计算、能力开放、网络安全等技术,提供逻辑上或者物理上隔离的网络,满足差异化需求。

3GPP 5G 相关标准协议定义的移动蜂窝技术除了面向公众网络(public land mobile network,PLMN),同时也适用于面向行业客户的专属网络,也就是非公众网络(non-public network,NPN)。5G ToB 建设模式主要包括:①基于公网提供服务(公网);②复用部分公网资源,并根据行业诉求将部分网络资源由行业用户独享(混合组网);③采用行业专用频率为行业建立与公网完全物理隔离的行业专网(专网)[4]。

前两种是基于运营商的部分公众网资源,提供 5G 行业虚拟专网服务,第三种是完全物理隔离的 5G 独立专网服务。目前行业专网多数以前两种模式为主,只有客户对安全性和隔离要求较高,要求与公网完全隔离的情况下会采用第三种专网模式。5G 行业虚拟专网从应用场景、地理位置、服务范围等划分了广域覆盖和园区覆盖两种模式。广域覆盖需要考虑业务发生在跨区域的场所,设置专用的网络切片,共用公网的无线基站,结合地市的共享型专用 UPF 转发到行业客户的业务平台。

面向健康医疗行业,5G 专网主要采用了广域虚拟专网和局域虚拟专网两种模式,如院前急救属于移动场景,救护车需要快速抵达患者所在位置,上车即入院,在返回或转运到医院的路上进行院前救治,通过 5G 网络实现采集患者数据、与院内数据同步、院内专家远程指导现场车内救护等业务,多采用广域虚拟专网方式;对于智慧医院管理,通过 5G+ 物联网能力,实现院内高价值医疗设备的管理,结合医疗终端实现移动查房等业务,主要发生在院内的有限范围内,可以采用局域虚拟专网模式(图 11-6)。

七、5G 确定性网络

《5G 确定性网络产业白皮书》中首次定义了 5G 确定性网络能力的三维模型:差异化网络(differentiated)、专属网络(dedicated)、自助网络(do-it-yourself,DIY)[5]。

5G 网络能力三维模型中差异化网络的本质是行业用户的体验差异化和服务等级保障(service level agreement,SLA)的确定性[6]。

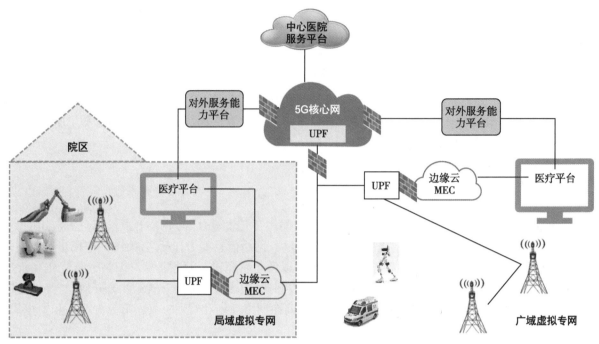

图 11-6　5G 行业专网示意图

　　不同场景业务使用 5G 网络,关键性能参数(key performance index,KPI)要求都有所不同。在医疗病灶三维建模中,使用 5G 云化 AR 进行术前会诊、术前导航,AR 的端到端时延要求 20 毫秒;医院管理中,医疗器械设备需要提供的定位精度要求是亚米级的。

　　传统移动互联网的尽力而为服务带来网络性能的不确定性,无法满足行业用户的要求。5G 行业专网应该重视网络确定性,这里的确定性不等同于 KPI 的超高要求,而是指网络关键性能指标的可预期,满足服务等级保障 SLA。在 5G 智慧医疗中,通过 5G 网络远程操控机械臂进行超声检查,环回时延应小于 100 毫秒,并且需要确保控制信令下行传输的可靠性,避免因视频时延过大或者丢失控制信令造成远端机械臂的操作失同步,影响超声检查效果。

第三节　主要应用

一、5G+ 院前急救

　　院前急救(prehospital emergency care)又称为现场急救或者是院外急救,是急救医疗服务体系的重要组成部分,是指患者到达医院前的医疗急救和快速转运,其目的是为院内急救赢得时间和条件,减少急危重症患者的病死率和致残率。院前急救水平体现了一个国家或地区的医疗水平以及处理突发事件的应急能力[7]。

　　近年来,随着自然灾害、公共卫生事件、急救事件等频频发生,居民对院前急救及社会救助的要求日益增高。院前急救具有随机性强、一有呼救立即出动、流动性强、急救环境条件差、病种多样且复杂等特点,其发展面临以下问题:在时间上,当前院前急救存在较长急救空窗期和信息盲区;在流程上,院前急救指挥调度困难;在技术上,传统医疗信息化无法有效满足医疗急救和紧急医学救援的发展需求。传统的急救医疗指挥中心借助语音话务接入的方式和 120 接线人员进行沟通,不具有异构平台的互联互通,同时高度依赖于手机 App 的操作,不满足普遍性、高效性以及适老性的操作需要,工作模式和目前互联网 +、5G 等信息化手段的飞速发展高度不匹配[8,9]。

（一）5G 为院前急救带来的可能性

5G 技术有利于提高现有院前急救水平,提高患者的救治成功率。5G 医疗专网能够提供大带宽、低时延、广连接、高可靠的无线接入服务,通过视频、语音及医疗数据的稳定、安全、高效地实时交互,来弥补传统院前辅助自救互救的不足,重新搭建院前急救工作标准、梳理工作流程、提升救治质量,进而提高救治成功率。急救空窗期和信息盲区,5G 和院前急救的结合有利于合理分配 120 指挥中心和医疗单位的资源投入,减少非必须出车的资源浪费[10]。

1. 5G 移动智能医疗终端　基于 5G 网络的移动智能医疗终端能够有效实现对患者生命体征数据的实时采集。如健康手环、智能血压计等便捷性及智能化移动医疗终端。另外,借助移动智能设备,医护人员能够对患者生命体征进行连续监测,对比传统生命体征测量方式,智能化终端测量在保障数据准确性的同时能够为院前急救工作赢得时间。

2. 分级分诊急救调度　同一个行政区域范围内,各级医院与区域性创伤中心可通过网络平台实现数据与资源共享。借助 5G 网络的数据传输优势,院前急救人员可以随时查看到区域内各家医院的院内急救数据(如正接受急救的患者数和剩余抢救床位数等),掌握各家医院所具备的实时接诊能力。同时,结合创伤现场患者病情的严重程度,院前急救人员可以迅速确定级别相匹配、能最快到达并能马上处理的医院。

3. 120 精准调度　调度人员能够基于 5G、GPS/ 北斗、大数据纠偏等技术实现对 120 急救车辆和患者位置的精准定位,能够使得调度人员对患者周围最近的 120 车辆进行明确,以此实现 120 调度工作的精准性。

4. 患者信息实时同步　院前急救人员到达现场后,借助 5G 网络连接患者电子病历系统,获取其既往病史、就诊记录以及基础疾病等信息,进行应急处理并检查患者的生命体征,获取心率、脉搏、血压、血糖等医疗数据,通过救护车内的 5G 智能装备,将相关数据与患者关联并实时传输至急救平台。

5. 远程急救和远程会诊精细化　通过随身携带的高清晰摄像机等设备,利用 5G 网络实时传输急救现场救治情况,5G 网络的大带宽、低时延特性完全可以满足高速移动场景下的远程会诊需求,使院内专家实时指导抢救,实现“上车即入院”。

6. 院前 - 院内急救无缝化衔接　院前急救人员一接触患者,其基本生命体征数据和既往病史等信息便实时传输到急救平台,并通过急救车车载智能设备与院内急救团队进行顺畅交流,共同制订院前救治方案,同时车上完成自动挂号、提前预检分诊,使得院前院内急救无缝化衔接。

（二）5G+ 院前急救实践

针对急救资源协调不足、院前院内急救环节脱节、前后方信息不对称、突发公共卫生事件应对能力不足等问题,采用 5G 云网融合技术,在急救人员、救护车、急救指挥中心、医院之间构建 5G 急救网络,部署统一的急救云平台,为急救受理、分级调度、协同救治等环节提供数据和技术支持,通过 5G 实现患者“上车即入院”,院前院内急救无缝化衔接的院前救急模式。

1. 接入终端　接入终端主要为急救车载设备及指挥中心工作站和抢救中心工作站,其中车载设备主要包含车载网关(负责车辆通信)、车辆与云端平台互通设备(T-Box)、急救车载信息终端(急救动态调度设备)、车载音视频设备、急救医疗设备等。在高速移动的环境下,这些设备将通过 5G 网络进行定位信息、医疗数据、音视频等数据的实时交互。

2. 5G 专网　充分利用运营商丰富的 5G 公用无线和传输网络资源,采用定制 DNN/ 切片技术与公众业务隔离,保障数据安全,定制业务专属的 5G 服务质量指示符(5QI),优先保障急救业务带宽和时延;部署地市级专用 UPF 和 MEC,满足低时延要求,采用上行分流器(ULCL)分流策略将数据分流到医院内网,保障数据安全,同时信息可连通到其他地区,实现本地和异地医院的专家资源同时远程会诊。

3. 边缘云　医疗专属 5G 急救边缘云平台提供低时延的边缘计算储存服务,同时支持能力开放,满足个性化应用本地部署需求。平台与医院本地私有云对接,实现业务协同;与中心云平台对接,与车载终端共同实现急救车中的远程监护和远程指导等业务；支持各类终端接入，在边缘云平台实现本地数据卸载、处理、储存和共享。

4. 应用

（1）急救受理调度：完成受理 120 呼救、调度救护车、监控院前任务及运行情况、院前急救任务统计等功能。

（2）急救优先分级调度系统：急救指挥调度中心进行现场评估和电话指导以及分级医疗处置的知识体系，规范电话受理、派车优先级，采用预案、自救互救指导，显著降低院前死亡率。

（3）结构化急救电子病历：对各种症状和疾病用填数、选择等形式记录主诉、检查和治疗过程，病历内置大量规则，兼具教学效果。

（4）院前院内协同救治平台：通过 120 急救系统、车载信息终端、医院接收系统相互配合，医院及时了解患者情况，提醒医护人员做好接收患者及救治准备，实现院前与院内无缝对接。

（5）远程急救会诊：建立跨地区、跨医院的远程急救工作系统，在高速移动场景下实时建立多方视频会诊，由专家进行远程急救操作指导。

5. 效果　借助 5G+ 大数据，根据患者现场信息，区分轻重缓急，合理调配急救资源，在复杂环境下，紧急救护人员可通过可穿戴设备或移动终端实时监测患者的生命体征并传输至云平台，医生可提前制订抢救方案，同时借助实时音视频交互实现专家远程会诊，是挽救患者生命、减少再损伤、降低伤残率和死亡率的关键。

二、5G+ 远程诊断

远程诊断（remote diagnosis）是指各医疗、医技系统以建设会诊中心的方式，通过医疗专线、移动通信网技术等连接各成员单位，共享医疗信息。5G 技术的成熟商用为远程诊断提供了更多的可能。

医联体内远程会诊是目前较为成熟的服务模式和路径。为了充分发挥医联体内远程会诊的服务能力，《关于深入开展"互联网 + 医疗健康"便民惠民活动的通知》明确了依托医联体建设，通过远程会诊、在线咨询等方式，加大上级医院对基层医院的技术支持；牵头医院建立远程医疗中心，向医联体内医疗机构提供远程会诊、远程影像、远程超声、远程心电、远程查房、远程监护、远程培训等服务。

截至 2020 年，二十国集团（G20）国家中有 18 个国家的 5G 已实现商用化，而医疗健康是重点支持和发展方向。5G 赋能远程会诊，已在世界范围得到广泛应用。2019 年 5 月 14 日下午，四川大学华西医院在中国电信四川分公司 5G 网络支撑下与四川大学华西医院龙泉医院、遂宁市中心医院同时连线，进行了全国首次 5G 多地联合远程会诊及实时纤维支气管镜检查。2020 年初新冠疫情暴发，通过 5G 技术实现了武汉火神山医院的医护人员与北京的专家进行远程会诊，效果显著。

（一）5G 为远程诊断带来的可能性

1. 5G+ 远程检查　现代医学依赖于各项医疗检查，如超声检查、MRI、CT、PET-CT 等。远程检查主要有两种模式，包括远程实时指导检测和远程精准操控检查。

（1）5G 实时指导检测：基于 5G 网络实现异地专家和本地检查科室的网络互通，同步视频和仪器采集数据。异地专家同步观看本地的操作情况和检测仪器数据，实时指导本地医生开展检测，及时发现病灶以避免误判，有效提高了检测的规范性和精准度。

（2）5G 精准远程操控检查：本地超声检查科室部署机械臂，用于控制超声检查，并架设多角度高清摄像头，通过 5G 网络连接到异地专家操控室。通过 5G 网络低时延通信的特性，异地专家手持仿真探头，可以同步控制远端的机械臂进行完全一致的操作，无延时、精准化地完成隔空超声检查。

2. 5G+ 远程智能阅片　医学影像检查（X 线、CT、MRI、超声、内镜、血管造影等）的影像管理文件，如胶片、图片、资料，长年累月会使大量资料堆积，查找困难，容易丢失。医学影像信息系统（PACS）能提供影像数字化管理，为医学诊断提供良好的信息化手段。医疗影像数据往往较大，数字胶片的传输受到通信带宽的影响。5G 网络使带宽大幅提高,是 4G 带宽的 10 倍,达到 Gbps 级别。远程诊断中,通过 PACS 与 5G 结合,为上下级医院之间实时共享医疗影像信息提供了技术支持。5G 与云计算结合,搭建 5G 云胶片服务,方便医生通过普通的 5G 终端快速访问云端的数字影像,协助远程诊断。云存储大量的医学影像信息及过往的诊断案例,通过人工智能 AI 训练,形成病理分析模型和 5G+AI 智能阅片能力。

3. 5G+ 远程会诊　远程会诊除了实时传输会诊的视频数据外,还需要共享传输患者多学科的病理信息,如 PACS、HIS 等系统需要与 5G 网络对接,通过平台整合医联体成员医院的数据信息。另外,点对点模式临时搭建远程切片专线链路,共享基层医院的系统远程桌面,并不传输具体的信息数据,异地的专家可以查阅患者的医学信息,避免成员单位之间信息对接产生的数据安全和个人隐私问题。

4. 5G+ 远程术前建模　术前建模是通过医学影像信息,对病灶进行三维数字化重组,结合虚拟现实 VR 技术、现实增强 AR 等技术,医生有效地对患者的病灶进行分析,做好术前规划。

(二)5G+ 远程诊断实践

针对传统远程诊断分辨率低、卡顿、传输慢、耗时长、时延高、稳定性差、成本高、移动差、存在信息壁垒及缺少智能化手段等问题,采用 5G 云网融合技术,部署统一的远程诊断云平台,实现数据共享和同步,并在各地市部署专用区域医疗 MEC,满足部分业务实时转发和处理需求,打造影像、病理、超声、心电、会诊、示教等远程检查诊断场景(图 11-7)。

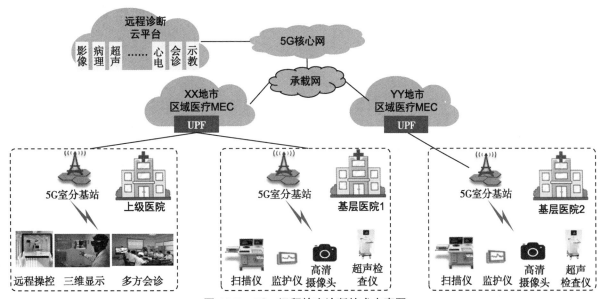

图 11-7　5G+ 远程检查诊断技术方案图

1. 接入终端　接入终端主要包括基层医院的一系列设备,如扫描仪、监护仪、高清摄像头、超声检查仪、彩色多普勒超声检查仪、心电仪、X 线摄影仪、CT 仪、磁共振成像仪、各种化验设备及各类显示设备,以及上级医院的显示设备及超声检查仪等检测设备的遥控端。

2. 5G 专网　在上级医院及基层医院部署 5G 室内基站,保障室内 5G 信号深度覆盖;在本地市部署专用 UPF,实现医疗数据边缘转发,满足低时延及数据安全需求;定制 DNN 与专用切片,配置业务专用 5QI,保障传输带宽与优先级接入,实现端到端的安全隔离。提供上行 200Mbps,下行 600Mbps 及平均时延低于 20 毫秒的 5G 专网服务,并实现医疗数据与公众数据的安全隔离。

3. 云　在相关地市部署专用 MEC 平台,提供边缘数据处理及计算储存服务,满足低时延及数据安全需求;部署统一的远程诊断中心云平台,打破数据壁垒,实现数据同步与共享;5G、边缘云和中心云的融合应用,满足数据共享和 AI 算力需求。AI 模型训练等对实时性要求不高,但运算资源较大的业务部署于中心云,遥控等对实时性要求较高的业务部署于边缘云,云边协同兼顾了算力与效率需求。

4. 应用

（1）5G+ 远程影像：①云存储及跨区查阅，患者完成超声、CT、磁共振成像等检查后，图像数据通过 5G 传输至院内医疗云，实现影像数据的云端存储与跨区域查阅；②远程阅片诊断，通过云边协同的方式实现医疗影像数据的实时安全共享，满足移动远程阅片的需要；③ AI 辅助诊断，AI 技术对影像的智能分析与诊断可以辅助医生阅片，提高阅片效率。

（2）5G+ 远程病理：①远程诊断与指导，5G 网络的超高上下行带宽和超低延时，帮助远程专家准确高效地指导基层病理医生进行精准的检查与取材，数字切片实时上传诊断，助力术中快速冰冻病理诊断；② AI 辅助诊断，5G 技术可实现数字切片的实时上传，实现准实时的 AI 辅助诊断。

（3）5G+ 远程超声：①远程超声诊断，5G 超低时延特性将能够支撑上级医生操控机械臂实时开展远程超声检查，远程医生与患者实时交流，并实时操作机械臂对远程患者进行检查及诊断；②远程超声会诊，支持高分辨率超声影像数据与高清音视频实时会诊画面的实时同步传输，为患者完成病历分析、超声影像诊断、视频远程会诊。

（4）5G+ 远程心电：①移动心电检查，5G 支持移动便携式心电记录仪，患者在床边有临床医生或护士进行心电检查，数据直接传送至心电专家进行诊断并将结果及时反馈至临床；②远程心电诊断，基层医院无须配备专业心电医生，临床医护人员只需要操作数字心电图机采集患者的心电数据，远端上级医院的心电诊断中心专家诊断并出具报告。

（5）5G+ 远程会诊：①远程高清会诊，5G 超大带宽实现 4K/8K 远程高清会诊和医学影像数据的高速传输与共享，支持电子病历在线融合，让专家能随时随地开展会诊，提升诊断准确率和指导效率；② VR/AR 远程会诊，专家通过 VR 眼镜远程观察诊疗、手术情况，并指导现场进行诊疗、手术。

（6）5G+ 远程示教：①高清视频教学，以直播形式基于 5G 提供 4K/8K 高清视频教学，满足多场景接入学习；②真实虚拟教学，利用 5G 技术大带宽、低时延、5G 专网高安全性特点，开展基于 VR/MR 的虚拟实验教学，配合可穿戴设备，结合三维数字化模型，打造高度仿真、沉浸式、可交互的虚拟学习场景。

5. 效果　结合云计算、AI、可视化技术等，实现患者和医生的远距离"面对面"沟通，帮助医生更好地了解患者的病情，助力医技、临床诊疗质量控制和安全管理，并实现沉浸式教学与科研，是推动分级诊疗落地的有效手段。

三、5G+ 远程治疗

远程治疗（teletherapy）即应用远程通信技术来交互式传递信息，以开展远距离治疗服务，是一种现代医学、计算机技术和通信技术紧密结合的新型医疗服务模式。远程治疗技术的内容包括：以操控机器人实施的远程手术治疗，以远程完成靶区勾画和物理计划实施的远程放射治疗，以 4K/8K 类超高清视频、医学影像数据及电子病历实时同步共享为基础的远程会诊，以远程指导居家患者进行保守治疗及术后康复的远程康复治疗。

传统远程治疗采用 4G 和有线进行网络通信，存在以下问题：①有线通信移动性差，成本高；② 4G 网络带宽、时延难以满足远程治疗需求；③传统远程治疗中带宽及时延不能满足数字智能化技术需求。数字智能化诊疗技术主要包括三维可视化、3D 打印、分子荧光成像、虚拟现实、增强现实、混合现实、影像组学、人工智能、5G、云计算等，为疾病诊治及远程治疗奠定了坚实的基础。但上述数字智能化诊疗技术需要大带宽的网络集成各类软件平台及传输大容量的数据，目前基于 4G 移动网络主要侧重于提供原始带宽，无法实现上述功能。5G 可为大容量数据提供高速率传输，真正深化远程治疗的意义。

（一）5G 为远程治疗带来的可能性

5G 大带宽特性，能够支持 4K/8K 类超高清视频传输及无损无压缩的放射科影像、病理切片影像传输；而 5G 低时延、高可靠特性，将有效应用于远程操控类应用，实现从医学观察、指导到医学操作的又一次突破；通过 5G 网络的全覆盖，上下级医生可以随时随地互联互通，满足各种移动化场景下的治疗需求。

（二）5G+远程治疗实践

针对远程治疗需求,构建集术前规划、个性化精准治疗、术后康复为一体的远程治疗平台。基于5G云网融合技术,由医疗设备自动采集数据取代医护人员凭记忆手工录入,确保数据影像资料的实时性和可靠性,通过云平台实现数据互联互通,医疗资源共享,拉近各单位及医患距离,具备快速搭建手术环境能力,提供远程手术治疗、远程放射治疗、远程康复治疗等服务,满足平战结合的远程治疗需求(图11-8)。

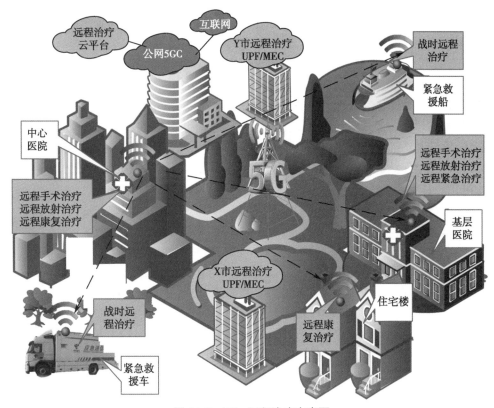

图 11-8　5G+远程治疗方案图

1. **接入终端**　主要包括基层医院的扫描仪、监护仪等各类生命体征监测设备,手术机器人、放射仪等可遥控设备,各类显示设备;患者居家携带的可穿戴健康设备及康复仪;以及上级医院的显示设备及手术机器人、放射仪、康复仪等设备的遥控端。

2. **5G专网**　中心医院及基层医院新建5G室分系统满足院内远程治疗设备入网需求;室外部署的众多5G宏站满足患者居家康复及平战时急救设备入网需求。共用运营商公网5GC控制面网元,供医疗子切片使用,对医疗业务进行会话管理;转发面独享,分地市部署医疗专用UPF+MEC,时延敏感治疗业务由本地UPF转发至对端UPF,非时延敏感治疗业务本地UPF转发至远程治疗云平台。定制DNN与专用切片,灵活配置业务5QI,保障传输带宽与优先级接入,通过专用UPF进行业务隔离,实现数据端到端的安全隔离。

3. **云边协同**　UPF与MEC就近部署,算力下沉,为所在地市的医疗单位提供数据转发和处理能力,有效降低传输时延,对实时交互类业务快速响应。5G与边缘计算、中心云协同配合,满足不同业务要求,时延敏感业务由本地UPF进行数据转发,边缘MEC进行数据处理,实现两点业务数据实时交互和快速处理,满足低延时、大带宽、高可靠业务需求;非时延敏感业务经地市UPF转发至远程治疗平台,满足各级医疗机构便捷的数据共享和访问需求,方便医护人员实时跟踪患者康复情况及制订治疗方案。

4. **应用**

（1）5G+远程手术治疗:5G网络能够简化手术室内复杂的有线和Wi-Fi网络环境,降低网络的接入难度和建设成本。利用 5G 网络切片技术,可快速建立上下级医院间的专属通信通道,有效保障远程手术的稳定性、实时性和安全性,让专家随时随地掌控手术进程和患者情况,实现跨地域远程精准手术操控和指导。在战区、疫区等特殊环境下,利用 5G 网络能够快速搭建远程手术所需要的通信环境,提升医护人员的应急服务能力。

(2) 5G+ 远程放射治疗:基于 5G 网络,构建肿瘤放射治疗中心,实现区域级甚至国家级的肿瘤数据共享中心,支持远程临床治疗、远程质量控制、跨区域诊疗等一系列的服务内容。

(3) 5G+ 远程康复治疗:建立居家远程康复治疗体系,使患者可以居家使用康复仪,如上下肢主被动康复训练等诸多型号的智能可穿戴设备辅助系统,进行居家康复训练,并将训练结果实时通过网络上传到远程服务器,患者居家康复治疗的安全性、有效性得到保障。

5. 效果　有助于推进分级治疗服务模式的落地。实现不同区域间的各级医疗机构的数据互联互通,统一电子健康档案、电子病历等数据标准,逐步落实分级医疗政策。实现治疗全过程的数字化管理模式。对患者治疗全过程(术前、术中、术后及院外康复)的健康状况进行实时性、连续性全周期数据化管理。全流程的数字化管理,可以充分挖掘数据价值,包括基于电子病历、健康数据、影像资料等,实现对患者个性化的治疗和管理;医院基于远程治疗平台的医学影像分析、病历与文献分析、辅助治疗等手段,极大地提升服务水平,运用治疗全过程的数据对治疗方案进行整体复盘、综合评估,改进治疗技术。同时,云平台的实时数据可以为医患纠纷的解决提供有力的数据支撑。

四、5G+ 医院管理

医院管理(hospital management)是按照医院工作的客观规律,运用现代管理理论和方法,对人、财、物、信息、时间等资源进行计划、组织、协调、控制,充分发挥整体运行功能,以取得最佳医疗效率和医疗效果的管理活动过程。

医院经营管理水平直接影响医院经营目标,在 5G+ 物联网的广泛连接,云计算、大数据、AI 的辅助下,医院管理正逐步走向数字化、智能化、自动化。

(一) 5G 为医院管理带来的可能性

床旁车、查房车、医用 PDA 等医疗设备通过传统有线、4G 或 Wi-Fi 网络进行数据传输,面临传输速度慢、移动性差(Wi-Fi 无法平滑切换,经常掉线)、Wi-Fi 网络建设维护成本较高、无专人维护等问题,5G+ 医院管理支持 4K/8K 大容量影像及数据传输,支持 CT、X 线片、病理切片等大容量医疗影像数据实时高速同步传输共享,支持海量终端连接并满足设备集中用网需求,支持 10cm 精度定位,丰富应用场景。

(二) 5G+ 医院管理实践

医院内部构筑 5G 智慧管理网络,部署 5G 物联使能平台和医疗信息平台并通过 5G 专线连接医院内部高价值资产管理平台和影像监控平台,为医疗设备管理和智慧安防管理这两大重点场景提供数据和技术支持,通过 5G 实现医疗设备、安防管理可知可视。

1. 接入终端主要为医院内的医疗设备以及智能安防设备,其中医疗设备主要包含 CT 机、牙椅、超声诊断仪、床旁车等。

2. 5G 专网　充分利用运营商丰富的 5G 公用无线和传输网络资源,采用定制 DNN/ 切片技术与公众业务隔离,保障数据安全,定制业务专属的 5QI。

3. 边缘云　在网络边缘部署医院专属 5G 边缘云平台,它能更好地支持高带宽、低延迟的管理应用,提供更安全的数据环境,满足医院管理对连接、计算、储存应用的边缘定制化需求。

4. 应用

(1) 5G 高价值医疗设备管理:高价值医疗设备通过 5G 网络将设备位置信息和运行时间等数据稳定、快速、安全地传输到院内应用管理系统。5G 助力设备位置实时可感、运行时长实时可知可视,能够快速调度集结设备,提供部分闲置或不合理使用设备的使用效率。

(2)5G+AI 安防管理:实现应急情况下临时性、移动性需求较强的 5G 高清摄像机的快速、灵活部署,满足应急安防需求。同时 5G 网络可结合人工智能算法进行诸如入侵检测、人员斗殴行为识别、人员密集度显示等综合智能分析,提高日常和应急时刻安防管理能力。

5. 效果　支持构建院内 5G 医疗物联网,将医院海量医疗设备和非医疗类资产有机连接,实现医疗设备状态监测、医院资产管理、院内急救调度、医务人员管理、门禁安防等服务,提升医院管理效率和患者就医体验。

五、5G+ 健康管理

健康管理(managed care)是指一种对个人或人群的健康危险因素进行全面管理的过程。其宗旨是调动个人及集体的积极性,有效地利用有限的资源来达到最大的健康效果。

2020 年我国大健康产业规模突破 10 万亿元,预计 2019—2023 年年均复合增长率约为 12.55%。借助 5G、物联网、AI、云计算、区块链等新一代技术,健康管理正快步迈向数字化和智能化。

(一)5G 为健康管理带来的可能性

5G 作为智慧医疗的重要载体,可满足健康管理的多场景需求。相比于 4G 网络中高清视频传输分辨率低、卡顿;Wi-Fi 网络不稳定、易受干扰、安全性差、定位不准;有线网络移动性差、建设成本高、工程复杂、新增布线难等问题,5G+ 健康管理支持 4K/8K 大容量影像及数据传输、支持健康 / 体征监控数据实时传输、支持海量终端连接并满足设备集中用网需求、支持 10cm 精度定位,丰富应用场景。

(二)5G+ 健康管理实践

针对慢性疾病筛查慢、筛查难、就医难等问题,采用 5G 云网融合技术,在医院、移动 CT 车、重点人群之间构筑 5G 健康管理网络,部署 5G 物联使能平台和医疗信息平台,为慢病管理、老年健康管理、妇幼健康管理、肿瘤筛查管理、器官移植管理这五大重点场景提供数据和技术支持,通过 5G 实现重点人群早筛查早就医。

1. 慢病管理　基于 5G 网络的慢性疾病数据监测与管理,通过可穿戴设备或专业医疗设备实时采集数据,上传平台实现健康数据归档管理。AI 辅助诊断及预警,利用大数据和人工智能生成疾病风险评估及预警。远程门诊及康复示教,通过远程高清设备、VR/AR 设备实现远程门诊及康复示教。

2. 老年健康管理　健康管理机构实时监控老年群体的健康数据,AI 辅助评估与预警,早发现早干预,实现健康全流程管理。

3. 妇幼健康管理　孕妇将 App 与智能超声胎儿监护仪设备相连,实时将胎心监护数据上传到医生工作站,由医生在线提供胎心报告解读,保障医疗救治的及时性。另外,医生根据孕妇上传的实时胎心数据提供远程指导及建议。

4. 脑瘤筛查管理　5G 肿瘤筛查车,通过 5G 医疗切片专网满足车载设备、筛查医疗设备 5G 接入需求,打造家门口的"肿瘤医院",便捷实现肿瘤筛查,扩大筛查的可及性及覆盖范围。AI 辅助诊断,及时发现潜在癌症高风险人群,提升区域内癌症患者的早诊早治率,降低癌症死亡率。

5. 器官移植管理　利用 5G 实时通信技术和设备,实现捐献者移动检车或潜在供者 ICU 实时病情监护及器官监测,配备随身 5G 可穿戴设备或在家配置设备用于监测移植后随访数据,出现异常及时预警并顺畅就医。

六、5G+ 智慧疾病预防控制

疾病预防控制(disease prevention and control)是指在疾病发生前后及时采取综合性防疫措施,消除各种传播因素,对患者进行隔离、治疗,以保护易感人群,使疫情不再继续蔓延。

（一）5G 为智能疾病预防控制带来的可能性

传统疾病预防控制中前哨筛查人流大、流动性强,人脸识别、红外测温大数据传输实时性、稳定性要求高,4G、Wi-Fi 难以提供有效保障。前哨监测设备需要可移动、灵活部署,如车站、商场、医院等重点场所,有线网络难布线、难保障。疫情暴发后急诊、发热门诊人满为患,导诊人力不足;消杀作业频次高、面积大,人力需求大,存在极大的风险隐患。此外,疫苗配送过程缺乏监管紧急处理机制,疫苗易失效。人为扫码溯源,易出错或被人为篡改,追责困难。

5G 融合新技术推动疾病预防控制数字化、智能化、无人化升级。5G 大带宽支持高密度人群红外测温、接种留观图像识别等大带宽数据实时上传;5G 时延可 <1 毫秒,支持前哨筛查异常实时预警、发热人员追踪低时延需求;5G+VPDN 用户数字认证全覆盖、个人隐私信息加密存储、疾病预防控制数据安全交换。

（二）5G+ 智能疾病预防控制实践

采用 5G 融合新技术,在医院、发热门诊、医护人员、重点场所及人群之间构筑 5G 智能疾病预防控制网络,部署 5G 物联使能平台和疾病预防控制管理平台,为智能防控、智能消杀、智能导诊以及智能疫苗这四大重点场景提供数据和技术支持。

1. 接入终端 接入终端主要为重点场所的导诊、消杀机器人以及疫苗运输车搭载的设备。

2. 应用

（1）智能防控:基于 5G 网络的智能哨点温度监控预警,覆盖医疗机构、车站、商场等重点场所 5G+ 人工智能红外体温监测 / 人脸识别设备,实现人员视频、体温及基本信息数据 5G 切片实时回传,异常预警;疑似发热病例及密切接触者实时跟踪管控;数据实时上传疾病预防控制管理平台进行病例建档,疾病预防控制中心集成光路(IOC)大屏统一数据可视化展示,助力公共卫生应急指挥调度,为决策提供依据。5G+AI 语音 / 可视化设备,实现交通口岸、隔离病房 / 酒店场所进行无接触流行病学调查,采集人员信息及相关视频、语音实时上传至平台备案。

（2）智能消杀:利用 5G 高速率、低时延、高可靠的特性支持机器人全自动围绕目标 360° 无死角精准消杀,代替医务人员进行病菌采样。5G+ 环境状态实时监测,环境数据实时监测,即时自动消杀;消杀记录自动上传,消杀报告自动生成。5G+ 智能识别算法提升导航精度、障碍物识别能力,自主应对复杂的医疗环境。

（3）妇幼健康管理:孕妇将 App 与智能超声胎儿监护仪设备相连,实时将胎心监护数据上传到医生工作站,由医生在线提供胎心报告解读,保障医疗救治的及时性。另外,医生根据孕妇上传的实时胎心数据,依托高清设备实现"面对面"问诊,提供远程指导及建议。

（4）智能导诊:5G+AI 机器人 +MEC 边缘计算 + 云,提供基于自然语义分析的人工智能导诊服务,减少医护人员分诊、导诊重复性应答工作。同时 5G 机器人根据就诊人员状况及各门诊诊室实时人员快速分配诊室,患者症状、患者预诊信息实时传输至管理平台备案,便于疾病预防控制数据的统一管理。

（5）智慧疫苗:5G 云边协同+物联网+区块链+大数据融合实现运输配送全流程管理,实现智慧配送、冷链温度实时监测、疫苗追溯监管,疫苗运输、仓储环境监测及运输过程轨迹定位等场景应用。异常状况及时告警,便于相关人员第一时间进行处理,减少损失。支持广域间医疗机构内疫苗统一管理,疫苗短缺自动化预警。

3. 效果 结合 5G 网络和全国传染病防控哨点,支持各地传染病监测、筛查、流行病学调查、密切接触者追溯、疫苗配送管理等,可及时掌握和动态分析重点人群疾病发生趋势及传染病疫情信息,提高突发公共卫生事件预警与应急响应能力。

七、5G+中医

中医药是包括汉族和少数民族医药在内的我国各民族医药的统称,反映了中华民族对生命、健康和疾病的认识,是具有悠久历史传统和独特理论及技术方法的医药学体系,在健康中国行动中发挥着重要作用,尤其是在治未病、治慢病、治难病、康复等方面有着明显优势。

中医"望闻问切"诊疗环节缺少精准化数据标准体系,以脉象、舌象为代表,如中医对脉象表述为浮、沉、滑、涩等,诊断以医生的感知与经验为主,诊疗环节难量化。中药煎药服务存在煎煮设备落后、管理手段不足、标准规范缺失等问题。

(一) 5G 为中医药行业带来的可能性

结合助力中医实现量化,"望闻问切"四诊信息的量化收集处理实现数字化后,设立专门的中医数字检查科室,由中医检查师负责收集并进行数字化处理。中医利用已经过信息化处理的四诊数据,结合这些信息进行辨证施治,形成用于指导临床治疗的可供网络查询的电子病历。

5G+ 大数据推动中医医疗服务的全过程数字化,汇集检测数据、诊断依据、诊断知识、临床治疗和处方知识等。通过机器学习、深度学习等 AI 技术,凝练出丰富的中医诊断模型,诊疗辅助诊断,智能优化诊疗方案,提高诊断的准确性。

5G 融合新技术将助力中医医疗,全面实现信息化管理,中医诊疗过程以及远程诊疗的信息管理将在未来全面实现数据化、网络化、规范化。中医临床诊疗过程实现工业化生产流程的质量控制,以不断提高临床诊疗水平,减少误诊的发生。

(二) 5G+中医实践

针对传统中医药治疗中供给不足、传承难、标准缺乏等问题,采用 5G 融合新技术,利用最高 10Gbps 的 5G 大带宽支持 4K/8K 超高清视频,利于大容量影像及数据传输;利用超低时延实时传输健康 / 体征监控数据,支持 VR/AR 沉浸式中医教学。同时在云侧部署 5G 物联使能平台和医疗信息平台,为中医远程诊疗、中医康复保健、中医远程会诊以及中医远程示教这四大重点场景提供数据和技术支持。

1. 中医远程诊疗　在基层部署中医四诊仪及高清音视频终端设备,通过 5G 大带宽、低时延网络,支持专家端与患者端的实时诊断及音视频协作,同步交流互动,实现专家与患者的远程沟通,完成中医的"望闻问"诊。

2. 中医康复保健　利用 5G+ 可穿戴设备或智能终端设备,实时采集用户多维度的健康数据,构建用户中医健康档案数据库,结合中医远程"望闻问切"所获得的四诊数据等,构建健康干预及风险预警评估模型,AI 辅助自动分析综合干预。

3. 中医远程会诊　依托 5G 网络高速率特性,支持 4K/8K 远程高清会诊和医学影像数据的高速传输与共享,支持电子病历在线融合,让专家能随时随地开展会诊,提升诊断准确率和指导效率,促进优质医疗资源下沉。

4. 中医远程示教　基于高清音视频设备,通过直播、录播等形式开展会议讲座、病历讨论、技术操作示教等远程示教活动;提供基于 VR/AR 设备打造沉浸式教学环境,提供针灸、罐疗、推拿等中医诊疗手法技巧示教及演示。

结合 5G 网络与各项高新技术,支持提供中医药养生保健、医疗、康复、护理等智能服务,采集、存储和管理慢性疾病患者或老年人体征和行为监测、健康档案、中医养生保健等数据,推动中医特色诊疗服务智能化发展。结合中医诊疗康养舱,下基层进行中医诊疗。

第四节　展望 ∨

毋庸置疑,5G 技术与其他物联网、云计算、AI 等新型信息化技术的结合为健康医疗赋能,其发展价值潜力巨大,可以有效提高社会总体医疗服务能力,提升全民健康水平,增强民众幸福感。然而,目前 5G 健康医疗行业应用总体上还处于探索阶段,主要存在以下几方面的问题。首先,与医疗业务适配的 5G 终端、模组尚不成熟,主要还是通过用户驻地设备(customer-premises equipment,CPE)形式转换成 Wi-Fi 或者网线与医疗设备连接,5G 终端成本相对较高。其次,医疗业务的安全性和可靠性要求较高,5G 网络的 KPI 指标暂时无法满足,或者方案成本过高,无法大规模复制。5G 健康医疗行业应用暂时没有形成行业的标准规范,缺少评价和认证体系,无法建立用户信心,应用推广存在难度。最重要的,暂时还没有形成 5G 健康医疗的有效商业模式,不利于上下游生态产业的持续健康发展。

5G 健康医疗行业应用有待进一步完善与市场化,依赖于标准规范。建议通过相关医疗行业组织加快推动标准的编制工作,同时建立相应的认证机构,对业务的可靠性和安全性进行评定认证。

随着移动通信技术与 IT 技术不断发展与融合,为健康医疗提供更多的连接和算力支持,充分发挥医疗体系的协同作用,传承医护人员的临床经验,逐步缓解,甚至有效解决目前我国医疗资源分布不均等问题。

（麦磊鑫　李建林　吴棋焕）

参考文献

［1］ 浙江数字医疗卫生技术研究院.IMIT 白皮书:5G 智慧医疗进展［R］.(2021.04)［2022-06-30］. http://www.imit.org.cn/index.php?m=article&a=index&id=359&cid=11.

［2］ 全球移动供应商协会.GSA 报告:5G-Ecosystem Summary May-2022［R］.(2022-04)［2022-05-13］. https://gsacom.com/reports/page/9/.

［3］ 互联网医疗健康产业联盟.5G 时代智慧医疗健康白皮书［R］.(2019-07)［2022-06-30］. http://www.caict.ac.cn/kxyj/qwfb/bps/201907/P020190724323587134333.pdf.

［4］ 5G 应用产业方阵.5G 行业虚拟专网网络架构白皮书［R］.(2020-07)［2022-06-30］. http://www.5gaia.org.cn/achievement/detail/167.

［5］ 5GDNA 产业联盟.5G 确定性网络产业白皮书［R］.(2020-02)［2022-06-30］. https://pmo32e887-pic2.ysjianzhan.cn/upload/5GDN_industry_white_paper_cn.pdf.

［6］ 5GDNA 产业联盟.5G 确定性网络架构产业白皮书［R］.(2021-02)［2022-06-30］. https://pmo32e887-pic2.ysjianzhan.cn/upload/5GDN-Architecture-Industry-White-Paper1.pdf.

［7］ 许铁,张劲松.急救医学［M］.南京:东南大学出版社,2010.

［8］ 张建中.对院前急救发展问题的思考［J］.中国社区医生,2012,14(12):436-437.

［9］ 范锦.谈如何促进院前急救发展［J］.中国当代医药,2011,18(5):139-142.

［10］ 曾睿,林建权,杨文瑾.5G 为城市院前急救带来提升新机遇［J］.中国电信业,2021,(9):22-25.

第十二章

医疗区块链

第一节　概述

近年来,区块链(blockchain)无论在技术研究的深度,还是在应用场景的广度方面,均取得了突破性和长足发展,凭借其鲜明的技术理念和独特的技术手段,正快速成为当代数字生活中推动生产关系变革、赋能经济活动的多面手。

2021年3月,区块链被写入《中华人民共和国国民经济和社会发展第十四个五年规划和2035年远景目标纲要》,提出打造数字经济新优势,加快推动数字产业化。推动区块链技术创新,以联盟链为重点发展区块链服务平台和金融科技、供应链管理、政务服务等领域应用方案,完善监管机制。

在医疗行业,区块链技术正处于探索发展时期。本章从区块链技术的原理及特点入手,梳理区块链技术在医疗行业的应用及研究现状,探讨该技术在行业内的创新发展前景。

在正式介绍区块链技术原理及其在医疗行业应用的详细内容前,先回顾区块链技术的发展历程。

2008年11月,在全球正经历金融危机的大背景下,中本聪的论文《比特币:点对点的电子现金系统》,提出了去中心化加密货币——比特币(bitcoin)的设计构想,旨在改变集权的金融货币体系,设计完全去中心化的点对点的电子现金系统。2009年,比特币系统开始运行,标志着以区块链技术为底层基础的比特币正式诞生,构建一种去中心化、公开透明、难以篡改的点对点账本系统成为可能。区块链进入1.0时代。

2013—2018年,以支持图灵完备智能合约的以太坊(ethereum)为代表,多种面向企业级应用的开源区块链平台诞生,伴随着大量去中心化应用(decentralized application,DApp)的落地,展示出区块链技术在企业应用方面所具有的降低信任和协作成本、提高行业协助效率的全新特性。区块链进入2.0时代。

2018年至今,随着多种高性能共识算法的提出及多联跨链技术的逐渐成熟,区块链与大数据、云计算、5G、物联网技术共同构造新型基建的核心技术网,强调价值互联,向非金融领域渗透应用,区块链进入3.0时代。

一、技术原理及特点

区块链是一种数据以区块(block)为单位进行生产和存储,并按照时间顺序首尾相连形成链式(chain)结构,通过密码学保证数据在链节点之间传输时不可伪造、不可篡改,所有的链上数据通过广播得以在每个活跃的(全)节点上进行认证及存储,使得整条链构成去中心化分布式账本。其基础技术包括哈希运算、数字签名、共识算法、对等网络(P2P)、隐私保护以及智能合约等。通过哈希运算构建区块链的链式结构、默克尔树,实现防篡改、快速检测。通过数字签名实现权限控制、身份识别,避免节点被冒充。通过共识算法解决全民记账的信任问题,主要包括工作量证明(PoW)、权益证明(PoS)、拜占庭容错(BFT)等。去中心化、数据共享的特性通过 P2P 来实现。同时,通过引入智能合约,实现节点间传输数据的传播、验证、执行,并对最终结果进行永久保存。总括而言,区块链并不是一种技术,而是多种技术的有机结合体。

因具有去中心化和过程可信(链上难以被篡改)两大特点,区块链能使多方利益主体在非互信的环境下以低成本的方式构建可信信息交换的基础,旨在重塑社会信用体系。近两年来区块链发展迅速,一方面,人们开始尝试将其应用于金融、教育、医疗、物流等领域;另一方面,区块链受消耗大量计算资源、运行低效等问题制约,这些因素造成区块链分类方式、服务模式和应用需求发生快速变化,进一步导致核心技术朝多样化方向发展。

(一)区块链分类

根据准入权限和去中心化程度的不同,区块链可以分为三种类型。

1. 公链(public blockchain) 也称为非许可链(permissionless blockchain),是一种完全开放的区块链,即任何人都可以加入网络并参与完整的共识记账过程,彼此之间不需要信任。这种模式的区块链中的任何节点都可以在区块链上进行读写以及数据的验证操作,并且可以根据其共识过程的贡献发放相应的奖励,也就是所谓的激励层。以消耗算力等方式建立全网节点的信任关系,具备完全去中心化特点的同时也带来资源浪费、效率低下等问题。以比特币为代表的加密货币是公链主要的应用场景之一。因该区块链模型是完全去中心化,监管难度较大。

2. 联盟链(consortium blockchain) 联盟链针对某特定群体,由该群体多个成员机构和有限的第三方组成,账本的生成、共识、维护分别由联盟指定的内部(多个)成员参与完成。根据成员的角色和职责,账本的生成、共识、维护等事务可由不同成员负责和承担,而每个成员据此提供或享受一系列相关的成员服务。它的共识过程只在这些联盟成员之内形成,特点是部分去中心化。

3. 私链(fully private blockchain) 私链是将操作的权限完全收束到一个组织之内,已经失去了中心化的特点,成为一个中心化的区块链。这种模式的区块链通常只用于一个组织之内的部门之间的数据进行管理和操纵的追溯。

根据上述三种类型的描述可以得知:公链是完全去中心化的,但是管理难度也是最高的。私链完全失去了去中心化的特性,因此应用的场景也不多。联盟链在前述两者的特性之间取得一定的平衡,将去中心化特性缩小到了加入联盟的组织之间,但是管理的难度也降低了,在目前社会环境下应用环境更为广泛。

(二)区块链技术结构简述

1. 通用层次化技术结构 区块链自下而上分别为网络层、数据层、共识层、控制层和应用层(图 12-1)。其中,网络层是区块链信息交互的基础,承载节点间的共识过程和数据传输,主要包括建立在基础网络之上的对等网络及其安全机制;数据层包括区块链基本数据结构及其原理;共识层保证节点数据的一致性,封装各类共识算法和驱动节点共识行为的奖惩机制;控制层包括沙盒环境、自动化脚本、智能合约和权限管理等,提供区块链可编程特性,实现对区块数据、业务数据、组织结构的控制;应用层独立于区块链原生技术,仅包括区块链的相关应用场景和实践案例,通过调用控制合约提供的接口进行数据交互[1]。

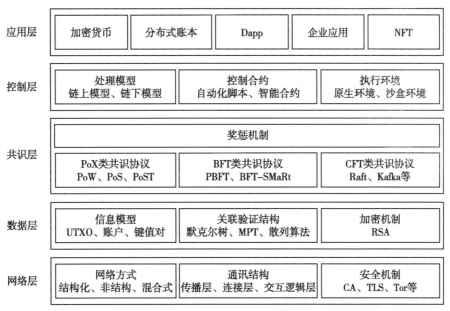

图 12-1　区块链分层结构示意图

2. 数据层数据结构　区块头包含的信息可以划分为三类。第一类是连接前后区块相关的信息,比如前一个区块的父哈希值。第二类是涉及挖矿行为,如挖矿的难度、区块生成的时间戳和有矿工找到的随机值。第三类是有关验证数据有效的信息,目前普遍采用默克尔树根(Merkle root)[2],该结构可以有效快速地验证交易信息。区块链数据层数据结构如图 12-2 所示。

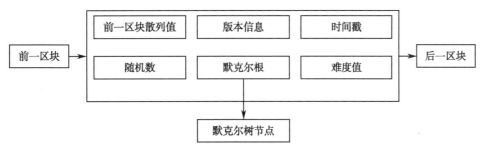

图 12-2　区块链数据层的数据结构示意图

二、面临的挑战

(一) 技术层次优化

区块链存在所谓的三元悖论,即去中心化、安全性、扩展性三者不可兼得,最多能在三属性中取其二。在实际应用中,一般是根据应用的场景特点选择更为重要的两者。以比特币为代表的公链具有较高的安全性和完全去中心化的特点,但其共识方式决定了以消耗大量的计算资源作为代价,也成为拓展性优化的瓶颈。尽管先后出现了诸如 PoS、BFT 等共识协议优化方案,或侧链(side chain)、分片(sharding)等链上处理模型,以及子母链(Plasma)、闪电网络为代表的链下扩展方案,都是以牺牲部分安全性或去中心化为代价。因此,如何将区块链更好地推向实际应用取决于三种属性侧重程度的恰当选择,主要包括以下两种思路。

1. 层次优化　区块链层次化结构中每层都不同程度地影响上述三种属性,如网络时延、并行读写效率、共识速度和效果、链上 / 链下模型交互机制的安全性等,对区块链的优化应当从整体考虑,而不是单一层次。网络层主要缺陷在于安全性,可拓展性则有待优化。如何防御以边界网关协议(BGP)劫持为代表的网络攻击将成为区块链底层网络的安全研究方向[3]。信息中心网络将重塑区块链基础传输网络,通过请求聚合和数据缓存减少网内冗余流量并加速通信传输。

相比于数据层和共识层,区块链网络的关注度较低,但却是影响安全性、可拓展性的基本因素。数据层的优化空间在于高效性,主要为设计新的数据验证结构与算法。该方向可以借鉴计算机研究领域的多种数据结构理论与复杂度优化方法,寻找适合区块链计算方式的结构,甚至设计新的数据关联结构,如通过压缩区块空间而达到扩容目标的隔离见证、有向无环图(DAG)中并行关联的纠缠结构(tangle),或者是Libra项目所采用的状态树。共识机制是目前研究的热点,也是同时影响三元特性的最难均衡的层次。共识机制优化可以从出块节点选举和主链共识两个步骤入手。

在出块节点选举机制上,PoW牺牲可拓展性获得完全去中心化和安全性,PoS高效的出块方式具备可扩展性,但较容易产生分叉、遭遇攻击(如粉碎攻击、无权益攻击和长程攻击)[4]的问题,基于混合共识的思路,活动证明(POA)结合上述两者的优势,一定程度上实现了三种特性的均衡。活动链(CoA)、衔尾蛇(Ouroboros)协议、Algorand作为另一类基于随机函数的权益证明共识算法代表,分别采用不同方式更新Follow-The-Satoshi算法的随机种子:活动链将当前区块的前N个区块哈希值作为随机算法输入,选择得到后N个区块的出块节点;衔尾蛇协议通过安全多方计算,在一定区块间隔(成为一个纪元,epoch)内选举出块节点委员会,其中成员参与安全多方计算决定当前纪元内的随机种子;Algorand基于可验证随机函数(verifiable random function,VRF)选举出块节点,各节点以私钥和全网统一的随机种子作为随机函数输入,判断自身是否为出块节点,如果是,该节点将同时出示算法生成的选举证明,并提供给其他节点验证[5]。

在主链共识上,根据保证链上各节点区块数据一致性的强度,分为概率性共识和确定性共识。顾名思义,两者区别主要体现在一旦共识形成,共识能否在未来改变。前者随着时间推移,共识的确定性越来越高。

概率性共识适用于公链,有最长链规则、贪婪最重子树协议(GHOST规则)、包容性协议、SPECTRE协议、Conflux协议等。最长链规则最早在比特币白皮书中被提出,通过选取区块树中最长的分支作为主链。一方面,当链上的诚实节点拥有全网大部分算力,主链达成区块数据一致共识的概率最高;另一方面,该规则并未考虑当交易请求过高时以比特币为代表的、基于工作量证明的公链中的大区块容易引发区块传输延迟,且基于丢弃主链外区块的策略,共同导致整链安全性下降。于是,GHOST规则将主链外区块纳入主链选取规则中,即通过最重子树策略[6]来选取由相对(攻击私链)分散但算力总体占优的诚实节点所组成的、含有多个分叉的最重子树来决定主链。包容性协议则在GHOST规则基础上融合有向无环图,进一步提高交易吞吐量。SPECTRE协议与包容性协议类似,但增加了成对投票机制解决冲突区块问题,同时提高全链的安全性和吞吐量。Conflux协议相比SPECTRE协议细化了冲突处理的颗粒度,通过计算区块内所有交易的顺序,直接剔除冲突交易,使所有分叉块内的交易得到利用,从而提升系统吞吐量。

控制层面是目前可扩展性研究的热点。提高区块链吞吐量及提高交易速度,依然是影响区块链应用的重要因素之一。一方面,基于分层思想,侧链相比主链具有较好的灵活性,体现在可独立于主链自定义"规则集",实现不同于主链规则的数据计算和处理,同时,侧链保有和主链通讯的能力,使得原来主链中的某些计算和处理能代理给侧链,并能接受侧链返回的结果;另一方面,侧链引入增加了区块链治理的难度,多个独立的、不同步的区块链不可避免地存在相互制约的风险,如侧链受到攻击,主链往往难以独善其身;分片改进了账本结构,通过并行处理事务提升效率,同时减少计算或存储的冗余,一定程度上保证了非中心化,理论上能够无限扩展,但分片内部安全与效率问题以及跨分片交易引发的安全和效率问题始终存在:因单个分片算力和验证节点数量远低于全网,致使被攻击成本极大降低,往往要通过一些特殊策略(如随机分配验证节点、要求成员节点提供抵押物或执行PoW)来缓解上述安全问题。进行跨分片通信需要权衡通信导致的成本和性能提升带来的收益,如在极端情况下,系统内的交易全部是跨分片交易,此时系统的性能将低于分片之前,又如单点过热的情况。

综上,层次优化技术在飞速发展,但尽管如此,目前并未出现一种或一类公认的、很好地解决或缓解三元悖论的方法,在未来一段较长时间内,这方面的研究势必继续呈现百家争鸣的局面。

2. 与应用场景的深度融合　如果将层次优化称为横向优化,那么深度融合即为根据应用场景需求而进行的纵向优化。一方面,不同场景的三元需求并不相同,如某些接入控制系统不要求完全去中心化,可扩展性也未遇到瓶颈,因此可采用 BFT 类算法在小范围构建联盟链;另一方面,区块链应用研究从简单的数据上链转变为链下存储、链上验证,共识算法从 PoW 转变为场景结合的服务证明和学习证明。此外,结合 5G 和边缘计算可将网络和计算功能移至网络边缘,诸如采用 DSP、ASIC 等芯片实现节能高效的终端,甚至采用"云 - 边 - 端"的多级架构设计区块链节点角色和分层控制机制。这意味着在严格的场景建模下,区块链的技术选型将与应用场景特点深度融合,具有较为广阔的研究前景。

(二)隐私保护

加密货币以匿名性著称,但是区块链以非对称加密为基础的匿名体系不断受到挑战。随着大数据技术的发展,反匿名攻击从传统基于密码系统直接的身份解密转变为行为的聚类分析,不仅包括网络流量的 IP 聚类,还包括交易数据的地址聚类、交易行为的启发式模型学习,因此,大数据分析技术的发展使区块链隐私保护思路发生转变。已有 Tor 网络、混币技术(以 Monero、Dash 等加密货币技术为代表)、零知识证明、同态加密以及各类复杂度更高的非对称加密算法被提出,但是各方法仍有局限,未来需要更为高效的方法。此外,随着区块链系统的可编程化发展,内部复杂性将越来越高,特别是智能合约需要更严格、有效的代码检测方法,如匿名性检测、隐私威胁预警等。

第三节　与医疗行业应用场景的融合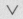

一、区块链在国内外医疗行业中的应用

(一)区块链技术在国内医疗行业中的应用分析

2016 年以来,区块链成为各行各业新的研究热点之一。在中国知网总库,以"区块链 + 医疗"为主题,检索日期从 2016 年 1 月 1 日至 2022 年 8 月 10 日,共检索到相关研究文献 1 252 篇,其中学术期刊 914 篇、学位论文 295 篇、会议文章 9 篇、报纸文章 34 篇。以"区块链"相关主题搜索,中国知网反馈的结果共 1 466 篇,其中,以区块链为主题的文章为 920 篇、以区块链技术为主题的文章为 383 篇、以数据共享为主题的文章为 48 篇、以医疗数据为主题的文章为 42 篇、以电子病历为主题的文章为 39 篇、以隐私保护为主题的文章为 38 篇、以物联网为主题的文章为 34 篇。从发表年份看,2016 年文献数量仅有 8 篇,此后研究文献数量增长迅速,2017—2022 年呈井喷式发展,仅 2020 年和 2021 年分别新增 384 篇、346 篇。由此可见,近年区块链与医疗结合的应用研究热度较高,研究成果初具规模。

(二)区块链在国外医疗行业中的应用分析

在国外,区块链 + 医疗保健的创新研究比较领先的国家包括美国、英国、澳大利亚、荷兰、新加坡等。目前国际上普遍认为,医疗保健领域面临两大挑战:一是医疗供应链缺少有效的追溯手段;二是医疗体系中多个参与方之间数据共享与防篡改保护问题。在供应链侧,国外著名的制药巨头已积极尝试布局区块链产业,从药物发现、临床试验到产品上市以及相应的解决方案推出了各种创新应用,涉及药物研发、临床研究和数据分享、临床试验管理、药物供应链、处方管理、账单索赔管理等方面。以下重点关注药物研发、供应链与假药检测、处方管理、账单索赔管理四类关键应用,如识别假药和提高患者服药依从性。

在药物研发方面,区块链难以篡改数据的特性往往用于记录多家互相合作公司在信息传递过程中的留痕问题,并保证信息的真实性和准确性,保护知识产权归属;区块链也可用于记录和改善临床试验数据共享的情况,这类数据一般包括临床数据管理、权限管理、药物副作用等,如 IEEE 曾组织一场基于区块链的临床试验论坛,成立 Scrybe 的区块链项目,并通过该项目促进患者招募,记录患者关键信息,最终大大

加快相关药物研发的进程。

在供应链与假药检测方面,从药物原材料获取药物成品生产、存储和物流的全过程借助区块链完成追溯信息的可靠保存,同时也是减少或杜绝假药制造和贩卖的有力手段。假药、劣质药存在的根源在于药物供应链中缺乏有效的追溯机制,因此,要求供应链的所有利益相关方都能对药品流通过程进行监督,且监督对象可信是必由之路。辉瑞公司和美国基因泰克公司等制药公司联合发起 MediLedger 项目,为药物供应链建立一个开发网络,且支持链上互操作实现追溯。Ambrosus 公司针对食品和制药行业推出 AMB-net 产品,面向供应链企业提供物联网 + 区块链的供应链解决方案。Modum 公司推出的温度传感器 MODsense T1,用于药品供应链存储环境的感知和相关数据传输。EasySight 公司推出基于区块链的解决方案可追踪医药供应链上产品的交易流程,实现交易记录的完全透明化,帮助中小型企业优化收款过程。

在处方管理方面,区块链的引入帮助缓解处方药滥用的问题。BlockMedx 利用以太坊平台管理处方流程。医生将开具的处方上传到以太坊链上,药师通过区块链验证处方的真实性和时效性(根据时间戳和药师自己的 ID)。当验证通过后,药师为患者开药。采用该方法能有效管控阿司匹林类药物滥用问题。相比而言,药物依从性跟踪是另外一类受惠于区块链技术的主题。ScalaMed 公司建立基于区块链的患者中心模型,一方面,追踪处方的类型、开具时间、开具频率,从而判断患者对药物依从性的高低;另一方面,该公司为患者提供了一个处方综合管理的收件箱,能接收多种不同的处方信息,这样的好处是医生或处方管理者能将所有患者相关的处方进行统一观察,尽可能地避免药物交叉反应的出现。

在账单索赔管理方面,区块链通过智能合约机制大展身手,能有效解决患者和保险承担者直接彼此不信任、缺少信息透明机制等不利因素导致的支付索赔效率低下问题。同时,患者在购买保险时,其健康状况、电子病历、药物使用情况、生活方式等要素将上链,作为保险费用评估的主要依据,且该依据一旦被患者和承担者双方确认,将永久地保存下来。Gem 公司通过以太坊将患者、金融管理干系人、保险公司代表汇集在相同的链上,共同对患者健康情况进行监控。HSBlox 公司发布 SETU 区块链平台,可以帮助用户简化索赔交易流程,提高交易透明度;引入人工智能技术对异常索赔行为进行检测。

总括来说,国外区块链技术与医疗有机结合,呈现以下发展态势:一是已不再停留在电子病历、患者医疗数据存储的静态应用上,而是将静态数据与动态场景(如供应链、药物交易、处方管理等方面)充分结合;二是出现跨行业、跨企业的合作;三是区块链与其他技术深度融合,如引入大数据与人工智能技术,研发集链上存储、链下计算的一体化服务平台。

二、区块链技术在医疗行业的主要研究领域与应用

(一)区块链电子病历研究

区块链技术在电子病历中的应用是研究的焦点。Hylock 等[7]构建以患者为中心的医疗数据安全共享框架;罗文俊等[8]、翟社平等[9]提出区块链电子病历的共享方案;牛淑芬等[10]提出基于联盟链的电子病历安全共享系统。2018 年复旦大学附属华山医院和蚂蚁金服(杭州)网络技术有限公司共同推出国内首个区块链电子处方。2019 年,上海交通大学附属医学院仁济医院通过区块链初步实现异地电子病历共享,上海市第一人民医院与安徽省立医院共建区块链电子病历等。基于区块链的电子病历研究和应用创新非常活跃。

以下通过一个基于区块链的电子病历应用方案来说明引入区块链技术能有效解决传统电子病历难以克服的问题,包括但不限于数据篡改、隐私泄露、数据孤岛等;并从电子病历管理的角度说明数据上链、同步操作步骤和实现原理。

1. 传统电子病历管理系统存在的主要问题　尽管不同的传统电子病历管理系统可采用不同的前端技术和呈现方式,但后端的存储方案却比较类似,即将病历数据存储至本地数据库中。目前,我国大部分医院采用自建局域网和数据库的方式,使病历数据不接触外网,隔绝来自互联网的安全威胁。这样做虽然在一定程度上保证了数据的安全性,但同时牺牲了数据的流动性,无法与其他医疗机构共享数据。即使医

院有共享数据的意愿,也往往受制于不同医疗机构间数据接口不一致的问题,以及来自互联网或外网(专线)的安全风险因素。区块链技术与电子病历的结合为缓解或解决上述问题提供了新路线。

2. 基于区块链的电子病历系统数据存储与共享 对传统基于 web 的电子病历存储模式进行改造:首先,需要引入区块链系统,并使本地数据库服务器能与区块链服务器(节点或超级节点)互联;其次,区块链服务器须提供轮询机制同步本地服务器中的电子病历,使病历数据上链。

上述过程如图 12-3 所示,其中,上半部分使用传统基于 http/https 请求传输和存储电子病历的方法,用户通过 web GUI 将患者病历信息录入到 web 浏览器表单中,然后发送 http/https 请求至 web 服务器,后者会将电子病历数据序列化为 JavaScript 对象简谱(JavaScript Object Notation, JSON)格式的数据(带有患者的 ID 信息),并存储在本地数据服务器中。本地服务器预先存放了各个患者的公钥,用于后续的上链加密。接着,区块链服务器将定期对本地数据库服务器进行查询,获取 JSON 数据后同步上链。至此,数据加密上链工作完成。需要查询患者数据的用户可在区块链浏览器通过患者 ID 或区块哈希值来查询存储电子病历的对应区块,并通过自己保管的私钥对密文进行解密。

相对传统每家医院组建本地数据库服务器存储所有到院诊疗的患者病历数据,分布式的区块链节点架构显然有利于缓解存储压力,而且减少了单点故障风险。同时,在保障链上数据加密的前提下,实现跨医院或相关医疗机构的数据共享。

关于区块链(服务器)节点的选择问题,建议可依托医联体中级别较高、信誉较好的医院或机构,将其作为超级节点,赋予较高的验证和投票权限。新加入医联体的医院或机构随着节点正常运行时长的积累,逐渐提高信誉度,也可在一段时间后通过评估或投票方式,结合等级、信誉度等权重,成为新的超级节点。

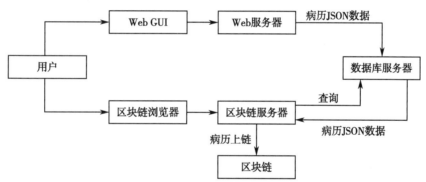

图 12-3 基于区块链的电子病历系统改造示意图

(二)基于区块链的医疗服务供应链研究

区块链技术在医疗服务供应链溯源领域的研究是热点之一。Marbouh 等[11]设计基于区块链技术的 COVID-19 疫情数据跟踪系统。杨怡[12]探讨基于区块链技术的药品追溯管理。2017年,中国首个"区块链+"药品追溯服务平台启动,特点是基于区块链的可追溯技术,实现"一物一码、码物同追",实现医药全流程监管。目前,基于区块链的药品、器械追溯系统已经逐步运用到医疗服务行业并不断改进。

接下来,以胡卿汉等[13]研究文献为参考,以医用防疫紧急物资供应作为主题,介绍基于区块链架构的信息管理系统在我国新冠疫情防疫物资定向捐赠中的应用。介绍的内容将分为案例背景、业务流程与区块链融合等部分。下述案例中将展示区块链技术如何重塑供应链的业务流程,如何重塑多个参与方的关系和协作方式,如何重塑数据计算和存储过程。

1. 案例背景 相比传统的医疗物资供应链信息管理,捐赠物资信息管理多样化程度更高,体现在物资来源、运输方式、定向捐赠与否、过程消毒检疫、质量标准等多个维度。新冠病毒暴发初期,鼓励直供医院的定向捐赠模式,物资由国内物流公司统一承运。在这个流程中,根据供应链中上下游关系,大体可将参与主体划分为四个部分:捐赠方与接触作业人员,承运物流企业与接触作业人员,接收物资的医院与接触作业人员,以及采用非接触式办公的工作人员。

　　上述所有人员的行为信息记录在区块链上，并通过云平台提供服务，满足特殊时期物资登记的高并发需求。云平台提供的服务分为计算和存储两大类。云计算服务具体包括医用紧急物资供应信息数字签名、医用紧急物资供应信息广播、医用紧急物资供应标准评价与选择、医用紧急物资需求及供应信息获取与匹配。云存储服务具体包括医用紧急物资供应相关信息分布式存储与访问。

　　2. 业务流程与区块链融合　结合区块链采用P2P、非对称加密、分布式验证与记账等特点，紧急物资供应的整个业务应用流程进行如下重塑。

　　（1）医院将物资需求计划广播至全网。

　　（2）物资需求通过共识认证，并分布式存储在不同的区块链节点上。

　　（3）捐赠方应答物资需求，进行全网广播，通过智能合约分析捐赠物资与医院方物资需求计划与物资规则的匹配程度，得到分析结果。

　　（4）对捐赠方的应答分析结果进行全网广播、共识认证、上链。

　　（5）符合需求的捐赠方选择物流公司，后者应答，将其提供的服务送至物流智能合约，分析承运的物资规格与物流服务匹配物资需求计划的程度。

　　（6）对物流公司的应答分析结果进行全网广播、共识认证、上链。

　　（7）符合需求的物流公司承运，将物资送到捐赠方指定的目标医院。

　　（8）医院将物资接收信息进行全网广播，然后，通过智能合约分析捐赠物资与医院方物资需求计划与物资规则的匹配程度，并得到分析结果。

　　（9）对接收物资分析结果进行全网广播、共识认证、上链。

　　（10）医院分配防疫物资，并将信息进行全网广播、共识认证、上链。医院向相关机构补报物资捐赠信息。

　　（11）相关机构将物流、物资接收等票据信息进行全网广播，共识认证、上链。

　　上述流程在每个供应链环节都涉及接触作业人员的健康信息上传，至少包括接触时的即时体温、14天内市区及周边旅行史或居住史、14天内是否接触过市区及周边地区或来自病例报告社区的发热或有呼吸道症状的患者等关键信息。

　　总结整个案例，从技术层面上看，因区块链具有去中心化特性和加密共识过程，各参与方的关系得以重塑。无论从参与地位和重要性角度分析，参与方之间是一种彼此平等、彼此监督、彼此合作的共生关系。一旦协作机制明确，一方面，供应链数据以某种符合大众预期的方式实现链上的公开透明，即所有参与者通过私钥可浏览采用公钥加密的链上密文；另一方面，通过私钥加密的数据可被所有持有对应公钥的参与者验证，保证数据的不可篡改和完整性，是信息公开透明的另一种表现。

　　从业务层面看，本案例通过区块链技术再造了业务流程，体现在采用基于智能合约的量化规则对供应链流程进行规范，并且利用共识认证和上链存证的方式，使供应链的每个执行环节都有据可依，一定程度上减少了协调成本和追溯难度。同时，由于供应链数据一旦上链便不可篡改，也就迫使参与者对捐赠物资的处置环节持更加谨慎的态度，包括对物资质量的保障、有接触作业人员的管理、对外信息公开等。

　　虽然本案例在应用上取得较为理想的效果，但在管理和技术方面还存在一定的改进空间和建议。在管理方面，相关的配套政策、管理制度要到位，如健全防疫物资供应的法治建设、促进区块链和云计算平台的推广、加强网信安建设等。在技术方面，可考虑集成预言机[14]，将链外数据同步至区块链系统，如数据标准或可量化的政策标准、物资规格信息、物流费用及其标准等。

（三）基于区块链的医院管理系统设计

　　医院管理主要是指流程、统计、财务、监管、审计以及档案等方面。刘景广等[15]、唐衍军等[16]、宫宇宸等[17]对基于区块链的医院财务管理架构进行研究。葛国曙等[18]对区块链在医院管理中的应用进行探讨，包括药品采购、器械追踪、物资采购、运输仓储等进行溯源追踪管理。叶华等[19]探讨区块链技术在医院诚信服务体系建设中的作用。可见，成熟的区块链应用平台将重塑未来医院内部管理模式，有效推动现代医院管理制度的落实。

（四）基于区块链的医疗系统重构

上述三个方面的应用介绍可以认为是针对目前医疗体系中某一类关键问题的具体解决思路，然而，如果要从全面性来考虑，必须描画现有医疗体系引入区块链后的基本蓝图，以及与之配套的医疗信息化系统改造的范式。因此，本部分将从区块链架构和医疗信息化系统整体出发，论述区块链在基础层面的赋能方式和改造策略。由于论述内容包含了上文介绍的多种概念，也借此内容对上文进行总结和梳理。

当前，数据处理、存储中心化的医疗信息管理系统存在诸多缺陷，众多研究着眼于构建基于区块链的去中心化医疗系统。Yue 等[20]较早提出了一个基于区块链的卫生保健数据共享系统。唐衍军等[21]提出基于区块链探索构建安全共享的健康信息平台。冯涛[22]、王辉等[23]从技术角度设计区块链技术存储、安全共享模型。张辰等[24]基于平衡二叉排序树构建区块链医疗系统。徐健等[25]设计区块链医疗记录安全共享或存储方案。宋扬[26]对用区块链技术构建医疗信息系统的风险进行了分析评估，基于通过问卷调查法和文献分析法初步获得重要指标，建立风险指标评估体系，归纳出 5 个主要指标和 16 个次要指标，并据此为重构后的医疗信息系统风险防控提供建议。区块链技术对解决医疗信息孤岛、提高医疗服务质量、确保医疗数据的安全共享提出了有效的解决思路。

基于区块链技术重构医疗系统，主要从物理节点层、数据层、网络层、共识层、合约层以及应用层等几个层面进行设计。在区块链基本架构上搭建多方参与的智能合约。该智能合约的参与者可以是政府主管部门、医疗机构、患者、研究人员、管理人员等。

1. 物理节点层　这一层的特点是以去中心化的方式，由多个参与区块链网络的节点通过 P2P 的方式，共同管理分布式数据存储。理论上，任何两个节点的地位是同等重要的，都可以等效地充当服务器进行数据读取、存储等，确保区块链数据能在整个物理节点层上同步，维持和更新分布式账本。

2. 数据层　数据层是专门搭建的，用于存储医疗信息系统中大量数据的分层。数据的存储组织方式是区块链，即一段时间内网络更新的、达成共识并通过网络节点验证的数据将被打包至新区块中。区块中包括一般交易记录、基本医疗信息、智能合约等数据。

3. 网络层　传统医疗数据管理平台在数据采集、数据应用、数据监管等方面受制于中心化存储和网络隔离，使隐私数据的传输和共享面临高成本、低效率、难落地等问题。首先，医疗机构基本是以独立部署数据库和局域网的方式，为该机构内部部门提供数据访问服务；其次，个人数据访问控制权并不在于用户（患者）手上，而是归属于某一第三方机构，导致用户本身失去对隐私数据访问控制权的控制；最后，数据监管一般由中心化组织负责，导致难以实现监管的公开透明。

区块链提供了在非可信环境下，将多个医疗数据的提供方、存储方、使用方、监管方有机地组织起来，很好地同时解决了上述三种问题。经不同医疗机构采集和存储的隐私数据依旧存储在各自的数据库中。政府相关监察职能部门、各数据服务公司、医疗机构、用户处在一个共同的区块链网络中。该网络采用智能合约预先定义好各参与方之间的业务逻辑，然后将智能合约部署到网络中的各个节点上，自动运行；当某参与方需要获取其他医疗机构的数据访问权限时，发起相关交易，触发智能合约执行这笔交易；交易执行过程中，全网的联盟节点对交易进行共同背书和验证，确保每笔交易信息的有效性和合法性，防止区块链上的数据被随意篡改[27]。在这个过程中，区块链的有效性体现在对数据权利的分治上，即削弱了单一组织对数据的完全控制能力，而是让更多的利益相关方参与到数据应用的每个环节。于是，个人数据的访问权限也交还给了数据提供者，杜绝了个人隐私数据在不知情或没有授权的情况下被滥用的可能性，同时也彰显了隐私数据应有的价值，以及数据提供者对隐私权重要性的重新审视。

4. 共识层　共识层是通过算法实现各节点间数据一致性的关键机制。在目前，比较普遍使用的共识方法包括 PoW、PBFT、PoS、DPoS。相比其他共识方法，目前在公链 EOS 中运行良好的 DPoS 凭借其低算力消耗、高性能等特点，成为兼顾效率和安全的一种可行选择。

代理股权证明（delegated proof of stake，DPoS）在 PoS 的基础上加入见证节点的概念[28]，见证节点是经过持有股份的节点投票且得票较多的前 n 名竞选节点，与股份有限公司通过股民投票选举代表（受托人）类似。接着，从上述 n 个竞选节点中随机指定生产区块的顺序（如不按照顺序来生产的区块视为无效，且每过一个周期打乱原有顺序,目的是防止被恶意节点有计划地进行分叉攻击);为了保证出块和记账效率,区块链设计人员可以根据业务的时效性和安全性,规定单个见证节点的打包时间,如当前见证节点超时,则打包权限按既定顺序交给下个节点,且当前节点须接受行为审计,如该行为被定性为恶意,则直接影响该节点参与下一轮竞选的可能。一次交易如被超过2/3的见证节点按某种策略完成确认,将认为见证有效,交易数据上链存储。在医疗行业应用中,各医疗机构具有选举权利外,也可以作为竞选节点参与。为了降低大型医疗机构投票垄断的可能性,可通过根据行政管理级别对医疗行业垂直链条进行分组,或通过地理位置进行分组,从而保障小型医疗机构可参选并成为代理人的权益。

DPoS 不需要通过哈希碰撞解决数学难题,因此对算力要求较低;同时,见证节点由其他具有投票权的节点选举而诞生,因此当见证节点不称职或执行恶意行为时,随时可能被投票出局。

根据文献[29]提供的实验结果,采用 6 个区块确认原则,相比经典的 PoW 共识(10 分钟产生一个区块)与 PoS 共识(15 秒产生一个区块),DPoS 共识的区块产生时间提高至 2~3 秒,每秒处理能力理论上达千笔交易;区块确认时间提升至 12~18 秒,快于 PoW 的 3 600 秒与 PoS 的 225 秒。一方面,DPoS 在共识机制上和性能上均满足目前医疗行业的客观要求;另一方面,DPoS 并非完美的共识方案,存在投票垄断、中心化程度较高等缺点,是由区块链三元悖论所决定的,也是根据医疗行业的特征进行有目的筛选结果。

5. 合约层 医疗管理系统的所有业务功能和逻辑都可采用智能合约及其前端调用来实现,其基础内容涵盖了区块链医疗信息系统、病历、医生、患者以及研究人员合约[30]。

区块链医疗信息系统合约是一个能够调用并管理不同参与对象(医生、患者、研究人员、病历等)的基础数据及权限的规则框架,作为底层合约为调用者提供必要的、最小化的数据支持。

病历合约存储患者的病历信息,通过自主授权的方式实现病历数据上链。电子病历涉及个人数据隐私,原则上只有持有密钥的患者本人或被患者授权的医生、研究人员能够对电子病历进行查阅。

医生合约和患者合约分别负责记录医患双方各自的个人信息,同时提供一种可信的沟通渠道,其方式与目前流行的互联网问诊平台类似,不同之处在于,智能合约一方面为患者(通过调用病历合约)管理和授权病历提供便利,另一方面也为医生作出诊断所需要的数据真实性提供保障;同时,智能合约可将医患双方沟通的结果上链,为后续的进一步问诊或线上随访跟踪提供历史依据。

研究人员合约用于存入对应用户的基本信息,同时给予研究人员用户调用信息的权限,使用该系统的研究人员有权限查阅患者并主动设置公开的信息。智能合约中的方法就是在为使用群体提供记录和访问存储信息的平台,同时也赋予了部分用户调用信息的权限,每个合约类别都对应着一个功能分类。所以,一个有效的智能合约设计方法应该是动态地分析系统的外部行为,并将其划分为小的单元,对应用户设计功能。

6. 应用层 应用层是通过系统分布式数据存储特性开发的去中心化应用,可搭建在以太坊、超级账本(hyperledger fabric)、摩根大通企业级区块链、Quorum 等各类区块链上。本部分中提及的电子病历、物流追溯、医院管理等归属于应用层的具体业务领域。

综上,本部分从区块链的技术架构出发,探讨了重构医疗系统的一种可行方法。之所以说是一种,是由于区块链技术分层的探索和研究随着时间推移不断涌现出新的成果。所幸目前这种架构本身并未因分层演进而受到动摇乃至革新,更多更好的技术可看作一种基石。从事区块链 + 医疗应用研究的工作者应聚焦在当前分层架构上选取合适的基石,使其在某种特定应用场景上发挥可靠、高效、安全的作用。

三、区块链在医疗行业面临的关键技术难题

目前,区块链技术面临的挑战已在上文叙述,该挑战也是医疗行业面临的技术性问题。患者隐私数据安全是信息管理的重要环节,区块链技术的一个重要特征是多方节点共同维护一套数据账本,账本上所有数据都要经过多节点的验证和存储,这也暴露出区块链的隐私保护问题,因此,加快区块链信息安全和隐私保护在医疗行业的深度融合是研究的热点。目前通道技术、零知识证明、同态加密技术等算法都在不断融合应用,众多技术解决方案均处在持续优化和探索阶段。

第四节　展望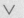

目前,区块链在医疗行业的应用尚处于早期阶段,但诸多专业人士对区块链未来发展均抱有乐观的预期,认为区块链能够突破现状,迈向新的发展阶段。

现阶段区块链技术的规模应用面临诸多技术难题,如底层技术有待进一步成熟,须设计有效的密码算法来保护隐私,提高潜在交易吞吐量、交易速度、存储容量等问题,这些技术难题也关系到区块链在医疗行业的落地。只有攻克核心技术难关,才能真正发挥区块链技术的优势与潜力。

作为一项新技术,区块链的去中心化、安全共享、不可篡改、隐私性高等特点为突破现行医院管理信息化的发展瓶颈提供了新的视角。区块链的应用可以涵盖流程、监管、统计、财务、审计、档案等医院管理的方方面面,对重构医院信息化基础、重塑医院管理的流程提供了切实可行的技术支撑。

可以预见,区块链技术将会重塑全球医疗行业信息化的未来。2016 以来,区块链技术已成为国家核心技术自主创新的重点,2020 年,中华人民共和国国家发展和改革委员会官方把区块链技术明确为新型基础设施。在国家大力推动区块链基础技术研发、完善区块链生态链建设的重要时期,医疗行业应抓住区块链发展机遇,加强医疗行业区块链技术的自主研发与创新,深度开发区块链技术的应用潜力,真正实现信息新技术为医疗行业发展保驾护航。

在推行区块链技术的同时,医疗行业体系及其决策者的管理理念和水平应与时俱进,制订并落地跨医疗机构的合作机制,在保证患者、医生隐私的前提下,实现数据共享,尽量避免重复的医疗资源投入,才能从根本上促进自身行业的发展。

(陈晓民　张智邦)

参考文献

[1] 曾诗钦,霍如,黄韬,等.区块链技术研究综述:原理,进展与应用[J].通信学报,2020,41(1):18.

[2] Liwei Tian,Yu Sun. Research Summary of Blockchain Fragmentation Propagation Mechanism Based on Merkel Tree[J]. Journal of Physics Conference Series,2021,1914(1):012010.

[3] Wang Q,Li R. A Weak Consensus Algorithm and Its Application to High-Performance Blockchain[C]//IEEE INFOCOM 2021-IEEE Conference on Computer Communications,May 10-13,2021,Vancouver,BC,Canada. New York:IEEE, 2021:1-10.

[4] 夏清,窦文生,郭凯文,等.区块链共识协议综述[J].软件学报.2021,32(02):277-299.

[5] Gilad Y,Hemo R,Micali S,et al. Algorand:Scaling byzantine agreements for cryptocurrencies[C]//The 26th symposium on operating systems principles,Oct 28-31,2017,Shanghai,China. New York:ACM,2017:51-68.

[6] Sompolinsky Y,Zohar A. Secure high-rate transaction processing in bitcoin[C]// Financial Cryptography and Data Security:19th International Conference,January 26-30,2015,San Juan,Puerto Rico. Berlin:Springer Berlin Heidelberg, 2015:507-527.

[7] Hylock R H,Zeng X. A blockchain framework for patient-centered health records and exchange(HealthChain):evaluation and proof-of-concept study[J]. Journal of medical Internet research,2019,21(8):e13592.

[8] 罗文俊,闻胜莲,程雨.基于区块链的电子医疗病历共享方案[J].计算机应用,2020,40(1):5.

[9] 翟社平,汪一景,陈思吉.区块链技术在电子病历共享的应用研究[J].西安电子科技大学学报(自然科学版),2020(005):047.

[10] 牛淑芬,陈俐霞,李文婷,等.基于区块链的电子病历数据共享方案[J].自动化学报,2022,48(8):11.

[11] Marbouh D,Abbasi T,Maasmi F,et al. Blockchain for COVID-19:review,opportunities,and a trusted tracking system [J]. Arabian journal for science and engineering,2020,45:9895-9911.

［12］ 杨怡.区块链技术在处方药流通管理中的应用探索［J］.医学信息学杂志,2020,41（3）:5.

［13］ 胡卿汉,何娟,董青.区块链架构下医用防疫紧急物资供应信息管理研究——以我国新型冠状病毒肺炎防疫物资定向捐赠为例［J］.卫生经济研究,2020,37（4）:5.

［14］ Beniiche A. A study of blockchain oracles［J］. arXiv preprint arXiv:2004.07140,2020.

［15］ 刘景广.基于区块链的医院智能化财务管理框架设计［J］.会计之友,2021,000（003）:147-153.

［16］ 唐衍军,黄益,蒋翠珍.区块链技术下的医院财务管理平台建设［J］.卫生经济研究,2020,37（7）:4.

［17］ 宫宇宸,郑傲,滕珅,等.区块链在医院财务活动中的应用［J］.中国卫生经济,2020,39（10）:4.

［18］ 葛国曙,尚书.区块链在医院管理中的应用初探［J］.中国卫生事业管理,2020,37（2）:3.

［19］ 叶华,曹晓均.基于区块链技术的医院诚信服务体系应用讨论［J］.中国数字医学,2017,12（12）:3.

［20］ Yue L,Junqin H,Shengzhi Q,et al. Big data model of security sharing based on blockchain［C］// August 10-11,2017, Chengdu,China.New York:IEEE,2017:117-121.

［21］ 唐衍军,宋书仪,蒋翠珍.区块链技术下的医疗健康信息平台建设［J］.中国卫生事业管理,2020,37（11）:4.

［22］ 冯涛,焦滢,方君丽,等.基于联盟区块链的医疗健康数据安全模型［J］.计算机科学,2020,47（4）:7.

［23］ 王辉,刘玉祥,曹顺湘,等.融入区块链技术的医疗数据存储机制［J］.计算机科学,2020,47（4）:7.

［24］ 张辰,马素刚,李宥谋,等.基于区块链的医疗系统［J］.现代电子技术,2021,44（04）:133-137.

［25］ 徐健,陈志德,龚平,等.基于区块链网络的医疗记录安全储存访问方案［J］.计算机应用,2019,39（5）:7.

［26］ 宋扬.用区块链技术构建医疗信息系统的风险分析与评估［D］.云南财经大学,2021.

［27］ 周斯琴.基于区块链的医疗数据安全共享方案的设计与实现［D］.武汉大学,2019.

［28］ Mingxiao D,Xiaofeng M,Zhe Z,et al. A review on consensus algorithm of blockchain［C］//2017 IEEE international conference on systems,man,and cybernetics（SMC）,October 5-8,2017,Banff Center,Banff,Canada. New York:IEEE, 2017:2567-2572.

［29］ 冒海波,严竞雄.医疗数据区块链的共识机制研究［J］.电脑知识与技术.2021,17（36）:165-166+178.

［30］ 林家茂.基于区块链的医疗信息系统及智能合约设计［J］.科技资讯,2022,20（1）:5.

第十三章

网络与信息安全

互联网和信息技术极大地促进了人类社会的发展,当网络空间成为国家继陆、海、空、天之后的第五疆域,建好、管好、用好互联网就成为新形势下中国经济和社会发展的关键要素。网络空间安全是网络空间正常运作并服务于社会的核心要素。在信息时代,网络安全对国家安全至关重要,同其他领域的安全问题有着密切关系。金融、能源、交通、电力、通信、社会公共服务等领域的关键信息基础设施是经济社会运行的神经中枢,必须作为网络安全的重中之重。党的十八大以来,我国高度重视网络信息安全,习近平总书记多次就网络信息安全工作作出重要指示。2021 年 3 月,我国发布《中华人民共和国国民经济和社会发展第十四个五年规划和 2035 年远景目标纲要》,多处提及网络信息安全。"十四五"期间,网络信息安全将是数字化、信息化的重要保障。

第一节　概述

互联网从早期只在局部互联的情况下使用,到如今的万物互联,安全需求发生了翻天覆地的变化。在单机系统或局部互联的环境下,可以说不需要或用户并不关注网络安全,或者用户可能关心的只有局部安全,病毒和木马是仅有的两个对用户计算机存在威胁的因素。随着用户终端接入网络,同时越来越多的应用接入互联网,网络服务成为用户使用计算机的重要内容,于是网络的安全性也就成为重点关注对象。当用户需要接入服务系统时,身份认证是首要问题,哪些用户能接触到哪些数据,通过身份认证即可解决此问题。此时,用户名 / 口令是身份认证的基本手段,正确输入用户名和口令即可访问所需要的资源。于是,口令破解成了网络安全的新威胁,弱口令、字典攻击、拖库、网络抓包等导致大量用户数据泄露。基于密码的身份认证技术应运而生,物理的密码令牌成为对安全要求较高的应用系统身份认证的关键技术,尤其是银行系统[1]。

近十年来,大量的应用开始走入云化,用户的数据和应用大量存放于云服务运营商的系统上,用户不再需要在本地存储大量的数据。用户的数据安全不再完全受自己控制。存放于云服务运营商系统上的数据,其安全性备受关注。对于机构用户来说,云上的数据涉及自身大量的商业机密、科研成果、技术秘密、用户隐私,万一出现数据泄露、损毁,损失将是巨大的。病毒、木马、网络攻击、勒索软件等,近年来给大量的机构造成了数据安全问题,给机构造成了大量的经济和声誉损失。

对于医疗健康机构来说,医疗健康数据开始大量上云,同样面临着不可回避的数据安全问题。

医疗健康信息化的大规模应用推广,医疗健康系统中大量的患者数据、医药数据,存储于计算机系统中,医疗健康数据的安全是医疗健康信息化系统的一个重要问题。单个或少量的患者数据安全保护是个人隐私数据问题,《中华人民共和国个人信息保护法》明确规定,医疗健康数据属于敏感个人信息,个人信息控制者和处理者应当对其个人信息处理活动负责,并采取必要措施保障所处理的个人信息的安全。医疗卫生机构作为公民医疗健康信息的控制者和处理者,在日常业务中不断处理大量的患者数据,是包括患者个人信息、医疗数据等在内的敏感个人数据的主要控制者、处理者、责任方,应当对其加以保护,防止造成个人隐私数据泄露。

大量的群体性的患者数据的安全保护是国家安全问题。国务院办公厅印发《关于促进和规范健康医疗大数据应用发展的指导意见》(国办发〔2016〕47号)明确提出"健康医疗大数据是国家重要的基础性战略资源"。《关键信息基础设施安全保护条例》提出,安全保护措施应当与关键信息基础设施同步规划、同步建设、同步使用。信息系统运营者,在信息系统建设时必须同步考虑网络信息安全问题,并在整个建设、运营过程中将信息安全作为一个重要需求紧抓不懈。

密码技术是整个网络信息安全体系的核心根基,只有基于密码技术,才能构建起有效的网络信息安全体系,因此,本部分将从密码技术开始,结合当前热门的零信任等相关技术,讲述网络信息安全的关键技术,之后提出网络信息安全技术与医疗领域的融合应用,并对未来的新技术进行展望。

第二节　技术原理

一、密码技术

2019年10月26日第十三届全国人民代表大会常务委员会第十四次会议通过《中华人民共和国密码法》(以下简称《密码法》),这是我国信息安全领域的一部重要法律。《密码法》的颁布实施将极大提升我国自主密码工作的科学化、规范化、法制化水平,有力促进密码技术进步、产业发展和规范应用,切实维护国家安全、社会公共利益以及公民、法人和其他组织的合法权益,同时也将为密码管理部门提高"三服务"能力提供坚实的法制保障。

与日常理解的密码不同,这里所讲的密码是一种对数据进行保护的技术,具有科学的本质。日常用于登录账号时所输入的密码,只是一串静态的校验数据,用于确认账号所有者所知道的另一个信息,在正式的技术术语中,称其为口令。

根据《密码法》的定义,密码是指采用特定变换的方法对信息等进行加密保护、安全认证的技术、产品和服务。《密码法》根据所保护对象的不同秘密等级,对密码进行分类管理,分为核心密码、普通密码、商用密码三种。《密码法》第七条规定,核心密码、普通密码用于保护国家秘密信息,核心密码保护信息的最高密级为绝密级,普通密码保护信息的最高密级为机密级。商用密码用于保护不属于国家秘密的信息,公民、法人和其他组织可以依法使用商用密码保护网络与信息安全。

(一)密码基础

在网络信息安全体系中,密码技术处于核心地位。密码技术对于保障数据在互联网世界中的产生、存储、传输、使用等各个环节的安全合规具有非常重要的作用,是信息安全、数据安全的重要保障。密码可确保网络空间的机密性、完整性、可用性、可认证性、不可否认性。

密码学是一门科学,来源久远。荆继武教授提出:"密码学是一门科学,它建立在信息论、计算复杂性理论和严格的数学方法之上……具备完整的科学假设和基础。"密码的发展远早于计算机的发展,目前研究发现,早在商周时代(约公元前一千一百年)已经有密码技术的出现,《六韬》中的阴书、阴符,就是最早的具有保密功能的密码形式[2]。

密码学有着严格的规范,其算法的实现原理是公开的,其安全性基于算法过程的安全性及密钥的机密性。现代密码算法不依赖于算法过程自身的保密性,相反(除了特殊的应用场景外),现代密码学选择公开密码算法过程,并接受挑战,从而不断提升密码算法的安全性。

密码学是信息安全的核心基础,主要解决对信息保护的四个关键问题。

1. 机密性　　是指保证信息不被泄露给非授权的个人、进程等实体的性质。采用密码技术中的加密和解密技术,可以方便地实现信息的保密性。

2. 真实性　　是指保证信息来源可靠、没有被伪造和篡改的性质。实体身份的真实性是指信息收发双方身份与声称的一致。采用密码技术中的安全认证技术,可以方便地实现信息来源的真实性。

3. 完整性　　是指数据没有受到非授权的篡改或破坏的性质。数据完整性与信息来源的真实性的区别在于,数据完整性并不要求数据来源的可靠性,但数据来源真实性一般要依赖于数据完整性。采用密码杂凑算法可以很方便地实现数据的完整性。

4. 不可否认性　　也称不可抵赖性,通常是指一个已经发生的操作行为无法否认的性质。采用数字签名算法可以很方便地实现行为的不可否认性。

以上四个特性,是密码为信息化带来的四个重要保障,对信息系统的安全提供关键支撑。

根据不同的应用特性,密码可分为不同的类型。不同的密码算法,适用于不同的应用场景,多种密码算法在实际应用中可以组织起来,完成更复杂、更高级的密码应用。常见的密码算法类型及示例如表 13-1 所示。

表 13-1　常见密码算法

算法类型		国际密码算法	国产商用密码算法	应用场合场景
对称密码算法	序列算法	RC4、SNOW	ZUC	视频流加密
	分组算法	DES、3DES、AES	SM1、SM4、SM7	数据加密、文件加密
公钥算法		RSA、ECC	SM2、SM9	数据签名、数据加密
杂凑算法		MD5、SHA-1/2/3	SM3	数据签名、数据完整性验证

各类算法具有不同的功能与目的,其中,对称密码算法(包括序列密码与分组密码)主要对数据进行加密,满足数据的机密性要求,只有知晓算法使用的密钥,才能正确获得明文数据,从而保证数据不被未经授权对象获取。公钥算法可以进行数据签名和数据加密,其中,数据加密与对称算法加密类似,但适用于少量数据,在实际应用中,通常将公钥加密算法与对称加密算法结合使用,综合公钥算法封装密钥、对称算法保护数据,达到更高效、安全传输数据的目的。签名算法可保证数据真实性的不可否认性,确保数据接收方明确数据来源的真实有效,以及发送方的认可。杂凑算法用于对数据进行完整性保护,结合数据签名,完成数字签名功能。

(二) 数字签名

公钥密码给密码学技术所带来的一个重要应用是数字签名。在公钥密码中,公钥与私钥是分开的,两者是有关联且不同的两个参数,使用公钥计算后得到的结果只有用对应的私钥进行对应的运算才能恢复原来的数据,反之亦然。根据这个特点,可以实现数字签名。

数字签名实现了类似于手签签名的数字化实现方式。签名方通过自己所拥有的某些机密信息(在这里,私钥就是机密信息)对需要签名的数据(称为待签名数据,如一份医疗处方)进行处理,处理后的结果为签名值。签名人将待签名数据与签名值一同发送给接收人。接收人获取签名人的公钥(获取方式在下节探讨),使用公钥对待签名数据和签名值进行相应的处理。如果处理结果能匹配,则签名验证成功,可以证明签名者是其所声称的个体。

数字签名对于医疗信息化具有重要作用,在国家卫生健康委员会发布的《电子病历系统应用水平分级评分标准》中,明确要求对于病房病历记录、护理记录、处方书写、门诊病历记录、检验报告等医疗数据,均要有具有法律认可的、可靠的电子签名。在"电子病历基础"一项要求中,电子认证与签名更是被单独列出,要求重点电子病历相关记录(门诊、病房、检查、检验科室产生的医疗记录)的最终医疗档案至少有一类可实现可靠电子签名功能。

在医疗等领域,对于事件发生的时间点应给予高度重视。同样的事件,在不同的时间点发生,对于患者的医疗可能存在完全不同的效果。比如,对于患者用药,其时间和剂量都是影响医疗质量的重要因素。因此,在医嘱或病历等重要文件中,添加数字时间戳对于保护医疗健康机构和患者权益具有非常重要的意义。

采用密码技术可以完整地记录事件发生的时间。对于时间敏感的数据或事件信息,通过数字时间戳,可以很好地保护数据或信息的完整性,并确保其一定是在某个时间点的存在性。采用数据签名技术,对数据进行保护并添加时间标识。数字时间戳首先对要保护的数据进行杂凑,得到数据的特征值,对特征值再添加时间标识,将这些信息进行数字签名。基于以下特点,数字时间戳是不可篡改或伪造的:①公钥密码和杂凑密码形成的签名技术本身是不可伪造的;②数字时间戳通常由独立第三方,如证书认证中心(CA)运营,其时间来源于权威时间源,严格与世界时间一致并不允许篡改。因此,对于医疗健康机构来说,采用密码技术明确记录医疗事件的发生时间点,对于保障医疗质量、保障医患双方利益具有重要意义。

在《电子病历系统应用水平分级评分标准》中,明确要求全部医疗记录的电子签名记录中有符合电子病历应用管理规范要求的时间戳,且医院应该采用由不受医院管控的服务机构提供和管理的时间戳及守时系统作为医院的基础设施与安全管理手段。

(三) 身份认证

在传统的物理世界中,对实体的身份确认通常通过官方所签发的文件达到,并且官方文件均带有难以伪造的验证机制。比如,个人身份证是现实物理世界中最重要的身份确认文件,在我国内地是由公安部门对个人身份证进行统一管理,每个人在达到一定年龄后,可以向公安部门申请个人身份证。目前内地采用的是二代身份证,其中植入的密码芯片能对身份证的有效性进行验证。

通过三种方式达到有效的身份认证,即验证目标个体是什么、知道什么、拥有什么。个人身份证通过验证拥有什么(个体持有身份证)及是什么(通过身份证中的照片与个人的面部进行对比),即可证明个体的身份。在互联网上,现实世界中的物理文件验证方式就不再有效了,两个天各一方的通信实体无法通过校验对方的物理证件达到身份校验的目的。

电子认证技术是互联网上满足身份确认目的的重要技术手段。《网络安全法》第二十四条提出,国家实施网络可信身份战略,支持研究开发安全、方便的电子身份认证技术。经过多年的发展,互联网上已经研发出多种不同的身份认证手段,包括基于身份证件的认证、基于银行卡的认证、基于手机号码的认证、基于生物识别的认证、基于数字证书的认证等。

数字证书是基于密码技术的有效手段,是目前互联网交易中保证交易真实性和机密性的重要手段,在多年的发展中,已经大量应用于网上银行、电子商务等互联网交易中。数字证书由权威第三方电子证书认证中心(CA)颁发,CA通过注册机构对用户身份进行验证,并向用户核发数字证书。注册机构在验证用户身份时需要验证用户证件真伪、人证是否相符、本人是否同意申请证书等要素。通过认证后,CA即可为用户签发证书。

数字证书是采用基于公钥密码的数字签名技术的重要运用。数字证书将用户身份与其对应的公钥进行绑定,通过CA的机构权威性向公众证明所标识公钥为所声称的证书主体所拥有。在数字签名应用中,签名方将签名数据发送给接收方后,接收方可通过验证证书,并获取证书中的公钥,再通过公钥验证签名方的数字签名,以此证明数据由所声称的证书主体所签名。

(四) 应用安全

密码技术对于保障信息系统的安全性具有非常重要的作用。可以说,密码技术的出现才真正带来了网络信息安全的可能性。同时,也是保障信息系统安全的基础。

然而,如何使用密码保障信息系统的安全性却是个非常复杂的问题,这涉及合规、正确、有效地使用密码,这是应用系统商用密码应用建设的三个准则[3]。

1. 合规性　是指密码算法、密码协议、密钥管理、密码产品和服务使用合规,使用符合国家密码法规和标准规定的商用密码算法,使用经过国家密码管理局核准的密码产品、许可的密码服务。

2. 正确性　是指密码算法、密码协议、密钥管理、密码产品和服务使用正确,即采用的密码算法、协议和密钥管理机制按照相应的密码国家和行业标准进行正确的设计和实现;密码保障系统建设或改造过程中密码产品和服务的部署和应用正确。

3. 有效性　是指采用的密码协议、密钥管理系统、密码应用子系统和密码安全防护机制不仅设计合理,而且在系统运行过程中能够发挥密码效用,保障信息的机密性、完整性、真实性、不可否认性。

《密码法》规定,信息系统运营者应当使用商用密码进行保护,自行或者委托商用密码检测机构开展商用密码应用安全性评估,并与信息系统安全检测、等级测评相衔接。商用密码应用安全性评估是对应用系统使用密码技术的三个准则进行评估的重要方法。

表 13-2 展示了商用密码应用安全性评估的主要要求,在使用密码进行安全性改造时,应从以下各方面对物理、网络通信、应用及数据各方面进行安全防护,对特定的对象进行保护,满足上述机密性、真实性、完整性、不可否认性四个要求。确保密码对网络信息安全的有效支撑。各个方面均应使用国产商用密码,通过商用密码应用安全性评估,可以让应用系统更明确使用密码的方法和要求,让密码技术真正在网络和信息安全中发挥应有的作用,为网络信息安全、国家安全保驾护航。

表 13-2　商用密码应用安全性评估的主要评估标准

物理安全	通信安全	应用和数据安全
身份鉴别	通信主体身份真实性	身份鉴别信息的机密性
门禁出入记录的完整性	网络边界访问控制信息的完整性	访问控制信息的完整性
视频监控记录的完整性	通信数据的机密性	重要数据传输的完整性和机密性
密码模块实现	通信数据的完整性	敏感数据存储的完整性和机密性
	集中管理通道安全	日志记录的完整性
	密码模块实现	重要应用程序的加载和卸载安全控制
		关键操作的抗抵赖
		密码模块实现

二、网络安全防护

现代信息化系统不可避免地要连接互联网。如何对自身的应用系统进行保护,避免被别有用心的人入侵,获取机构自身的机密敏感数据,或者对自身的数据产生破坏损毁。网络安全一直是现代信息系统必须考虑的问题。

《网络安全法》第二十一条规定,国家实行网络安全等级保护制度。网络运营者应当按照网络安全等级保护制度的要求,履行下列安全保护义务,保障网络免受干扰、破坏或者未经授权的访问,防止网络数据泄露或者被窃取、篡改。

国家要求网络运营者对网络安全进行加强保护,要求突出重点、主动防御、综合防控,特别是要求重点保护涉及国家安全、国计民生、社会公共利益的网络的基础设施安全、运行安全和数据安全。

网络安全等级保护制度,依据网络和信息系统在国家安全、经济建设、社会生活中的重要程度,以及其一旦遭到破坏、丧失功能或者数据被篡改、泄露、丢失、损毁后,对国家安全、社会秩序、公共利益以及相关公民、法人和其他组织的合法权益的危害程度等因素,对网络和信息系统进行分等级。网络安全等级保护条件将网络和信息从低到高分为 5 级。

网络边界是防止来自网络外界入侵的重要屏障,就要在网络边界上建立可靠的安全防御措施。网络边界把不同安全级别的网络,通过安全、合理的网络安全设备连接在一起。通过在网络连接上建立可靠、安全的防护措施,将来自低信任域的非法访问阻止在边界上,从而达到有效防止入侵的目的。

网络边界所涉及的安全问题与网络内部迥然不同。边界外遍布未知、不可信的实体,永远不知道攻击从何而来、具备什么能力、会造成什么危害[4]。所以,必须不断加强自身边界的防护能力,理解自身网络边界可能存在的风险,不断了解外部可能存在的各种攻击,并据此持续优化自身网络边界的防护水平。

近年来,各级安全部门持续组织网络安全攻防演练,通过真实网络中的攻防演练可以全面评估目标信息系统所在网络整体的安全防护能力,检验防守方安全监测、防护和应急响应机制及措施的有效性,并以此持续优化响应队伍、提升安全事件处置能力,提高网络防护技术。

(一)网络防护技术

从网络的诞生,就产生了网络的互联,大量的网络公司就是靠此而兴起的。从没有什么安全功能的早期路由器,到防火墙的出现,网络边界一直在重复着攻击者与防护者的博弈。多年来,防护技术好像总跟在攻击技术的后边,不停地打补丁。其实边界的防护技术也在博弈中逐渐成熟。现代网络和信息安全不是独立的系统,需要不同系统间的相关协作,构造完整的安全体系。当前,主要的网络防护手段包括防火墙、网关等。

1. 防火墙技术　网络隔离最初的形式是网段的隔离,由于不同网段之间的通信是通过路由器连通的,要限制某些网段之间不互通或进行有条件互通,就出现了访问控制技术,也就出现了防火墙,防火墙是不同网络互联时最初的安全网关。

防火墙通过包过滤与应用代理技术对经过的数据进行检查,对于合法的数据放行,而对被认为有恶意嫌疑的数据进行拦截。防火墙的作用就是建起了网络的城门,把住了进入网络的必经通道。所以在网络的边界安全设计中,防火墙成为不可缺少的一部分。

防火墙的缺点是不能对应用层识别,面对隐藏在应用中的病毒、木马毫无办法。所以作为安全级别差异较大的网络互联,防火墙的安全性远远不够。

2. 多重安全网关技术　如果一道防火墙不能解决各个层面的安全防护,就多上几道安全网关。多重安全网关就是在城门上多设几个关卡,不同关卡各司其职,就如同不同的安检人员,有的负责验证件、有的负责检查行李、有的负责检查毒品。

多重安全网关的安全性显然比防火墙要好些,起码可以抵御各种常见的入侵与病毒。但是大多的多重安全网关是通过特征识别来确认入侵的,这种方式速度快,不会带来明显的网络延迟,但也有它本身的固有缺陷,主要体现在基于特征值的多重安全网关的更新速度需要跟上恶意软件的速度。其实网关只是相当于检查站,一旦有漏网之鱼,攻击者进入内关,那么网关也就起不到任何作用了。

3. 数据交换网技术　数据交换网技术是基于缓冲区隔离的思路,如同在城门处修建了一个数据交易市场,形成两个缓冲区的隔离,在防止内部网络数据泄露的同时,也保证了数据的完整性,即没有授权的人不能修改数据,防止授权用户错误地修改,以及内外数据的一致性。

数据交换网技术是边界防护的一种新思路,用网络的方式实现数据交换,也是一种用"土地换安全"的策略。在两个网络间建立一个缓冲地,让"贸易往来"处于可控的范围之内。

(二)渗透测试

导致网络安全防御无效的原因是缺乏足够的控制措施。随着移动化的广泛发展,网络架构的复杂化,越来越多的内部人员转移到处于互联网上的设备和系统,并通过公共互联网访问内部资源。在传统的网络防护理念下,需要采用 VPN 等技术手段,在外部终端与内部网络间建立可信的传输通道,所有的流量都在可信通道中进行,并被认为是完全可信的。

现代的网络设计和应用模式已经使得传统的、基于网络边界的安全防护模式逐渐不足以成为保护网络和数据安全的唯一屏障。一方面,网络边界的安全防护一旦被突破,即使只有一台计算机被攻陷,攻击者也能够在安全的数据中心内部自由移动,从而导致大量信息化系统遭受破坏或造成数据泄露。另一方面,内部人员也不总是可信的,成功接入内部网络的终端设备可能感染了病毒、木马等恶意软件,接入内网后如果缺少足够防范,可以被入侵者作为跳板为所欲为。

因此,单纯的网络防护,虽然是网络安全的重要基础,但不能作为唯一的防范手段。

三、零信任网络

近年来,我国的网络信息安全主管部门通过组织对网络安全的检测,在检测中发现其存在的网络安全隐患,并指导服务机构进行整改,从而提高关键网络服务机构的网络安全能力。在此基础上,我国关键网络服务单位的信息安全能力不断提高。医疗信息领域是事关国计民生的重要领域,在多年的信息化发展中已经形成较好的网络安全基础,卫健、工信等相关部门多次提出网络信息安全的要求。各单位应不断提高网络安全意识,定期自行或聘请外部机构检查自身网络可能存在的网络安全隐患,并进行加固,从而保证网络安全持续得到有效保障,保护好医院、患者的个人信息和敏感数据,保护好事关国家安全的重要医疗数据资源。

各医疗健康机构应根据自己的业务情况定期进行网络安全检测,邀请有能力的网络安全机构对自身的网络安全情况进行检测、分析,根据检查结果制订相应的网络加固方案和计划,使用密码技术、防火墙技术、防入侵检测等做好自身网络安全防护。

单纯的网络防护虽然是网络安全的重要基础,但不能作为唯一的防范手段。根据 Gartner 的统计,全球网络信息安全问题是来自内部防范失效产生的问题,远大于直接的外部入侵。2020 年以来,远程办公暴露出通过 VPN 远程接入的诸多问题,包括 VPN 网络连接不稳定、暴露面风险等。据 Gartner 的预测,到 2023 年,全球将有 60% 的企业淘汰大部分 VPN。因此,零信任网络成为基于网络边界防护之外的另一个企业安全访问体系。

(一) 基本原则

零信任网络(或称零信任模型)最早由 Forrester 于 2010 年提出,2019 年 9 月,NIST 发布《零信任架构》,并于 2020 发布第 2 版本。在过去十余年间,Google BeyondCorp 等成为零信任网络的成功案例[5]。

零信任从提出至今经历十余年发展,各个不同机构提出了多个技术框架。其中,最为典型的包括 Forrester 提出的 ZTX 框架,Gartner 提出的安全访问服务边缘(SASE)和零信任网络访问(ZTNA)。后者基于软件定义边界(SDP),是最典型的零信任解决方案,其重点关注对象是保护信息系统资源。美国国防部于 2020 年提出了新的零信任参考框架,定义了完整的零信任参考架构,奠定了零信任的意义和地位,因此零信任受到更为广泛的关注。

零信任旨在解决基于网络边界建立信任这种传统理念本身固有的问题。随着网络越来越复杂,即使位于网络边界内的实体也存在被入侵的风险。零信任模型并不是基于网络位置建立信任,而是在不依赖网络边界安全机制的前提下更有效地保护网络通信和业务访问。零信任消除了隐性信任(不再认为该用户在安全边界内因而是可以信任的)。相反,采用了时时验证的显式信任策略(该用户在经认可的设备上安装了正常工作的安全软件并通过了多因素验证)。

零信任本质是基于身份的、细粒度的动态访问控制机制,将安全措施从网络转移到具体的人员、设备和业务资产,在以往边界安全的基础上叠加基于身份的逻辑边界。所以,零信任并非完全放弃边界安全。

零信任网络的概念建立在以下五个基本假定之上。

1. 网络无时无刻不处于危险的环境中。

2. 网络中自始至终存在外部或内部威胁。

3. 网络的位置不足以决定网络的可信程度。

4. 所有的设备、用户和网络流量都应当经过认证和授权。

5. 安全策略必须是动态的,并基于尽可能多的数据源计算而来。

在这些基本假定的基础上,零信任网络基于三个基本要素构建安全网络,包括对身份的鉴别、对资源的授权、对信任的管理。

1. 身份鉴别　零信任的基础核心思想是从来不信任,始终在校验(never trust,always verify)。在零信任模型中,主机无论处于网络的什么位置,都应当被视为互联网主机。它们所在的网络,无论是互联网还是内部网络,都必须被视为充满威胁的危险网络,主体或用户不单独因所处的网络位置而被信任。

因此,网络中的每个访问请求都需要经过强身份鉴别。作为一个不被显示信任的主体,用户需要访问自己想要的资源时,都要首先进行鉴别。

当前,应用最广泛、技术最成熟的身份鉴别技术是基于 X.509 的公钥数字证书标准体系,通过电子认证机构颁发的数字证书,用户可向信息系统证明自己的身份。为了更好地保障用户身份的有效性,数字证书应当向获得工业和信息化部电子认证服务资质的可靠的第三方认证机构申请。

近年来,动态口令、生物特征、FIDO 等认证技术逐渐被应用于身份鉴别中,部分技术可以较好地应用于信息系统中,提供安全、可靠、便捷的鉴别手段。

身份鉴别系统可以结合多种不同的技术,为用户提供灵活、高效、安全的身份鉴别支持,同时可以采用多种技术结合的方式,提高身份鉴别的真实性和可靠性。

2. 资源授权　授权是零信任网络当仁不让的核心机制和流程,其运作的安全性、合理性和效率影响整个零信任网络的可用性。网络中所有访问请求都必须被授权,用户通过身份鉴别得到了正确的身份,并被允许访问信息系统。但是,不同的用户具有不同的资源访问授权,同一个用户在不同场景下所获得的权限也有所不同。用户对资源的访问权限由授权机制决定(图 13-1)。

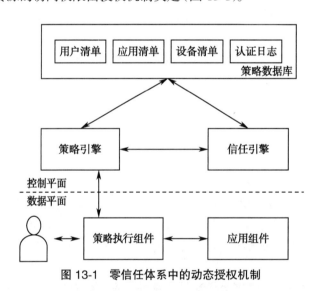

图 13-1　零信任体系中的动态授权机制

零信任模型构建一个基于动态授权策略决策的架构,对用户的权限进行实时决策。基于实时动态更新的策略数据库,由独立的策略引擎结合信任引擎对网络请求进行分析判定,以作出是否允许资源访问的判断。策略执行组件根据该判断结果,开放或阻止主体对应用或资源的访问权限。策略数据库中的策略,根据网络安全状态、用户状态实时更新,动态的信任与授权策略是零信任网络的重要特点。

3. 信任管理　信任管理是零信任网络的一个重要功能,也是零信任网络的基础。在零信任网络中,对网络参与者的信任不是建立在系统上静态管理配置之上的,不再给网络参与者定义和分配基于二元决策的策略,而是持续监视参与者的网络活动,依参与者过去和当前的行为而不断变化,并据此持续更新其信任评分,然后使用这个评分作为授权策略判定的依据之一。基于信任评分的策略能够根据历史行为等多种变量动态影响授权的判定结果。客户端以不可信的方式开始访问会话请求,并在访问过程中通过各种机制不断积累信任,直到积累的信任足够获得系统的访问权限。

在零信任网络中,应对所有的实体进行验证,一个正确构建的零信任网络应当对网络上的设备、用户、流量、应用均进行有效的验证。

（二）构建零信任网络的基本原则

完整的零信任架构是一个理想的愿景,刚开始构建零信任网络时不需要满足全部需求,而应当逐步从现有的网络开始,分步骤构建。零信任网络诸多特性的安全价值各有差异,因此在设计零信任网络时,需要根据自身网络的安全状态和需求确定优先满足哪些特性。业界根据几年来的实践经验分析出不同的基本原则,零信任网络应当根据这些原则,结合自身的安全需求,逐步满足相应的原则。

不同的标准技术体系对构建零信任网络提供了不同的实践指引。

美国 NIST 在 2020 年发布的标准《零信任安全架构标准》是目前业界最为完善的技术规范。该标准提出了构建零信任网络的七条基本原则。

1. 所有数据和服务都被统一为资源。

2. 无论处于什么网络位置,所有通信都必须被保护。

3. 对企业资源的访问必须基于会话级别进行单独信任管理。

4. 对资源的访问由动态策略决定。

5. 企业应监控和检测全部资产(产权资产或关联资产)的完整性和安全状况。

6. 动态管理所有资源身份验证和授权,并且必须首先进行严格强制执行身份认证。

7. 企业应持续收集一切可用的安全状态及相关信息,并据此不断改进其安全策略。

在国内,近年来零信任网络有了长足发展,在某些领域,国内的研究和技术成果已经领先于国际。中国电子工业标准化技术协会于 2021 年 7 月 1 日发布的团体标准《零信任系统技术规范》,提出另外不同的六条基本原则。

1. 任何访问主体(人/设备/应用等),在访问被允许之前,都要经过身份认证和授权,避免过度信任。

2. 访问主体对资源的访问权限是动态的(非静止不变的)。

3. 分配访问权限时遵循最小权限原则。

4. 宜减少资源非必要的网络暴露,以减少攻击面。

5. 宜确保所有的访问主体、资源、通信链路处于最安全状态。

6. 宜及时地获取可能影响授权的所有信息,并根据这些信息进行持续的信任评估和安全响应。

2020 年,全国信息安全标准化技术委员会通过了《信息安全技术　零信任参考体系架构》标准立项,开始起草零信任体系架构的国家标准,并发布了征求意见稿,该标准的征求意见稿从持续环境感知、动态信任评估、最小权限访问、加密传输四个方面提出了零信任体系的基本原则。

不同的零信任体系标准对基本准则有不同的理解,有各自不同的侧重点。《信息安全技术　零信任参考体系架构》提出的动态评估、持续感知、最小权限、加密访问这四条基本准则基本上是各个不同体系的共同基础,也是零信任网络构建的基础要素,是确保零信任架构成功实施的关键。

在刚开始构建零信任网络时不需要满足全部需求,而是建议根据上述这些基本要素,从几条基础要求做起,从现有的基于边界防护的网络,按安全要求在实现过程中逐步完善,逐渐构建起较完善的零信任网络体系。

四、人工智能安全

人工智能是计算机科学的一个重要分支,目前人工智能在计算机领域内已经得到了高度重视,并在医疗、农业、工业、金融、通信等领域得到了广泛应用。

人工智能的出现,对于网络信息安全领域来说,最重要的就是带来了安全赋能效应。所谓安全赋能效应,是指新技术因其关键特性可以用于安全领域,可以提升安全领域的势能。人工智能对信息安全的赋能效应包括两方面,一是赋能攻击,让安全问题变得更加严峻;二是赋能防御,让安全问题借助新技术得到更好地解决[6]。

本部分探讨人工智能对信息安全的一些赋能能力以及通过人工智能辅助医疗健康机构提高自身网络

安全能力的作用。

（一）智能入侵检测

传统的以静态特征规则为基础的网络威胁检测方法,在面对复杂网络行为和海量高维度大数据的环境下,容易出现大量误报、漏报和较长时延等问题。机器学习等人工智能算法则在解决分类问题上有着强大的能力,通过实时分析网络流量数据或主机数据来判断行为的正常或异常,对网络行为进行分类判定。人工智能可结合机器学习技术,分析网络流量和行为,自主扫描日志数据内容,并在必要时将分析结果反馈给人类专家,由人类专家再次识别,而识别结果将再反馈给人工智能,对分析模板进行升级。通过不断的反馈循环,随着时间和数据量的增多,能够不断提升检测率。当前已经有较多成熟的产品采用人工智能对网络入侵进行智能检测,取得了较好效果。

（二）恶意代码检测与分类

恶意代码是指具有恶意功能的程序,包括蠕虫、木马、僵尸程序、勒索软件、间谍软件等。目前已有大量研究利用机器学习从源代码、二进制代码和运行时的特征等入手,对程序进行针对恶意代码的检测与分类。在恶意代码检测方面,主要通过提取恶意代码的静态特征,包括文件哈希值、签名特征、API 函数调用序列、字符串特征等,结合恶意代码运行时的动态特征,包括 CPU 占用率、内存消耗、网络行为特征、主机驻留行为特征等构建恶意代码特征工程,利用深度学习或机器学习自动对可疑恶意代码进行检测判定。相比静态检测、动态检测、启发式检测和虚拟机检测等技术,研究者希望通过人工智能的方法来提升检测效率。人工智能可基于真实运行行为、系统层监控、AI 芯片检测、AI 模型云端训练、神经网络算法等关键技术具有的抗免杀、高性能、实时防护、可检测未知特征恶意代码等优势以及引擎自动化训练不断提高自身查杀能力。

（三）垃圾邮件检测

传统垃圾邮件检测方法主要是在邮件服务器端设置规则进行过滤检测。其规则是通过配置发送端的 IP 地址 /IP 网段、邮件域名地址、邮箱地址、邮件主题或内容关键字等特征进行黑白名单设置。该方法只能检测已知垃圾邮件,规则更新具有滞后性,检测效率低。利用人工智能技术,实现规则的自动更新,能够有效地解决传统垃圾邮件检测方法存在的不足。利用机器学习算法对邮件文本分类是当前主流的解决方案。同时,垃圾邮件检测系统在检测中不断增加自己的学习样本,从而使检测效率和准确率不断提高。2017 年 6 月,谷歌表示其基于机器学习技术的垃圾邮件和钓鱼邮件的识别率已经达到 99.9%。同时,谷歌官方数据表明,Gmail 收到的邮件中有 50%~70% 是垃圾邮件,这为机器学习模型的训练提供了源源不断的高质量数据源,再结合谷歌的算法能力和数据处理能力,实现了垃圾邮件检测模型的实时更新。

第三节　深度融合应用探讨及建议

一、应用安全评估

近年来,随着医疗信息化的大规模开展,医疗健康数据中包含大量患者个人信息与敏感信息,同时医疗应用中数据在机构内部或跨机构的应用系统中将进行较多的交互流转,各系统间的安全防护要求参差不齐,一旦用户信息或医疗信息被非法获取、篡改、传播、利用,将对患者、医疗健康机构造成严重影响,造成个人信息泄露。《数据安全法》《个人信息保护法》要求,必须采取合规的技术手段,对数据进行安全保护。

长期以来,部分医疗健康机构在应用无纸化电子处方、电子病历、电子病案时,引入了 CA 系统与可信电子签名,就是使用密码技术保证处方、病历等重要数据在传输存储过程中的完整性、真实性和法律责任认定上的不可否认性;在基于数字证书的系统用户登录,以及与院外网络的安全通信连接方面,医疗健康机构采用密码技术确保用户身份的真实性、网络与通信身份鉴别以及数据传输的机密性与完整性。

因此，医疗健康机构在使用密码技术方面已经具备了一定经验，只要在现有技术的基础上引入相关具备丰富密码应用方案咨询、安全性评估、安全性改造、密码产品的服务商，合规、正确、有效地使用密码，并获得相应的评估，即可确保密码技术对医疗信息系统的有效保护。

各级密码主管部门、信息化主管部门正加紧推进商用密码应用安全性评估工作，后期对于财政支出的信息化建设，商用密码应用安全性评估结论、密码主管部门的意见，将是财政审批的重要依据。国家和各级卫生健康委员会已经开始逐渐推动信息管理平台密码应用安全性评估工作。近年来各级卫生健康主管部门，一方面，落实自身的信息化商用密码应用升级工作；另一方面，研究推动商用密码在医疗健康行业的应用工作。卫健行业的商用密码应用将拥有很大的空间。

在广东省，商用密码应用评估工作由广东省密码管理局进行指导，各行业主管部门对省内的商用密码应用建设工作进行统筹安排。目前广东省的商用密码应用建设流程如下图 13-2 所示。

方案编制
应用系统密码建设
验收
01
02
03
04
05
方案评估备案
密评与备案

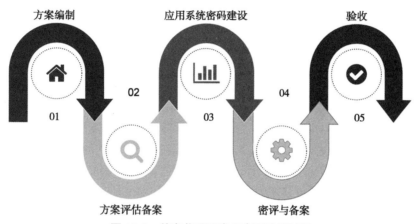

图 13-2　信息化项目商用密码建设过程

各医疗机构应贯彻落实关于信息系统密码应用的要求，结合《密码法》《信息安全等级保护管理办法》《信息安全等级保护商用密码管理办法》《信息系统密码应用基本要求》等相关规定要求，对包括电子病历系统在内的信息系统进行密码改造建设。依据相关技术要求，从物理和环境安全、网络和通信安全、设备和计算安全、应用和数据安全、管理制度、人员管理、建设运行、应急处置等方面，设计系统密码应用方案，并采用密码技术进行安全保障（图 13-3）。

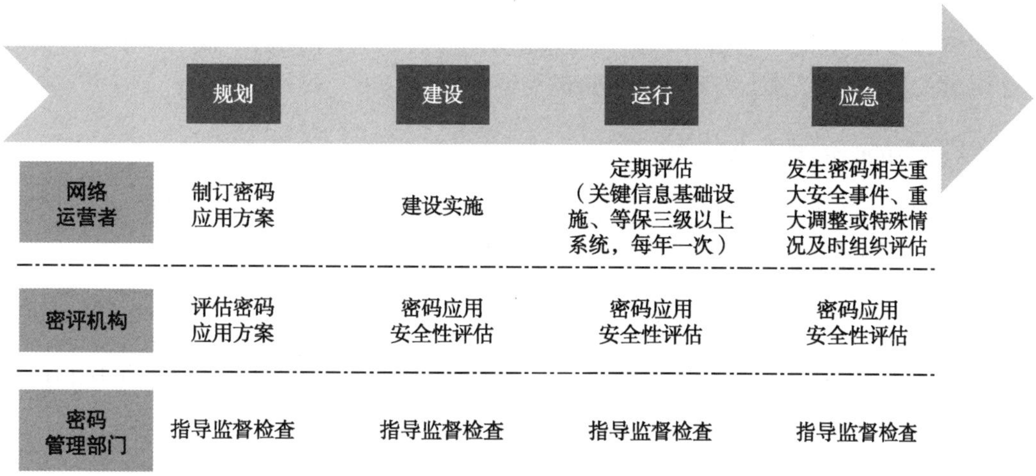

规划
建设
运行
应急
网络运营者
制订密码应用方案
建设实施
定期评估（关键信息基础设施、等保三级以上系统，每年一次）
发生密码相关重大安全事件、重大调整或特殊情况及时组织评估
密评机构
评估密码应用方案
密码应用安全性评估
密码应用安全性评估
密码应用安全性评估
密码管理部门
指导监督检查
指导监督检查
指导监督检查
指导监督检查

图 13-3　信息系统密码应用工作指引

对密码基础设施的建设，应用密码服务提升业务应用的网络空间安全密码保障能力。采用密码技术

在医疗健康机构业务系统各个环节保证数据的真实性、完整性、机密性和不可否认性,为医疗健康业务应用的安全稳定运行提供全方位密码保障支撑,为用户安全认证、数字签名验签等提供密码应用的技术支撑,实现医疗健康数据的安全传输、安全存储、安全流转、安全使用和安全监管,为医疗健康业务应用提供密码安全性保障。完善密码基础设施,着重解决应用在身份识别、安全传输、信息加密、完整性保护等方面的密码应用薄弱、系统性缺失、非合规性密码算法等现象问题,进而提升医疗健康应用的密码管理和应用水平,增强医疗健康信息系统的网络安全防护和风险防控能力。基于密码技术的身份鉴别、访问控制、传输加密、存储加密,对医疗健康系统进行改造升级,达到等保的密码要求。通过对现有信息系统密码防护措施的梳理和改造,使当前缺乏防护的信息系统得到密码防护,完成或完善基于密码技术的身份鉴别、访问控制、传输加密、存储加密。

二、电子病历应用

自 2010 年开展全国电子病历试点以来,医院电子病历的应用日益广泛,由于电子形态的数据易被篡改或伪造,因此在医疗纠纷案件中,相比传统纸质病历,电子病历更容易受到患者更多的质疑。根据相关法律规定,一旦证实医院有篡改病历的行为,将直接被推定具有过错。对于医患双方来讲,确保电子病历内容的完整、不可篡改,以及有效实现电子病历的锁定封存是核心诉求。

随着医院信息化建设的深入发展,其中一个目的是提高医院的整体工作效率,降低相关耗材成本和病案管理成本。若各类医疗信息系统的上线仍然不能实现医疗业务的在线连续性,仍然需要打印纸张再进行手写签字、盖章才能形成符合相关法律法规要求的病历文件,则信息化的建设作用将被大幅度削弱。

密码技术对于解决电子病历的真实性、完整性,具有重要意义。目前,各大医疗健康机构采用了密码技术、数字证书技术,对电子病历通过数字签名等技术实现病历的无纸化。过去几年,全国,尤其是广东省各大型医疗机构在电子病历的应用方面取得了重要进展。在电子病历的应用方面,主要需要实现以下特性。

(一)建立可靠的身份鉴别机制

使用数字证书鉴别医护人员身份,数字证书掌握在医护人员的手中,不可能轻易被他人获取,从物理上保证了身份鉴别手段的可靠性。合规的数字证书在目前技术水平下基本可判断为不可破译的,能从技术上真正实现强身份认证。

(二)电子病历无纸化实现

医护人员在医疗信息系统上进行病历书写、处方开具等行为时,采用数字证书电子签名技术,实现电子病历电子签署的法律效力,从而实现电子病历的无纸化。

(三)引入可靠的时间戳服务

医护人员采用电子签名技术在医疗信息系统上进行操作时,通过引入第三方可靠的时间戳签名服务,在签名的同时加盖时间戳,确保电子签名操作发生当时的时间点的真实可信。

(四)建立安全可信的责任认定机制

医护人员使用数字证书在电子病历系统中进行签名,对自己所书写的病历以及所下达和执行的医嘱、处方负责,电子签名有着不可否认性特性,能保证责任的落实。

(五)采用电子签名提供对电子病历的有效保护

在引入电子病历之前,传统纸质病历的锁定指的是将涉案患者的所有病历记录统统收集起来,在医患双方均在场的情况下加贴封条,双方签字确认,实现对病历的封存。封存后任何人无法单方面启封进行非法修改,从而实现对内容的锁定。

实现电子病历电子签名后,在医院每个环节实现的电子签名均采用"可信数字身份 + 电子签名 + 时间戳"的形式:可信数字身份指的是医护人员所有的操作都基于自己的数字证书,即标识自己身份的"身份证";医生完成电子病历编写时,会提示其加盖电子签名,电子签名不仅能有效地锁定电子病历内容,而且能够建立起责任认定机制,凡是经过签名的病历内容事后均无法被篡改,并且能够责任追溯到人;完成电子签名加盖后,接下来通过加盖"时间戳",将行为人、来自第三方权威时间信息、电子病历内容绑定在一起,证明自某年某月某时、某医生提交该电子病历文件起,电子病历中的任何数据内容都被锁定固化。

由于医护人员在事前每一个签名时间点都实现了锁定,不存在事后再锁定的问题。因此相比传统纸质病历而言,基于电子签名实现电子病历的锁定更加合理、更加完善。

(六)司法鉴定提供对电子病历的有效验证,保障医患双方利益

对于涉及电子病历数据司法鉴定的情况,能够明确得出电子病历数据是否真实、是否完整、是否被篡改,从而保障医患双方的合法权益。

可靠的电子签名与手写签名或者盖章具有同等的法律效力。可靠的电子签名能够保证数据的完整性、原始性、生成之后没有被篡改。电子签名技术中包含的密码技术保证了电子证据具有可追溯性,有可信的证据链。因此,如果患者质疑一份经过可靠电子签名保护的电子病历,司法鉴定机构在对医院相关数据进行封存时(通常是对医院信息系统的数据库数据进行提取封存)能够在封存数据中提取出 CA 机构提供的对应数字证书信息和电子签名信息,据此进行详细的分析说明(验证电子病历数据的签名者是谁、签名后是否被篡改、签名时间是什么时候等),给法庭呈现一份非常直观的、明确的且更易被法庭理解和采信的司法鉴定报告。

三、医疗数据安全

在国外,近年来的医疗数据泄露事件和数据量呈逐年上升趋势。据《美国健康保险流通与责任法案期刊》(*HIPAA Journal*) 统计数据,2009 年至今,美国医疗健康机构数据泄露事件的数量不断上升,其中2021 年发生的重大医疗数据泄露事件达 700 多起,为 2009 年(199 起)的 3 倍多。这些医疗数据泄露事件对患者个人隐私造成了重大威胁,更会严重影响医疗健康机构的信誉(图 13-4)。

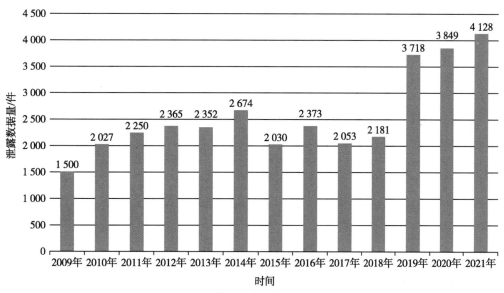

图 13-4 美国医疗数据泄露数据量

数据泄露的原因,一方面是由于被外部攻击者入侵盗取数据,另一方面是很多网络管理者不正确的网

络配置所致。各医疗健康机构应用了大量的医疗器械、检验设备、应用软件(简称应用)等第三方产品,为了让这些产品正确运作,或者避免网络管理员的不正确配置,会为这些产品开放外网的访问权限。对于大量管理不严格的网络系统,这些网络暴露面会存在严重的数据安全风险。制药等相关行业自身存在大量数据,如机密知识产权、药物进步和技术的研发数据、药物和开发的专有信息以及患者和临床试验数据等,都是需要严格保护的重点数据。如果医疗数据被泄露给制药企业,将会造成严重的损失,据 IBM Security 评估,2021 年美国制药企业医疗数据泄露的平均成本超过 500 万美元(图 13-5)。

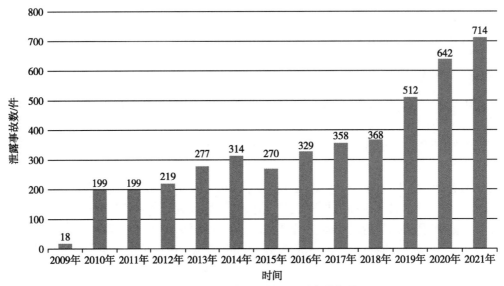

图 13-5 美国重大医疗数据泄露事故数量

为了避免医疗数据泄露等数据安全问题,通常采用基于边界防护的网络安全管理措施,禁止应用软件或硬件连接网络,采用物理隔离或逻辑隔离的方法,让这些应用脱离互联网。但即使对于医院这种严格管理网络出口的环境,也难免会出现漏网之鱼,从而导致医疗数据泄露的情况。尤其是大量的医用设备,因其中的代码错误或者存在恶意代码(有些甚至是厂商有意或无意留下的),在不知情的情况下,向外发送数据,或获取外部的配置参数。

因此,单纯的边界防护并不能完全防止医疗数据泄露,不能完全解决医疗数据安全问题。对流量的验证管理是加强数据安全的重要手段。按零信任的基本思路,网络参与者不因其位置而受到信任。对于医疗健康机构来说,不能认为部署在机构内部的应用软件、检验设备、医疗器械等就是可信的。因此,一方面在将这些应用接入互联网之前,应采用正确的技术手段,对其与互联网间的数据交换进行监控、验证,并动态管理。比如,对于某特定应用(如检验设备),正常运行并不需要对外发送数据或仅发送少量特定数据,或某个时间点突然发送大量数据或非特定数据,则应当触发告警,并自动关闭流量链路,禁止数据发送。另一方面,对于网络节点,应加强其中的监控,采用人工智能等相关技术,对网络节点的各类行为进行监控,及时分析其合规性,对于异常行为及时进行防范阻止,避免安全隐患。

在数据存储方面,传统的数据库存储、文件系统存储,系统管理员具有无限制的权限,不仅可以随时查询系统中存储的任何数据,甚至可不受限制地导出、修改数据而不被发现。近年来,包括堡垒机、数据库审计等各类系统,提供对系统管理员的权限管理及审计功能,在一定程度可以防范或发现这些非法行为,但依然存在一定的限制。近来,采用密码技术和数字证书技术,基于零信任、数据库加密系统等新技术,提供了更完善的数据安全保护机制,对于医疗数据的数据防护具有积极意义。

数据安全工作应该覆盖数据的整个生命周期,从数据的产生、传输、存储、共享、使用、销毁六个阶段,都应该严格设计数据的安全保护要求。基于数据全生命周期全面防护,应从多个不同方面实现,分别是身份鉴别、数据标签、访问控制、威胁防范、不可否认性、数据保护,完成对数据的全方位保护。在数据保护的全过程,应做好敏感数据分类分级机制,对体系中的数据进行归类分级,对不同级别的数据采用不同的防护要求,从而有针对性地对敏感数据提供有效防护,降低成本。

四、医疗数据交易

各医疗健康机构在医疗活动开展过程中会产生大量的数据。比如,医疗检验数据、电子病历数据等,这些数据对于医疗健康研究机构而言具有重要意义。通过大量的医疗数据,可以分析医学专家积累的宝贵经验,并通过转化成标准化的知识基础,做到数据驱动医疗服务,从而大幅提高服务能力和效率,解决我国医疗领域存在的诸多问题。因此,若医疗机构可以将这些成果数据进行分享,一方面在医疗机构间共享,另一方面与医疗研究机构共享,将会促进医疗服务提升。

对患者而言,个人的医疗数据若能在各医疗机构间共享,则可大幅降低患者在不同机构间的数据重复问题,特别是医疗检查数据,可以降低患者重复检查的成本。然而,目前各医疗机构在数据共享方面存在比较多问题。特别是各方的利益分配、数据安全方面,需要有专业的法规基础和解决方案。

《数据安全法》第一条"为了规范数据处理活动,保障数据安全,促进数据开发利用",明确数字安全的目的是促进数据利用。数据利用的一个重要前提是让数据流转起来,只有把数据从产生方流转到使用方,数据才能更好地发挥作用。

数据利用的前提是安全。对于数据产生方来说,希望数据在合理的代价下被使用方使用,但并不希望使用方看到自己的数据,既实现数据价值的流通与共享,又实现数据的隐私保护,即数据的可用不可见。对医疗健康机构而言,这些数据一方面是本身的重要资产,另一方面也面临保护的义务,因此,医疗健康机构都不愿意将这些数据轻易交给第三方。如何能既让第三方使用这些数据,又不面临数据泄露的问题呢。

数据确权、数据安全、隐私保护,是影响医疗数据共享的重要因素。

基于密码技术和隐私计算等相关技术,能有效解决上述问题[7]。

区块链技术具有公开透明、不可篡改、去中心化等重要特性,在实现数据确权与经济活动等方面具有优势。通过数字身份实现数据的确权,并将数字身份与智能合约等主体关联,让一切都可以用数字身份来表达与管理,可以实现数据的管理、转移和交易。

密码技术可为医疗数据安全共享提供良好的技术基础。通过隐私防护、数据加密、隐私计算等技术,可实现对数据的有效保护。一方面,保护数据所有者的隐私和数据所有权,确保数据使用者不能直接看到数据的原始面貌,即无法准确获取数据所有者原有的数据。另一方面,数据加密是数据安全共享的基础,通过数据加密以保护数据所有者的隐私、维护商业利益和数据的增值,在加密状态下进行数据交易,以数据使用权的分享和交易代替原始数据的直接转移,从而保证数据隐私及产权利益。

在不同医疗机构间,通过建立区块链或基于密码技术的共享保护机制,既满足对医疗数据共享和应用的有效推动,又保证数据的权属和安全,是未来医疗数据完成数据共享和应用的重要工作。

第四节　展望

随着物联网、云计算、5G、人工智能等新技术的发展,这些新技术在医疗领域的应用也越来越广,相应的应用中所出现的网络与信息安全问题也就越明显。同时,信息安全借助相应的新技术得到了新的跨越式发展,为医疗信息化提供了更有力的支撑。

近几年来,越来越多的医疗信息化系统走上云平台,近来甚至出现了云原生的倾向。在云平台上的医疗信息化平台,其安全问题也必须得到重视,需要有相应的解决方案。在网络层面,零信任、云网安一体等新的网络安全技术为云平台上的系统安全提供了有力保障。随着云化的发展,传统物理环境下的 VPN 接入已经不再适用,基于零信任和密码技术的身份鉴别、传输加密、信任管理等技术,为远端接入的应用、实体和用户提供有效的鉴别和数据保护手段,基于数字证书、移动密码模块等技术手段,提供了在密码层的技术支持。云网安一体的概念,为医疗信息系统安全提供了新的思路,在云平台、网络设备、终端、用户等各个层面提供了自适应的安全检测和防范手段。通过将预测、防御、检测、响应四个维度进行综合考虑,评估安全状况,包括验证用户、验证设备、限制访问和权限,在交互过程中不断监视和评估风险和信任级别,如果发现信任下降或风险增加到了阈值,需要进行响应,则应该相应地调整访问策略。另外,必须采用密码技术对网络中的一切进行加密,同时结合其他技术加强整体安全。云网安一体考虑整个体系一体化运作,能通过信息收集快速准确地检测、识别网络安全风险,并且在发现安全威胁时能自动化快速溯源、阻断,各个终端、网络、云都能及时对安全问题作出响应,自动快速发现问题并恢复,运算能力和防护能力并存共生,在根源上防止利用逻辑缺陷进行攻击。这种新计算模式,被进一步发展为自动免疫计算,将成为未来网络空间安全的重要保障。

医疗信息系统的云化也带来了密码技术云化的需求,基础的密码支撑体系、电子认证技术、电子文书签署服务、移动互联网密码体系、基于生物识别的身份鉴别体系等,为未来基础医疗信息系统、互联网医疗等医疗信息系统提供了重要的安全支撑,向 SAAS、PAAS、IAAS 各层架构扩展,为医疗信息化系统提供全方位的云服务。未来的医疗信息云密码平台将集医护技签名、患者手写签名、统一医疗病案管理、医疗数据安全保护、跨院数据互通、统一密码资源管理等核心功能于一体,满足相关法规政策要求,达到业务合规、技术先进、体系有效,合理有效整合密码资源,对医疗信息系统的密码服务能力进行统一规划、统一管理、统一调度。

在数据安全和共享方面,隐私计算作为重要的底层技术近年来备受关注,基于密码技术的隐私计算技术具有原始数据不出域、数据可用不可见两个重要特性,不同的数据相关方对多方数据进行模型计算,从数据中挖掘新的价值,让数据更有效流通,在技术层面上有效保障数据要素流通的安全、可信、可控、可管、可溯。通过隐私防护和隐私计算,不同医疗机构、医疗机构与研究机构间的数据有效共享成为可能。通过密码技术对数据进行保护,数据所有方可以不必担心自己的数据被非法利用或未经授权获取,同时可以让数据需求方进行其所期望的各类计算分析,从数据中分析出有价值的成果,作为基础数据,支撑医疗科学的不断发展,更可为社会治理提供强有力的支持。

展望未来,在数字化和新医改政策的双重驱动下,医疗行业数字化转型正加速进行,以密码技术、可信计算等为基础的网络信息安全技术,将在医疗信息化中担当更加重要的角色。随着数据价值的提升,数据安全问题越发重要,网络与信息安全技术、数据安全技术等在医疗等业务系统中的角色,将从相对不受重视的辅助性地位,变成支撑信息化、数字化的核心基础,是医疗数字化的重要基础保障。

(胡文聪　陈树乐　傅　鹏)

参考文献

[1]　理查德 E. 布拉胡特 . 现代密码学及其应用[M]. 黄玉划,薛明富,许娟,译 . 北京:机械工业出版社,2021.

[2]　方滨兴 . 人工智能安全[M]. 北京:电子工业出版社,2020.

[3]　霍炜,郭启全,马原 . 商用密码应用及安全评估[M]. 北京:电子工业出版社,2020.

[4]　尤里·迪奥赫内斯,埃达尔·奥兹卡 . 网络安全与攻防策略:现代威胁应对之道[M]. 赵宏伟,王建国,韩春侠,等,译 . 北京:机械工业出版社,2021.

[5]　爱文·吉尔曼,道格·巴斯 . 零信任网络:在不可信网络中构建安全系统[M]. 奇安信身份安全实验室,译 . 北京:人民邮电出版社,2019.

[6]　杨义先 . 密码简史[M]. 北京:电子工业出版社,2020.

[7]　李凤华,李晖,牛犇 . 隐私计算理论与技术[M]. 北京:人民邮电出版社,2021.

第十四章

数字孪生

数字孪生(digital twin)作为新一代信息技术集成融合和创新应用,在国家科技、经济和社会持续发展与数字化转型中将发挥重大作用。2021年12月,中央网络安全与信息化委员会发布《"十四五"国家信息化规划》,将数字孪生列为国家战略性、前沿性和颠覆性技术,要求加强战略研究布局和技术融通创新。

长期以来,医学工作者都在探索疾病预测、诊断、治疗和康复的新技术、新方法,以实现更早期、更快捷和更精准、更个性化的疾病预测、诊断和治愈。具备高度个性化、智慧化的数字孪生无疑为实现医学界的这一目标提供了创新技术。

第一节 概述

数字孪生是指在数字空间(虚拟空间)中构建一个可以映射现实世界(现实空间)物理实体的虚拟实体。人们通过物理实体的深度分析,抽象出物理实体的属性、关系和过程,建立数据模型,在虚拟空间构建一个与物理实体完全对应的虚拟实体(数字孪生体)。物理实体与数字孪生体之间具备双向和动态的实时关联,在整个实体的生命周期中相互联系在一起,人们可以通过数字孪生体实现对物理系统的模拟、验证、预测、洞察、执行和控制。

一、起源

孪生的概念起源于美国国家航空航天局(NASA)的阿波罗计划,即构建两个相同的航天飞行器,其中一个发射到太空执行任务,另一个留在地球上用于反映太空中航天器在任务期间的工作状态,从而辅助工程师分析处理太空中出现的紧急事件。当然,这里的两个航天器都是真实存在的物理实体。

2003年前后,关于数字孪生的设想首次出现于 Grieves 教授在美国密歇根大学的产品全生命周期管理课程上。但是,当时 digital twin 一词还没有被正式提出,Grieves 将这一设想称为 Conceptual Ideal for PLM(product lifecycle management)。在该设想中,数字孪生的基本思路已经有所体现,即在虚拟空间构建的数字模型与物理实体交互映射,忠实地描述物理实体全生命周期的运行轨迹。

2010年,digital twin 一词在 NASA 的技术报告中被正式提出,并被定义为"集成了多物理量、多尺度、多概率的系统或飞行器仿真过程"。2012年,NASA 与美国空军联合发表的数字孪生论文指出,数字孪生是驱动未来飞行器发展的关键技术之一。在接下来的几年中,越来越多的数字孪生应用于航空航天领域,包括机身设计与维修、飞行器能力评估、飞行器故障预测等[1,2]。

当前,数字孪生应用已从航空航天领域向工业制造、智慧城市、智能建筑、未来教育等领域拓展,赋能这些行业的数字化转型和智能化创新。数字孪生蓬勃发展的动力来自新一代信息技术的兴起,物联网、人工智能、大数据、云计算、5G 通信等新兴信息技术的普及应用为数字孪生发展提供了有力支撑[3]。

数字孪生是以数字化的形式对一个物理实体过去、目前乃至全生命周期的行为或流程进行动态和实时呈现,从而有效反映系统运行情况。数字孪生以对众多层面持续、实时开展大量物理世界数据检测为基础,数字孪生的真正功能在于能够在物理世界和数字世界之间全面建立准实时联系,这也是该技术的价值所在[4]。

二、定义

目前数字孪生还没有统一的定义,下面列出了部分文献中的定义[5-8]。

1. 数字孪生是具有数据连接的特定物理实体或过程的数字化表达,该数据连接可以保证物理状态和虚拟状态之间的同速率收敛,并提供物理实体或流程过程的整个生命周期的集成视图,有助于优化整体性能。

2. 数字孪生是以数字化方式创建物理实体的虚拟实体,借助历史数据、实时数据以及算法模型等,模拟、验证、预测、控制物理实体全生命周期过程的技术手段。数字孪生可以定义为有助于优化业务绩效的物理对象或过程的历史和当前行为的不断发展的数字资料。数字孪生模型基于一系列跨维度的、大规模的、实时的真实世界的数据测量。

3. 数字孪生是生产资料和流程的软件表示,用于理解、预测和优化绩效以实现改善的业务成果。数字孪生由三部分组成,即数据模型、一组分析或算法,以及知识。数字孪生公司早已在行业中立足,它在整个价值链中革新了流程。作为产品生产过程或性能的虚拟表示,它使各个过程阶段得以无缝链接。这可以持续提高效率,最大程度地降低故障率,缩短开发周期,并开辟新商机。换句话说,它可以创造持久的竞争优势。

4. 数字孪生具有集多尺度、多物理、多学科的属性,使用数字技术创建物理实体的孪生模型,通过传感设备和云计算促进数字孪生体与物理实体之间不断进行数据和信息交换,监控物理实体在物理环境中的形成过程和运行状态的一系列技术。

5. 数字孪生是一种充分利用模型、数据、智能并集成多学科技术,具有多物理、多尺度、多学科的属性,具有实时同步、忠实映射、高保真度特性,能够实现物理世界与数字世界交互与融合的技术手段。

三、特征

从上述数字孪生的定义可以看出,数字孪生是真实空间的物理实体在数字空间的数字建模过程,具有以下典型特点。

1. 互操作性　数字孪生中的物理对象和数字空间能够双向映射、动态交互和实时连接,数字孪生具备以多样的数字模型映射物理实体的能力,能够在不同数字模型之间转换、理解和表达。

2. 可扩展性　数字孪生具备集成、添加和替换数字模型的能力,能够针对多尺度、多物理、多层级的模型内容进行扩展。

3. 实时性　数字孪生通过计算机可识别和处理的方式对随时间变化的物理实体进行表征。表征的对象包括外观、状态、属性、内在机制,形成物理实体实时状态的虚拟实体映射。

4. 保真性　数字孪生的保真性指描述虚拟实体与物理实体的接近性。要求虚拟实体和物理实体不仅要保持几何结构的高度仿真,在状态、相态和时态上也要一致。

5. 闭环性　数字孪生中的虚拟实体,用于描述物理实体的可视化模型和内在机制,以便于对物理实体的状态数据进行监视、分析推理、优化工艺参数和运行参数,实现决策功能,即赋予虚拟实体和物理实体一个"大脑"。因此数字孪生具有闭环性。

6. 全生命周期性 在产品设计、制造、服务到报废的全生命周期内,数字孪生体的数据被存储和管理,忠实地描述物理实体全生命周期的运行轨迹。

四、现状

当前全球积极布局数字孪生研究和应用,美、日以及西欧部分国家先后成立了数字孪生联盟、协会等组织,加快构建数字孪生产业协同和创新生态,全球著名 IT 公司 Gartner 连续 3 年将数字孪生列为未来十大战略趋势。

在国内,数字孪生在工业制造业、建筑业和城市管理等方面都有成功的应用。我国工业互联网产业联盟(AII)2021 年 12 月发布的《工业数字孪生白皮书(2021)》指出,工业数字孪生创新与发展的大幕刚刚拉开,产业界、学术界对工业数字孪生的认识日渐统一,数据与模型、模型与模型的集成融合是工业数字孪生本质内涵,尤其是仿真建模与数据科学的集成优化将成为未来发展主线。目前工业数字孪生应用仍处于初级阶段,真正成熟的数字孪生应用还需要较长时期的探索实践。华为公司 2021 年 6 月发布的《数字孪生城市白皮书》提出数字孪生城市是现代化城市治理方式的创新性变革。物理城市中所有的人、地、物、事件、组织等要素,借助数字孪生技术在数字世界构建虚拟映像,实现物理 - 数字虚实融合交互,在物理世界不可能完成的工作,在数字世界则充满了丰富的想象空间。白皮书的内容涉及数字孪生城市的内涵与外延、建设方法论关键技术应用体系框架等理论,同时结合项目实践提供典型案例的分享,并对数字孪生城市未来发展进行了展望。中国电子技术标准化研究院等机构 2020 年 11 月发布的《数字孪生应用白皮书》针对当前数字孪生的技术热点、应用领域、产业情况和标准化进展进行了分析,介绍了 6 个领域的 31 项数字孪生应用案例。

通过中国知网,以"数字孪生"为主题词检索 2017—2021 年期间发表的中文期刊文献。结果显示,数字孪生相关文献从 2017 年的 25 篇到 2021 年的 1 370 篇,保持了持续快速增长态势(图 14-1),其中智能制造、信息物理系统、人工智能、数智融合和智慧管网是该领域的热点,形成了以航空航天、未来教育、智能制造为代表的研究聚类。

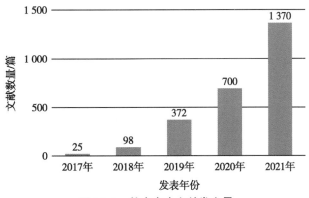

图 14-1 数字孪生文献发文量

与航空航天、智能制造等领域数字孪生研究相比,医学领域的数字孪生虽然还处于初步发展阶段,但已呈现出良好的发展势态。Gartner 发布的 2020 年新兴技术周期曲线(hype cycle for emerging technologies,2020),将人的数字孪生(digital twin of the person)技术列入周期曲线的上升阶段,显示在未来 5~10 年达到峰值。Gartner 通过对 2020 年的 1 700 多种独特技术分析提炼,形成系列必须了解的技术和趋势,人的数字孪生被列为其中五个独特的趋势之一[9]。

一、技术架构

(一) 概念框架

图 14-2 是数字孪生的概念框架,由物理实体、虚拟实体(数字孪生)以及数据感知、数据传输、数字建模、技术支撑、交互接口部分构成。

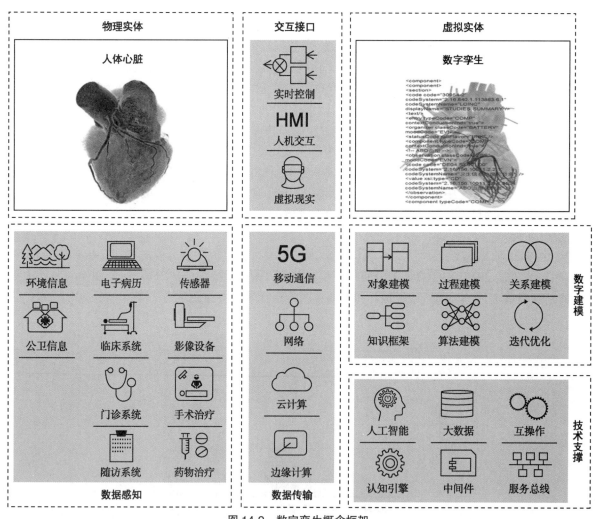

图 14-2　数字孪生概念框架

1. 数据感知部分　通过相关传感、记录技术,实现对物理实体数据的采集。例如,对于人体心脏实体,通过心电图机、医学影像设备、穿戴式设备、临床诊断与治疗记录,以及环境(温湿度、大气压等)信息等方式,获取反映心脏实体状态的实时数据。

2. 数据传输部分　通过有线或无线网络、移动通信、云平台等方式,将物理实体数据传输到技术支撑和数字建模部分。边缘计算是指在靠近物理实体侧提供最近端的计算服务,实现快速服务响应和安全与隐私保护。

3. 数字建模部分　数字建模是数字孪生框架的核心部分,数据采集、数据传输、技术支撑、交互接口部分围绕数字孪生建模提供数据的传输、计算和平台等支持。例如,构建人体器官数字孪生,在数据采集、传输、计算和平台等技术加持下,通过建模过程描述器官的物理、生理、机制等模型的属性特征、相互关系和互操作性,实现数字孪生体的精确性、一致性和重用性数字化表达。

4. 技术支撑部分　应用大数据、人工智能、知识引擎和高性能计算等技术,实现数字孪生建模所需的数据汇聚、分类、推理等功能。应用互操作、服务总线和中间件等技术,实现数据孪生模型的集成和互操作性。

5. 交互接口部分　交互接口位于物理实体和数字孪生体之间,实现数字孪生体的应用以及对物理实体的反馈控制。由虚拟现实(virtual reality,VR)、增强现实(augmented reality,AR)和混合现实(mixed reality,MR)构成的可视化技术,实现视觉上人对数字孪生体的操作。人机交互是指通过智能人机接口,提供具备知识表示、语言理解、推理、学习和认知等功能的人机交互能力,实现数字孪生体与物理实体的交互。实时控制则是通过相关反馈控制接口,采用数字孪生体提供的数据实现对物理实体的调节、纠偏等控制。

(二)技术架构

图 14-3 展示了数字孪生的技术架构[5],一个完整的数字孪生技术架构应包含以下四个实体部分。

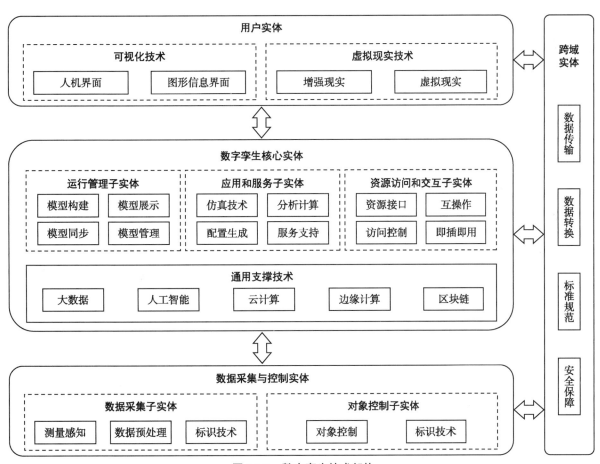

图 14-3　数字孪生技术架构

1. 数据采集与控制实体　主要涵盖感知、控制、标识等技术,承担孪生体与物理对象间上行感知数据的采集和下行控制指令的执行。其中,数字孪生全域标识是数字孪生中物理对象及其数字孪生的唯一身份标识,为物理对象和数字孪生体赋予数字身份信息。

2. 核心实体　数字建模是数字孪生的核心技术。数字孪生建模需要依托人工智能、大数据、云计算等新一代信息技术,采用面向对象的建模方法学,实现各类模型构建、融合、互操作、仿真和迭代过程,最终生成数字孪生体并拓展应用。

3. 用户实体　通过可视化技术、虚拟现实、增强现实和人机界面等技术,实现数字孪生体与人交互的功能。

4. 跨域实体　为各实体提供数据交互,以及信息标准体系和安全体系支撑。

(三) 功能架构

图 14-4 描述了数字孪生的功能架构,该架构在物理对象的基础上,由底部的连接层、顶部的决策层以及中间的映射层组成[3]。

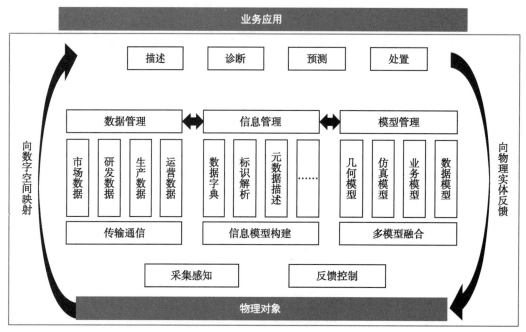

图 14-4　数字孪生功能架构

1. 连接层　具备采集感知和反馈控制两类功能,是数字孪生闭环优化的起始和终止环节。通过采集感知获取物理对象全方位数据,利用反馈控制完成物理对象最终执行。

2. 映射层　具备数据互联、信息互通、模型互操作三类功能,同时数据、信息、模型三者间能够实时融合。其中,数据互联指通过传输通信实现物理对象数据等全生命周期数据集成;信息互通指利用数据字典、元数据描述等功能,构建统一的信息模型,实现物理对象信息的统一描述;模型互操作指能够通过多模型融合技术将几何模型、仿真模型、业务模型、数据模型等多类模型进行关联和集成融合。

3. 决策层　在连接层和映射层的基础上,通过综合决策实现描述、诊断、预测、处置等功能,并将最终决策指令反馈给物理对象,支撑实现闭环控制。决策层的上方是业务应用,代表了基于数字孪生功能的各类业务应用。

二、核心技术

(一) 数字孪生建模

作为数字孪生的关键技术,数字孪生的建模是将物理世界的对象数字化和模型化的过程[5]。建立物理对象的数字化建模技术是实现数字孪生的源头和核心技术,也是数字化阶段的核心。通过建模将物理对象表达为计算机和网络所能识别的数字模型,对物理世界或问题的理解进行简化和模型化。数字孪生建模需要完成从多领域、多学科角度模型融合以实现物理对象各领域特征的全面刻画,建模后的虚拟对象会表征实体对象的状态、模拟实体对象在现实环境中的行为、分析物理对象的未来发展趋势。

数字孪生建模采用面向对象建模方法,面向对象的方法用对象的属性表示事物的静态特征,通过对象的方法表示事物的动态特征。对象的属性与方法合为一体,成为一个独立的、不可分的实体。通过对事物进行分类,把具有相同属性特征和方法特征的对象归为一类,称为对象类。类是对这些对象的抽象描述,每个对象是其类的一个实例。对于复杂的对象,可以用简单的对象作为其构成部分,在面向对象中用组合或聚合(封装)表示。对象之间通过消息进行通信,实现对象之间的动态联系,并通过关联表达对象之间的静态关系[10]。

对象的建模通常包含模型抽象、模型表达、模型构建、模型运行等步骤。模型抽象实现对物理对象的特征抽象,模型表达对抽象后的信息进行描述,模型构建阶段会实现模型的校验、编排等,为模型运行提供模型运行环境。

模型实现方法主要涉及建模语言和模型开发工具等,从技术上实现数字孪生模型。数字孪生建模语言主要有 Modelica、AutomationML、UML、SysML、XML 和 JSON 等。

(二)数字孪生建模语言

2022 年微软发布了数字孪生建模语言(DTDL)第 2 版(Azure Digital Twins Definition Language v2.0),用于 Azure 数字孪生服务型平台,为数字孪生模型的开发过程提供规范性的功能[11]。DTDL 基于 JSON-LD(JavaScript Object Notation for Linked Data)。DTDL 由 6 个元模型类组成,用于定义数字孪生行为。这 6 个元模型类包括接口、属性、遥测、命令、关系和组件。当使用 DTDL 进行数字孪生建模时,其行为使用这些元模型类进行定义,并且通过软件工具根据这些定义实现数字孪生的行为。属性、遥测、命令、关系或组件用于描述接口内容,接口是可重用的,可以作为另一个接口中组件的模式重用。

1. 接口(interface)　描述数字孪生的内容(属性、遥测、命令、关系或组件),定义封装的 Azure 数字孪生模型接口。

2. 属性(property)　是表示实体状态的数据字段(类似于许多面向对象的编程语言中的属性),描述数字孪生的只读和读/写状态。属性具有后备存储性,随时读取属性并检索其值。

3. 遥测(telemetry)　遥测字段表示度量结果或事件,用于描述数字孪生发出的数据。与属性不同,遥测不会存储在数字孪生体上,它是一系列有时间限制的数据事件,在这些事件发生时就需要对其进行处理。

4. 命令(command)　描述可以在数字孪生上执行的功能或操作。

5. 关系(relationship)　描述数字孪生之间的链接,并可以创建数字孪生的图形。关系可以表示一个数字孪生与其他数字孪生的关联方式,可以表示不同的语义含义。在 DTDL 模型中定义关系时,关系可以有自己的属性字段,可以在其中定义自定义属性来描述特定于关系的状态。

6. 组件(component)　使接口能够由其他接口组成。组件与关系不同,组件描述的内容直接属于接口(关系描述了两个接口之间的链接)。如果需要,可以使用组件生成需要的模型接口作为其他接口的程序集。组件描述的对象属于解决方案不可或缺的部分,但不需要单独的标识,且不需要在孪生图中单独创建、删除或重新排列。

对应用 DTDL 进行数字孪生建模有兴趣的读者,可以登录 Azure 网站,使用 Azure Digital Twins Explorer 工具探索 Azure 数字孪生的生成。

(三)数字孪生标准体系

数字孪生标准体系为数字孪生建模与应用提供了标准化支撑。2015 年起,数字孪生已吸引 ISO、IEC、IEEE 等国际或区域标准化组织的关注,各组织已相继成立相关技术和委员会,推动数字孪生标准化工作。

图 14-5 显示的数字孪生标准体系框架,由基础共性标准、关键技术标准、工具/平台标准、测评标准、安全标准、行业应用标准六大类组成[12]。

1. 基础共性标准　包括术语标准、参考架构标准、适用准则部分,关注数字孪生的概念定义、参考框架、适用条件与要求,为整个标准体系提供支撑作用。

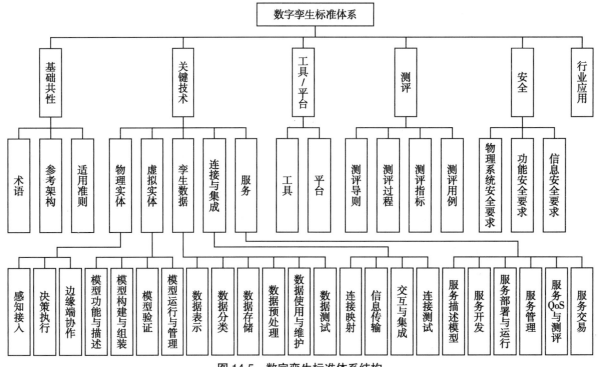

图14-5　数字孪生标准体系结构

2. 关键技术标准　包括物理实体标准、虚拟实体标准、孪生数据标准、连接与集成标准、服务标准部分,用于指导数字孪生关键技术的研究与实施,保证数字孪生实施中关键技术的有效性,实现数字孪生模型的互换性。

3. 工具/平台标准　包括工具标准和平台标准部分,用于规范软硬件工具/平台的功能、性能、开发、集成等技术要求。

4. 测评标准　包括测评导则、测评过程标准、测评指标标准、测评用例标准部分,用于规范数字孪生体系的测试要求与评价方法。

5. 安全标准　包括物理系统安全要求、功能安全要求、信息安全要求部分,用于规范数字孪生体系中的人员安全操作、各类信息的安全传输与存储、管理与使用等技术要求。

6. 行业应用标准　考虑数字孪生在不同行业、领域、场景应用的技术差异性,在基础共性标准、关键技术标准、工具/平台标准、测评标准、安全标准的基础上规范数字孪生在机床、车间、卫星、发动机、工程机械装备、城市、船舶、医疗等具体行业的应用。

数字孪生标准体系的研究与开发是一项长期性工作。对于医疗领域数字孪生标准体系的建设,需要结合医学科学和医疗行业的特点,综合应用信息技术标准、数字孪生通用标准以及医疗卫生信息标准,为医学数字孪生提供最佳的标准化支撑。

三、医学数字孪生建模

(一) 建模特点

医学数字孪生建模除了采用通用的数字孪生建模方法外,还需要结合医学特征,才能构建具备准确映射医学物理实体的医学数据孪生体。医学数字孪生中的人体数字孪生,由于人体与一般的物理实体不同,人体除了具有一般的温度(体温)、压力(血压)和搏动(脉搏)等物理特性外,还具有生物、心理等特性,其综合特征和层次关系十分复杂,构成一个开放的复杂巨系统[13]。因此,人体数字孪生的构建需要基于已有的知识(概念、机制、方程、模型),融合患者的医学影像、电生理信号以及相关诊疗记录等多模态数据,运用机器学习和虚拟现实等新一代信息技术,力求构造出准确的人体数据孪生体。

数字孪生建模需要分析和判断具有各种属性的对象之间的各种关系,这种分析和判断过程称为推理(reasoning)。推理包括两个主要组成部分,即推理所依据的判断和推出的新判断。前者叫作前提,后者叫作结论。推理不是判断的任意组合,而是由有推论关系的判断构成的。推理有不同的种类,演绎推理、归纳推理、类比推理、分析推理等,医学数字孪生建模通常联合使用演绎推理和归纳推理。

(二)演绎推理

演绎推理(deductive reasoning)是由一般到特殊的推理方法,即从一般性的前提出发推导,即"演绎",是得出具体陈述或个别结论的过程。推论前提与结论之间的联系是必然的,是一种确实性推理。演绎推理的逻辑形式对于理性的重要意义在于,它对人的思维保持严密性、一贯性有着不可替代的校正作用。演绎推理保证推理有效的根据并不在于它的内容,而在于它的形式。演绎推理通常用于逻辑和数学证明。

医学科学经历长期发展,积累了大量的科学知识和科研成果,包括各种公式、函数、规则、模型、关系、图谱等,这些已有的知识是数字孪生建模的基石。

(三)归纳推理

归纳推理是一种由个别到一般的推理。由一定程度的关于个别事物的观点过渡到范围较大的观点,由特殊具体的事例推导出一般原理、原则的解释方法。自然界和社会中的一般存在于个别、特殊之中,并通过个别而存在。一般都存在于具体的对象和现象之中,因此,只有通过认识个别才能认识一般。从对于个别事物的研究得出一般性结论的推理过程,即归纳推理。归纳推理是从认识研究个别事物到总结、概括一般性规律的推断过程。

医学研究中的归纳推理通常采用概率推理方法,即通过计算概率值来判断事件发生的可能性。基于云计算、大数据和人工智能等新一代信息技术,人们可以对医疗过程产生海量数据进行挖掘分析,发现其蕴含的知识和规律。例如运用机器学习的支持向量机、决策树、人工神经网络等算法,对数据进行分类、预测等处理,这些都属于归纳推理的范畴。

在人们的解释思维中,演绎推理与归纳推理是互相联系、互相补充、不可分割的。为了提高归纳推理的可靠程度,人们需要运用已有的知识,对归纳推理的个别性前提进行分析,把握其中的因果性、必然性,这就要用到演绎推理。

从推理结果的预测性和解释性来讲,演绎推理的结果是可预测和可解释的,但归纳推理在这方面是缺乏的。例如,采用深度学习的卷积神经网络进行医学图像辅助诊断,其对结果的可解释性还是当前学术界的热点问题。

在通过演绎推理和归纳推理获取知识后,还需要通过模型、符号、规则、程序等方式将知识表示出来,并实现知识在数字孪生建模和进一步应用。

医学数字孪生建模需要经历一个由浅入深、由易到难、由简到繁的研究和实践过程,先经由各种感知方法对特征获得感性认识,而后经各种认知过程进一步形成理性认识,通过反复迭代,逐步优化,获取不断完善精准的数字孪生体。

第三节　数字孪生与医学融合应用

一、医学数字孪生

数字孪生与医学领域的融合应用,为医学科学的创新发展提供了崭新的技术手段。例如,人体数字孪生与早期的数字化人体比较,数字化人体是利用人体的成像数据重建人体的数字化解剖模型,这个人体数字化模型是整体的(如男性、女性或成人、儿童)、静态的、无生命体征的。人体数字孪生是个体人体的实时镜像,是真实世界实体人在虚拟世界的数据交互和映射,人体数字孪生体可以实时反映真实人体的生命状态,从而为人体的疾病预防、诊断、治疗和预后带来全新的体验。

医学数字孪生研究可以分为两类,即医疗数字孪生(healthcare digital)和人体数字孪生(human digital)。

1. 医疗数字孪生　指数字孪生技术在以患者为中心的医疗过程、医学仪器、医疗空间(院区、病房、手术室)等医疗场景的研究。通过采集上述医疗实体的相关数据建立数学模型,构建一个与实际医疗实体完全对应的虚拟医疗实体(医疗数字孪生体)。医疗数字孪生体采用人机接口等技术,通过对实际医疗过程的仿真、预测、观察和控制,实现精准化医疗。

2. 人体数字孪生　是指人体器官的数字孪生研究,通过融合器官的生物机制、生理模型、基因组学和临床数据等,构建具备患者个体特征的器官数字孪生体,用于医学研究和疾病诊治,实现个性化医疗。人体数字孪生除了实体的物理属性,还包括生理、心理和伦理等更多元属性,在实现数字建模这一数字孪生关键环节上具有更高的复杂性。

二、医疗数字孪生

美国斯坦福大学医学部和美国国家肿瘤研究院生物信息与信息技术中心等提出了癌症患者数字孪生(CPDT)框架[14]。该研究利用新兴的计算和生物技术创建数字化个体表征,动态反映不同治疗和时间患者的分子、生理和生活方式状态,用于癌症患者的治疗调整、反应检测和生活方式跟踪。图 14-6 是 CPDT 创建与探索的生命周期图。

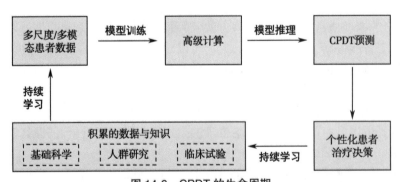

图 14-6　CPDT 的生命周期

CPDT 的创建与探索被设想为具有实时、动态的生命周期,涵盖癌症患者的治疗和康复全过程。CPDT 通过具有多尺度/多模态数据采集和协调,在高级计算加持下完成模型训练和推理,创建 CPDT 的数学、统计、机制和人工智能等相关模型,从而实现癌症患者的个性化治疗预测和决策。同时预测和决策结果作为临床试验数据加入人群研究知识库中,与人群研究、基础医学科学知识等其他因素相结合,从而实现 CPDT 的持续学习过程。CPDT 无缝集成到医疗工作流中,以实现临床效用,使医生和患者能够通过直观的可视化探索治疗选项。

CPDT 研究指出了该研究目前在数据、建模、伦理和监管方面的主要挑战。①在数据方面包括生成和获取高容量、高质量、多尺度的数据;确保多尺度数据同时代表健康和疾病状态;确保数据来自不同人群。②在建模方面包括协调和聚合新数据和现有数据;开发多模式数据融合方法,对齐和组合信息,以更准确地描述疾病状态;无缝集成数据驱动和机械建模;通过标准化培训和验证减少模型不确定性;改善对数据、工作流和高性能计算的访问。③在伦理和监管方面包括确保所有利益相关者在 CPDT 开发中都有发言权;解决道德偏见和隐私问题;通过 CPDT 开发确保内置法规遵从性;建立并遵守数据治理和使用的监管标准。

飞利浦公司将数字孪生技术用于 MRI、CT 和介入 X 射线系统等大型医疗设备,通过在设备上安装的传感器收集和分析设备数据,实现对设备的预防维护和性能改善[15]。飞利浦设备数字孪生由设备数据、人工智能/数据分析、设备知识和设备物理建模四个组件组成,如图 14-7 所示。

一台典型的 MRI 设备平均每天可产生超过 10 万条日志消息数据(设备的技术参数而非患者的检查数据),设备数据组件负责获取这些设备数据。AI 和数据分析组件采用机器学习和统计学技术,对获取的数据进行分析和识别。设备知识组件利用对设备已有的知识(如设备原理、物理定律、已知模型等)对设备数据进行进一步确认。设备物理建模组件应用来自 AI 和数据分析组件、设备知识组件的数据,进行设备数字孪生建模,为医疗设备维护和改善提供预测。

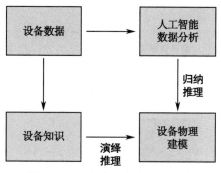

图 14-7　设备中数字孪生的组成

三、人体数字孪生

2020 年《欧洲心脏杂志》发表了一篇来自伦敦国王学院个性化电子心脏病学联盟的论文[16]。作者回顾了数字孪生在心血管医学领域的早期研究,讨论了未来的挑战和机遇,强调机制模型和统计模型在加速心血管研究和实现精确医学愿景方面的协同作用。

图 14-8 的心脏数字孪生模型显示,该研究通过演绎推理方式,应用物理和数学定律建立模拟心脏行为的机制模型,机制模型经过校准(calibrate)、优化(optimize)和验证(validate)循环迭代,能够提供良好的临床解释性和预测性;应用归纳推理方式,通过分析患者既往的临床数据构建反映心脏在类似条件下的行为,以及推断随着时间推移表现的统计模型,统计模型经过训练(train)、测试(test)和修正(revise)循环迭代,能够实现已知参数的自动提取以及发现隐藏在数据中的新指标。

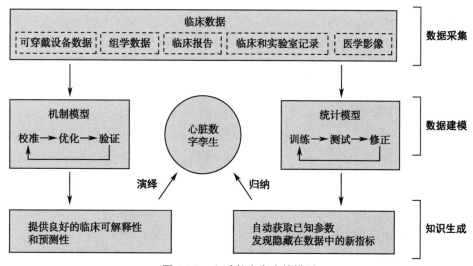

图 14-8　心脏数字孪生的模型

心脏数字孪生模型可以精确定位最有价值的诊断数据,也可以可靠地推断出无法直接测量或需要侵入性操作的生物标志物。研究认为,实现患者提供量身定制的个性化精准医疗目标,得益于两方面的基础研究成果:①能够获取患者的广泛数据的能力不断增强;②计算机算法在学习、推理和构建患者数字孪生的能力不断增强。由此产生的数字孪生模型,其诊断能力不仅要根据当前患者健康状况和数据进行调整,还要能够对未来治疗康复进行精准预测。

奥地利格拉茨医科大学生物物理学研究中心采用临床 12 导联心电图数据构建患者心脏数字孪生 CDT(cardiac digital twins),用于为患者提供心脏电生理的临床观察[17]。

图 14-9 显示了 CDT 的生成框架,CDT 的工作流程包括临床数据采集、解剖孪生建模和功能孪生建模

三部分。

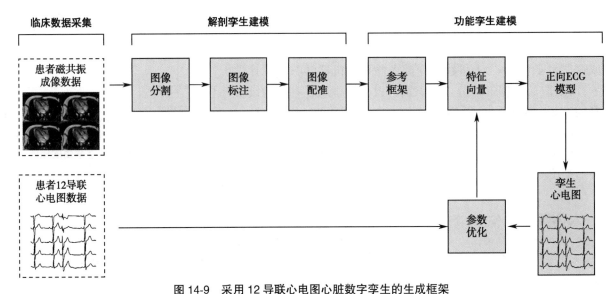

图 14-9　采用 12 导联心电图心脏数字孪生的生成框架

1. 临床数据采集　包括患者的磁共振成像影像数据和 12 导联心电图数据采集。MRI 影像数据用于解剖孪生建模,心电图数据用于功能孪生建模。

2. 解剖孪生建模　MRI 图像数据被分割(segmentation)转换为离散的多标签解剖网格(mesh)。该过程需要大量的计算资源以及训练有素的专家进行人工操作干预,才能实现所有感兴趣的解剖结构的准确表示。从上述过程可见,解剖孪生建模是基于演绎推理方法。

3. 功能孪生建模　首先建立参考框架(reference frame),用于编码 CDT 内位置、大小、长度和方向的描述。基于参考框架构建特征向量(feature vector),并通过随机采样方法实现模型降维,以提高计算效率。正向心电图(ECG)模型(forward ECG model)使用 Saltelli 采样实现个体患者的最佳参数功能配对,功能配对过程完全自动化,不需要任何人工干预。在参数优化环节,正向 ECG 模型的孪生(模型)心电图与临床心电图进行比较,通过参数优化迭代更新模型参数,以获得更好的孪生(仿真)精度。功能孪生建模主要采用随机采样处理,属于归纳推理方法。

第四节　展望

数字孪生作为新兴信息技术的深度融合,代表了未来科技的发展方向,其在医学领域的研究与应用必将催生健康医学领域的体系性创新和变革。

尽管数字孪生是物联网、云计算、大数据、人工智能和虚拟现实等新一代信息技术的综合应用,但在数字孪生的语境中,模型是本体,物理实体是参照对象,数据是反映对象特征的信息,仿真是在模型基础上探索物理实体的方法,因此信息建模是数字孪生的核心任务[18]。人体数字孪生涉及复杂的建模过程,临床的接受程度还有待观察,目前还在研究阶段。人体数字孪生建模高度依赖于演绎推理和归纳推理,前者是对已有知识的综合,后者是基于数据的新知识发现。人体器官已有的各种模型为数字孪生建模提供了基础和参考,在数字孪生建模中,这些模型被表达为数字化的参考、解剖、生理和功能等模型,构成数字孪生模型的构件。大数据技术,包括数据采集、传输、存储和处理技术、算力、算法,使得可以从海量的人体基因、影像、检验、检查、体征和病历数据中发现新的属性、关系和行为等知识,实现数字孪生建模的精准化和个性化。在人体数字孪生研究中,心血管数字孪生成为热点课题,有益于该领域在心血管数学模型、生理模型和仿真方面的长期研究和积累。

　　相比之下,医疗数字孪生展现了更多的应用场景。Gartner 公司 2021 年的一份研究报告指出,数字孪生是医疗机构态势感知的核心,它从物联网和其他资源收集信息,构建真实世界医疗机构的数字模型,建立医疗机构智慧和精确的实时态势感知机制[19]。医疗数字孪生为医疗机构提供实现临床沟通、危急警报、应急处理、患者参与、医患互动,以及行政管理和成本计算的创新技术,从而促进医疗机构能够在不中断服务和保证患者安全的情况下进行调整和动态模拟,实现快速改进和优化,以及能在正确的时间和地点将正确的信息提供给正确的人,使整个医疗机构实现高度感知的决策。该报告最后提出促进医疗机构实施数字孪生的三点建议:①在医疗机构的数字转型战略中包含数字孪生愿景;②开展数字孪生教育培训,让医疗机构人员了解数字孪生的益处,以及数字孪生如何助力实现部门和组织目标;③开始一个试点计划,从中体验数字孪生的机遇和挑战。

（李小华　赵　霞）

参考文献

[1]　M. Grieves. Virtually Perfect:Driving Innovative and Lean Products Through Product Lifecycle Management[M]. Cocoa Beach:Space Coast Press,2011.

[2]　EH Glaessgen,DH Stargel. The digital twin paradigm for future NASA and U.S. air force vehicles[EB/OL].(2012-04-16)[2022-07-30]. https://ntrs.nasa.gov/citations/20120008178.

[3]　中国信息通信研究所.工业数字孪生白皮书(2021)[R].北京:工业互联网产业联盟(AII),2021.

[4]　德勤.制造业如虎添翼:工业 4.0 与数字孪生[J].软件和集成电路,2018(09):42-49.

[5]　中移智库.2021 数字孪生技术应用白皮书[EB/OL].(2021-12-07)[2022-06-01]. http://www.100ec.cn/detail-6604418.html.

[6]　Roland R,Georgvon W,George LO,et al. About The Importance of Autonomy and Digital Twins for the Future of Manufacturing[J]. IFAC PapersOnLine,2015,48(3):567-572.

[7]　时培昕.数字孪生的概念、发展形态和意义[J].软件和集成电路,2018(09):30-33.

[8]　陶飞,刘蔚然,刘检华,等.数字孪生及其应用探索[J].计算机集成制造系统,2018,24(1):1-18.

[9]　Kasey Panetta. 5 trends drive the Gartner hype cycle for emerging technologies[EB/OL].(2020-08-18)[2022-07-30]. https://www.gartner.co.uk/en/articles/5-trends-drive-the-gartner-hype-cycle-for-emerging-technologies-2020#:~:text=The%20Gartner%20Hype%20Cycle%20for%20Emerging%20Technologies%2C%202020,access%20many%20public%20and%20private%20spaces%20and%20services.

[10]　刘宝宏.面向对象建模与仿真[M].北京:清华大学出版社,2011.

[11]　Microsoft Azure.Digital twins definition language v2.0 [EB/OL].(2022-04-01)[2022-06-09]. https://github.com/Azure/opendigitaltwins-dtdl/blob/master/DTDL/v2/dtdlv2.md.

[12]　陶飞,马昕,胡天亮,等.数字孪生标准体系[J].计算机集成制造系统,2019,25(1):2405-2418.

[13]　钱学森.一个科学新领域——开放的复杂巨系统及其方法论[J].上海理工大学学报,2011,33(6):526-532.

[14]　Hernandez-Boussard T,Macklin P,Greenspan EJ,et al. Digital twins for predictive oncology will be a paradigm shift for precision cancer care[J]. Nat Med,2021,27(12):2065-2066.

[15]　PHILIPS. The rise of the digital twin:how healthcare can benefit[EB/OL].(2018-08-31)[2022-03-01]. https://www.philips.com/a-w/about/news/archive/blogs/innovation-matters/20180830-the-rise-of-the-digital-twin-how-healthcare-can-benefit.html.

[16]　Corral-Acero J,Margara F,Marciniak M,et al. The digital twin to enable the vision of precision cardiology[J]. European Heart Journal,2020,41(48):4556-4564.

[17]　Karli Gillette,Matthias AF Gsell,Anton JP,et al. A framework for the generation of digital twins of cardiac electrophysiology from clinical 12-leads ECGs[EB/OL].(2021-07-01)[2022-03-01]. https://www.sciencedirect.com/

science/article/pii/S1361841521001262?via%3Dihub.

［18］刘青,刘滨,张宸.数字孪生的新边界——面向多感知的模型构建方法［J］.河北科技大学学报,2021,42（2）:
　　　180-194.

［19］Gartner. Hype cycle for real-time health system technologies,2021［EB/OL］.（2021-07-12）［2022-05-20］. https://
　　　www.gartner.com/en/documents/4003458.

第十五章

未来技术

人类在网络、智能等信息技术助力的便捷时代,生活、生产的需求不断演进,向越来越高的层次发展。本章从近年来初见端倪的技术着眼,畅想不久的将来可以助力医疗健康信息化的技术,主要包括深化延展互联网和智能技术,带来更高沉浸体验和接入便捷渠道的元宇宙技术体系;模拟仿真复杂人类生物脑结构和功能的类脑计算和脑机接口技术;极大提升计算和传输能力,实现高效计算和安全通信的量子技术;用于全息通信、万物智联的6G通信技术。这些技术将在未来几十年时间里落地商用。本章将从发展历程、技术架构、初见端倪的医疗健康行业应用、发展趋势等方面为读者揭开前沿技术的薄纱,畅想未来医疗健康的美好愿景。

第一节　元宇宙

人类从出现文明开始,便留下了开始思考生命、自我和宇宙的记录,对物理世界里的物质和虚拟世界里的精神存在何种关系,又如何相互影响,其探索延续至今,亘古不变。

我们当前阶段谈及的元宇宙(meta verse)和畅想,是脑意念自由切换并与现实可互相影响的共生场景,在未来,甚至可以基于意念进行精细识别并驱动现实世界,实现新型生产力、科研力、人文精神力,大力提速全人类文明发展步伐。

一、概述

一首诗歌,一部小说,包含很多人物形象和情节,但又从不直接对应现实或历史,翻拍的电视剧、电影是人进入其中情节元宇宙的渠道,虚虚实实,难分难解。

我们生活在很多虚虚实实、互相关联又能无缝连接的场景,临床示教学习中用到的教具、进行的实验是现实规律的浓缩,再用于实践和举一反三,虚的是学习时被教导的假想,实的是规律和可重现;诸如此类,不胜枚举,都是元宇宙的一种原始的、碎片化的场景。

这些进入和体验的方式受限于技术实现,还不能无限接近人的直觉体验,而真正的元宇宙是接近于无感式的沉浸式体验[1]。想象一下,一款装扮逼真的虚拟人引着你走向壮阔山河,如临其境,如何让人愿意承认这是虚拟世界? 如果将其应用到行为心理学训练和矫正领域,效果值得期待。

全息虚拟人打开了激发新形式内容创造和商用沉浸体验的大门,元宇宙步入寻常百姓生活生产场景。有学者提出,发展全息数字人是健康科技的高峰目标。元宇宙的内涵不仅在于其体验方式,还有其背后的技术、规则等(图 15-1)。

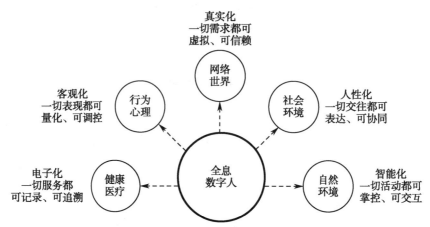

图 15-1　医疗健康对全息数字人的需求

由扩展现实(XR)掀起的远程会议、远程办公、远程协作元宇宙场景深入到了工作与生活中。疫情导致远程办公会议日渐增多,XR 通过简单易用的接入设备,如头戴眼镜,可以实现即时办公。办公应用 Horizon Workrooms、Mesh for Teams,参与者戴上 VR 眼镜,房间里随手划出一个空间,就可以身临其境地给同事们"当面"讲解 PPT,团队成员通过混合现实头戴式设备,以数字形象进入同一个数字空间,真身远隔千里,但不妨碍一起击掌欢呼。以参与者第一视角显示和交互,虚拟化的空间可全部自由个性化布置、智能化标注与提醒,比现实会议更贴近用户的直觉体验需求,带来的参与和产出效率大幅提升。

元宇宙(meta verse)的概念,实际起源于 1992 年,著名的美国科幻小说家尼奥·斯蒂文森在其小说《雪崩》一书中描述了一个平行于现实世界的网络世界——元界(meta verse)。现实世界中所有的人在元界中都有一个网络分身(avatar)。斯蒂文森笔下的元界是实现虚拟现实下一阶段互联网的新形态。meta 是元,有虚拟化、抽象、超越的含义,verse 是 universe 的简写,代表宇宙。

在信息技术中,"元"这一概念是个久远的方法学用词[2]。元宇宙不是一个全新概念,是一个经典概念的演化重生,是在扩展现实(XR)、区块链、云计算、数字孪生等新一代信息技术深度融合后,代指元化的,包括平台、容器和工具的虚实相融世界。当前元宇宙处于萌芽时期,业内对于元宇宙的定义和理解并没有形成统一共识和标准,由于体验、技术、规则等视角不同,维度也不一致,呈现百花齐放、百家争鸣的局面。

元宇宙的理论基础有两大流派,一派主张元宇宙与现实世界是平行的,相互独立,可以称之为平行世界派;一派主张元宇宙与现实世界的协作性,将虚拟空间与现实世界叠加,实现两个中间形态的互相补强,称之为虚实互融派。元宇宙具备新型社会体系的数字生活空间,包含虚拟原生的独立性和虚实共生的连接性双重定义,从实践落地来说,兴于社交和娱乐,中长期须与产业融合,为实体经济服务创造新业态、新模式,实现产业元宇宙,而元宇宙服务产业可以实现上下游链接。元宇宙具备四大特性[3]:①社交第一性,即马斯洛需求层次模型中的情感、尊重、自我实现等社交高层次需求;②感官沉浸性,与用户直觉相关;③交互开放性,与元宇宙交互过程将同时作用于虚拟与现实两个空间,人机共生,人、机均是生产、生活、思考的主体;④能力可扩展性,元宇宙元平台化、工具化。

元宇宙的未来是虚实融合的世界,包括了模拟现实的虚拟世界(复刻现实世界)、创新的虚拟世界(完全虚拟创造出来的人、物品、环境等新主体,现实中并无相应的对应物,同时包含约束主体行为的新规则,以及新主体具备的,开发者和用户不断创造、创新赋予的,叠加上人工智能形成的新智慧,其边界取决于人类的认知边界),也包括现实世界本身,甚至还有超越现实的虚实融合世界(高于、超越单一的虚拟或者现实世界)。

元宇宙虚实融合,从易到难,最复杂的是接近真实世界本质和内在逻辑的治理体系,如社会系统、经济系统、文明体系的规则,乃至治理体系中各种治理之争。元宇宙治理规则的融合是元宇宙的终极和核心问题,甚至会在一定程度上对现实世界产生影响和压迫[2,3]。

德勤认为,虚实互融的元宇宙具备五大特征,即逼真的沉浸体验(眼、耳、鼻、舌、身)、完善的世界体系(社会和治理体系)、巨大的经济价值(数字虚拟增值)、新运行规则(去中心化)、潜在的不确定性(政府、民间资本与元宇宙开发者和运营者、虚拟自然人、虚拟人四者间的治理之争)。

近年来随着算力、算法、数据、网络传输等各种技术的突飞猛进和应用生态的融合成熟,2021年元宇宙厚积薄发,给终端应用者带来沉浸的体验,除了娱乐互动性之外,还具备体验第二人生、反过来促进现实世界效率、拥有新的虚拟财富、新的影响力和社会地位等价值。

二、发展历程

如前所述,元宇宙的技术雏形很多年前就已出现,最早是以虚拟化形式呈现,对物理世界进行虚拟,形成精神层面的体现,如意念、知识、观念、习俗、作品中存在的虚拟人物、场景、情节等。在20世纪,计算机技术,尤其是网络技术普及应用后,到2020年,数字化叠加虚拟化形式进入寻常百姓生活生产乃至社交娱乐,如消费互联网为用户提供服务,包括AI、AR/VR、数字作品、电子商务等;工业互联网为企业等机构用户提供基于图像的自动AI质量检测、工业机器人、定制化设计生产一体等服务。

互联网、移动互联网技术风靡已成历史,陷入了内卷化的负向循环,不同形态内容的分发和商业化逻辑走向高度一致,在内容载体、用户体验、传播、场景、交互等方面都进入瓶颈期,实业界认识到其不再是先进生产力,互联网的内容形态对用户的吸引力明显下降,开始走向争夺用户时长与可支配收入的行业过剩窘态。元宇宙带来三大本质性改变的重构。第一是人的感官体验的重构。第二是交互内容和对象的生成及驱动方式的重构,AI会大量存在于供给、需求的各个环节。第三是内容颠覆式创新的重构:①元宇宙革新观众与内容的交互形式,如虚实交互;②创意驱动,以创意为导向的内容生产第一思维。

元宇宙有望具备碾压式的竞争力,但需要划时代的、集多种智能化功能为一体的通用型生产力智能硬件作为切入口。

因此,在新冠疫情环境影响、市场需求期待和技术推动的多向合力下,从2021年到2022年上半年,元宇宙进入了快速发展期。企业和投资机构是推波助澜的力量。

随着2022年1季度,元宇宙业界最强发声和业务储备的meta收入前景低于分析师预期,业界元宇宙关注热度开始下降,行业步入理智探索期(2022年2季度至2024年)。元宇宙相关概念股纷纷下跌,行业开始反思其真正盈利和创造价值的能力,定位准确、场景融合、深耕技术、能力出众的企业将获得市场青睐并胜出。

经过理智探索,预计到2030年,元宇宙将从生活娱乐等消费场景,向生产、全方位生活渗透并不断融合走向商业成熟,脱虚向实的步伐加快。2050年,跨学科交叉、跨行业合作,协同产生行业集中度高的巨头和生态链。到2070年,随着生命科学、脑科学、医学、交互、信息等科学基础理论和技术商用取得重大突破,沉浸式体验无限接近于现实体感,全面实现人类视觉、听觉、触觉、嗅觉、触觉、意念、味觉等的直觉仿真交互,并几乎全维实现人的动作、表情、姿态、情绪捕捉识别,实现元宇宙中的信息输入、处理和输出,达到以假乱真、虚实融深的程度。

从底层架构看,元宇宙包括如下四个发展阶段:①数字化设计,起步阶段;②数字孪生,为解决现实世界的一些问题,在虚拟世界中对已知物理世界的事物进行仿真建模,应用高性能计算进行推理;③数字原生,数字世界中原生出很多内容,即人工智能体生产(AIGC),或者用户通过轻便化的工具原创出在现实世界中不存在的内容;④虚实相生,数字原生足够强大,必然会反过来影响现实世界,并与现实世界相互融合,如数字原生通过自主挖掘临床与基因组学信息破解某个基因密码。

三、技术与架构

综合来说,用户使用元宇宙的场景顺序大致可分为五个步骤:①进入渠道,先接入,强调沉浸体验,以XR和数字孪生为主要技术群;②虚实人机互动[4],强调高仿真互动,包括3D引擎、实时渲染、深度合成、数字孪生等技术;③互动的同时需要以数字创作内容为基础;④身份、规则治理,支持不同用户、实体间相互识别和交互等,区块链技术是基础;⑤持续大规模在线运行,确保如现实世界有序运转、实时反馈,需要大量、高速、实时的计算和信息传输处理能力,以云计算、超算、无线通信(5G、6G等)为主。人工智能算法将支撑其中的绝大部分技术。

1. 进入 便捷的进入方式和逼真的沉浸体验是元宇宙的核心特征。消费端场景中支撑沉浸体验特征的技术,当前主要是XR沉浸式体验技术;在机构端生产制造过程中,主要支撑技术是模拟和感知物理世界的数字孪生和传感技术。

所有能够增强感官体验的硬件都能成为接入口。长期来看,元宇宙的接入口将非常多样化,除XR之外,还有智能耳机、触觉手套、体感服、脑机接口、隐形眼镜、外骨骼等,这些接入口的共性是能增强用户的沉浸感,带来更多维度的体验、交互。

2. 交互 模拟人体和物理世界的互动,如握手时手掌变形及温度等,需要3D引擎、实时渲染、数字孪生等技术;交互时的语言、文字、图像等的表达以及对应方的反馈需要人工智能的感知和认知融合的智能。高级形式的交互则为脑机交互。

3. 内容生产和运营 新内容/场景的制作、生产、运行、交互,依赖底层架构的大力升级(引擎/工具集成平台等)。数据处理的量级大幅提升,要求显示引擎为元宇宙各种场景数字内容提供重要技术支撑;3D建模为元宇宙高速、高质量搭建各种素材;实时渲染实现虚拟素材交互时的仿真效果;时间戳提供底层数据的可追溯性和保密性。大规模的信息运算和信号实时传输为虚拟世界的交互进行信息传输和处理,以确保身临其境的效果,对后端计算算力和网络传输、信息处理有特别高的时延、高可用、确定性要求。

4. 规则与治理 需要核心技术支撑,保障虚拟世界的物品、环境具备唯一性和去中心化特征。虚拟世界接近人类社会本质,同时还要实现去中心化的治理方式,其识别主要通过区块链技术体系为保障,包括分布式存储、分布式账本、共识机制、数据传输及验证机制、时间戳等(图15-2)。

从技术架构来说,元宇宙行业公认的六大核心技术为BIGANT,即区块链(blockchain)、交互技术(interactivity)、游戏(game)、人工智能(artificial intelligence)、网络与计算(network)、物联网(internet of things)(表15-1)。

元宇宙所依赖的各项技术的融合集成,呈现木桶效应。元宇宙能够实现的程度,取决于短板技术发展的程度,以及融合集成的深度。

当前,元宇宙布局能力强的技术供应方,均为互联网技术领域深耕的国内外巨头。同时,在一些垂直行业领域,也培育了相关的细分领头机构。元宇宙布局以美国与中国为主导,其次是日、韩两国积极跟进。美国在硬件入口、后端基建、底层架构三个方向优势较大,而中国在内容与场景、协同领域具备优势。

四、医疗健康行业应用

医疗健康行业长远高质量发展,需要拥抱元宇宙技术。元宇宙在健康医疗行业初见五大应用,包括临床手术、药物和医疗器械研发、医疗健康机器人、医疗健康教学、AI医技辅助(图15-3)。

1. 临床手术的主要应用 通过VR和AR技术实现患者内部解剖结构360°逼真成像,应用于术前模拟、手术预案制订、术中辅助等。术前根据患者数据模拟结构解剖图清楚展现并解决视角盲区,将整个过程在术前进行模拟,缩短手术时间、降低并发症的发生率、减少辐射暴露。术中操作智能辅助可以提高手术的灵活度与精确度,减少参加手术的人员,提高手术效率。借助AR设备实现患者导航影和人体结构实时投影,帮助医生更加关注手术和患者本身,降低医生和患者受到辐射的风险。

2. 药物和医疗器械研发的主要应用 AI、大数据、AR等技术应用于药物研发和医疗器械研发与制造,可以缩短研发周期,达到降本增效的目的。AI药物研发可以用于靶点发现、早期药物研发、临床前实验的设计与处理、临床试验、现有药物再利用、信息整合与新见解输出等多个方向,缩短研发时间,大幅降低成本,助力药企开发具有差异性、竞争力、技术门槛高的药物。在AI器械研发与效果评估中,元宇宙覆盖研发设计、生产运营、销售推广、培训指导以及售后增值服务等设备全生命周期,形成价值闭环。

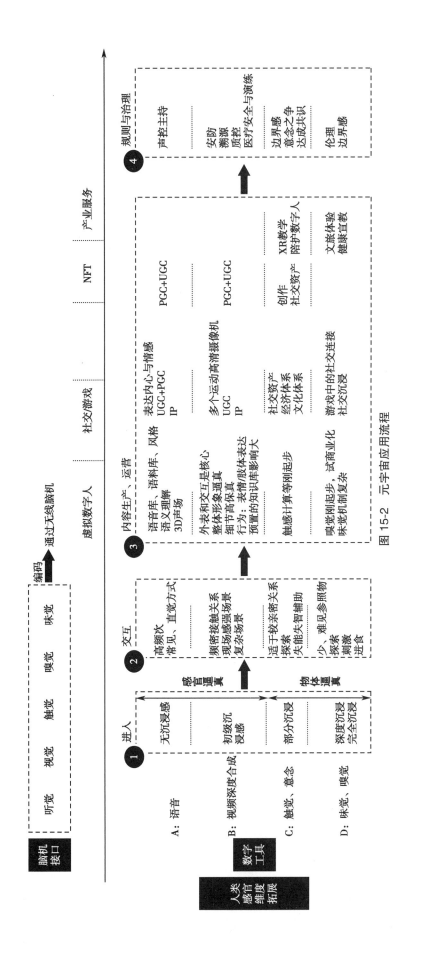

图 15-2　元宇宙应用流程

表 15-1　元宇宙技术架构

需求与场景 技术	沉浸体验与高仿真				实时运营、多维互动					高效内容生产		身份与规则			保障大规模持续在线
	XR	全息影像	脑机交互	传感	机器学习	计算机视觉	智能语音	自然语言处理	数字孪生	游戏引擎	深度合成	共识机制	数据传输与验证	分布存储与分布式账本	5G 云网边
区块链 (B)												∨	∨	∨	
交互技术 (I)	∨	∨	∨	∨		∨	∨	∨	∨		∨				∨
游戏 (G)			∨	∨	∨	∨	∨	∨	∨	∨					∨
人工智能 (A)			∨	∨	∨	∨	∨	∨	∨		∨				∨
网络与计算 (N)				∨		∨	∨		∨					∨	∨
物联网 (T)	∨	∨	∨	∨		∨	∨		∨		∨				∨

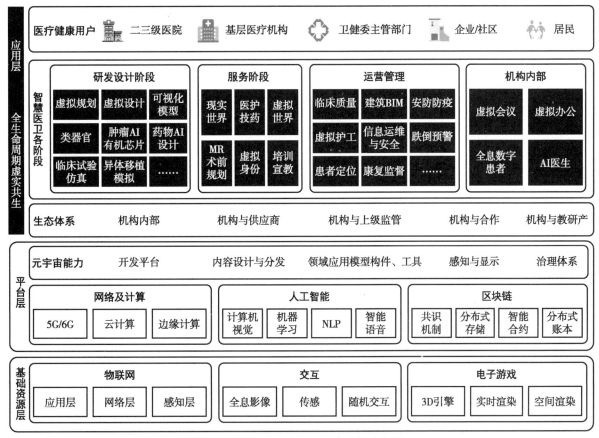

图 15-3 医疗健康行业元宇宙技术架构

3. 医疗健康机器人的主要应用 将 VR、脑机接口、人工智能运用于治疗中,解决康复、脑部及精神疾病等治疗和康复阶段的瓶颈。传统临床环境缺乏沉浸感和私密性,患者在治疗与康复中运动形式单调枯燥、容易产生厌烦情绪。医疗健康机器人能够提高患者投入康复医疗的积极性,将康复训练、心理治疗和病案数据库管理融为一体。

4. 医疗健康教学的主要应用 提供关于患者疾病的 360° 视图,不受时间和空间限制进行学习和临床训练。在医疗培训增强教学、解剖教学、数字医疗资源等场景,进行虚拟互动、试错、复盘总结,能提高学习、实验的沉浸感、精确体验,降低成本,且降低了时空限制。

5. AI 医技辅助的主要应用 AI 医技辅助可应用于辅助诊断、健康管理以及疾病预测,建立预测分析模型,实现医生、科室、医院、区域各种层次的智能辅助,如应用于人口健康管理、疾病智能诊断和预判等方面。

数字孪生用于药物临床试验、医疗护理服务、手术预演等医疗场景,为患者提供更高效的服务。通过人工智能开展生命前期仿真,构建患者全生命周期的数字预测模型,提供全生命周期的预测记录分析和决策支撑。

2022 年 2 月,中国首个元宇宙医学联盟(International Association and Alliance of Metaverse in Medicine,IAMM)在上海成立。

(一) XR+ 医疗健康

XR 提供沉浸式体验,全面仿真人类的视觉、听觉、触觉等感知,通过动作捕捉实现元宇宙中的信息输入、输出。通过 XR,医疗健康可实现诊断辅助、手术治疗、机器人生活照护、运动游戏方式治疗、心理治疗与缓释、肢残患者康复治疗与辅助等高价值场景。在实现技术层面上,目前虚拟空间的视觉和听觉发展最快,嗅觉、触觉和意念体验已有研发和商业应用的起步,味觉由于综合了多种感官的模拟,基础理论研究目前尚未有突破。

XR 包括虚拟现实（virtual reality，VR）、增强现实（augmented reality，AR）以及混合现实（mixed reality，MR）。

（二）数字虚拟人 + 医疗健康

数字虚拟人是以数字形式存在的，具有人类的外观、行为，甚至思想特征的虚拟形象。数字虚拟人是元宇宙人工智能发展的初级阶段。数字虚拟人技术体系中，核心的因素是"人"，外貌形象、行为表情、交互的拟人程度，提供足够自然逼真的相处体验，决定了其为用户带来的亲切感、参与感、互动感与沉浸感，是影响各类消费者接纳此项技术应用的核心要素和使用动力，是数字虚拟人在实际场景中取代真人的重要标准。

可以从外观、技术、应用三个层面对数字虚拟人（及前身）进行分类。

从外观角度，包括形态展现（静态、动态、交互）、外形拟人程度（超写实、写实 / 拟人、卡通风格）和图形资源维度（二维、三维）。

从后端技术角度，可分为计算机驱动（微软小冰等）、真人驱动（虚拟艺人等）和非交互型。

从应用角度，可分为虚拟形象型功能数字人（也称虚拟化身，有人格，如医药营销数字人、宣教主持人、心理健康娱乐形象、虚拟陪护形象等）、服务型数字人（纯虚拟人以及虚拟分身，无人格，如用于专业工作领域效率提升，可代替人类提供全天候、个性化服务的虚拟人，如虚拟数字医生、护士、护工、技师、心理咨询师等）。

虚拟人的制作流程涵盖了诸多技术，在制作方式逐步进化中，存在某些步骤互相融合的趋势，但尚无完全定型的整套解决流程。虚拟人制作中，核心且极具挑战的是建模、驱动、渲染三大流程（图 15-4）。

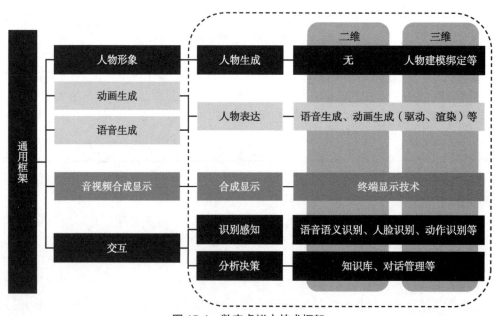

图 15-4　数字虚拟人技术框架

虚拟人的制作要规避最终的恐怖谷效应，即人们对机器人的正面情感随着其类人程度增加而增高，但当达到一个较高的临界点时，其残存的非类人特征会变得十分显著，引起人强烈的不适感。

虚拟形象型功能数字人相对来说不涉及医疗健康核心业务，在当前已经开始应用，职能载体型服务型机器人将成为数字虚拟人在医疗健康领域发展的主力，其他行业也类似。

虚拟数字人在医疗健康行业的应用，当前典型的有以下三种。

1. 智慧宣教和客服　伏羲、超脑专业虚拟人等平台提供一站式虚拟人相关定制式服务，落地场景广泛，适合运动健康宣教、虚拟陪伴、智能客服等医疗健康场景。规模化部署快速建立无障碍窗口，插电即用、操作简单，适用于医院等多种公共场合，缓解无障碍窗口短缺困境。基于后端的人工智能（跨模态融合自主学习技术,常识推理及联想决策技术)懂知识、善学习、能进化,实现"专业知识可定制,持续进化有温度"的目标。

2. 康复训练　具备康复训练功能的外骨骼机器人以及未来研发的自适应行走外骨骼机器人,帮助行动不便的老年人或残疾人实现自主独立行走的愿望,同时具备多模态情感理解能力,如陪伴虚拟人家族;仿生运动机器狗、智能驾驶小车、高精度的导航模组等,可以实现一定的健康辅助目的。

3. 数字医生助理　通过涵盖自然语言处理以及语音、手势、姿势及视线的感知及决策职能,智能人机交互,用于知识问答与宣教及 AI 数字医生,联合直播平台围绕健康主题,通过互动问答形式向公众普及健康知识。合作构建权威抑郁症知识库,推出免费开放的青少年抑郁症筛查平台。

多模态助手是医疗健康行业最为期待的应用,在通用 / 特定场景中,基于真人形象提供顾问、关怀、陪伴、事务处理等服务,提供关怀感与真实感,对用户系统个性化、虚拟人拟人程度、交互能力要求极高。具体的应用场景如下。

(1)医疗健身顾问:自主构建数字虚拟人陪伴应用。个性化健身教练,基于使用者实时运动情况等开展个性化交互。

(2)医院多模态感知:人机协同操作系统,在多模态数据感知、多领域知识推理、人机共融共判、数据安全共享四个方面实现了核心技术突破。

(3)个性化交互 AI 助手:虚拟 AI 助手,如以语音为载体,其多模态特性不具备相对优势,但在 XR 或全息投影等载体下,因具备具体形象而优势明显。

(4)情感陪伴:VR 系统可以帮助人们与已去世的亲人的 VR 形象重逢。类似的还有为居家养老者提供情感陪伴的数字虚拟人。

数字虚拟依然面临很多技术挑战,其中最大的是情感拟人化的程度,包括感知和认知的数字化以及融合。

(三)NFT+ 医疗健康

非同质化货币(non-fungible token,NFT)是区块链当前相关技术中较为成熟的一种,在区块链框架下能作为代表数字资产的唯一加密货币令牌,是元宇宙经济的基石。NFT 目前在结算层、协议层和应用层上已发展较为完善并开辟了数字藏品、虚拟世界多个市场。我国对区块链和元宇宙持谨慎开放态度,对虚拟货币、虚拟数字艺术品交易尤为谨慎。NFT 技术用于确保物品的稀缺性和不可复制性。对于医疗健康数据,此前大家较为关注的是资源化、形成主题和目录,为行业研究和教育等提供服务,其价值体现在无形中,但远未资产化,更没有资本化。NFT+ 医疗健康是实现医疗健康数据这种战略数据资源从资源化到资产化再到资本化的要素化过程中非常有力的技术支撑。

NFT 技术可以分四层,即基础设施层(底层区块链和网络存储)、内容资源创作层(UGC 和 PGC 开发平台)、交易流通层(综合交易平台,可跟踪和管理交易)和衍生应用层(展览、增值应用以及行业交叉结合应用等)。

2022 年 2 月,生物伦理学家领导的一个跨部门的学者团队提出,NFT 新兴技术可以让患者控制自己的医疗数据并从中获利,是 NFT 渗透到医疗健康行业的场景之一。将医疗健康数据的所有权交回患者是长期目标,但数据的完整性和隐私保护仍面临很多挑战。在美国,每年约产生 12 亿份临床文件,其中 80%的数据被困在电子健康记录系统中,将患者数据转化为 NFT 数字代币成为潜在的解决方案,形成数据的数字所有权,有效保护个人信息,并支持个人和机构等使用者获取健康信息。

NFT 在医疗健康领域的应用面临的挑战和风险如下。

1. 数据的不可改变性,包括不可删除和不可修改。区块链上的数据,任何错误或不准确都无法得到纠正,而健康信息可能存在原始的错误、纰漏等,可能会损害依赖这些数据的医学研究和患者护理。区块链的不可改变性与现行相关政策法律有抵触。

2. 技术复杂性降低了商业运营模式的吸引力,以及应用场景的可及性。NFT 技术很复杂,需要运营昂贵的专门中介机构来帮助铸造和管理医疗健康 NFT,普通人无法完全理解。

3. 医疗健康数据本身的异构、多模态、复杂多元、知识体系庞杂且迭代快,带来了数据资源化质量、规模和价值挖掘效率不高,从而导致市场渗透率、空间容量难以估摸。

4. 针对医疗健康数据的安全、伦理和隐私保护困难重重,尤其在跨境使用方面,涉及国家重大战略安全。

五、风险与挑战

2021 年元宇宙暴发后,主要应用于娱乐、社交、游戏、NFT 艺术品等领域,与生产制造领域的融合尚不够密切。元宇宙实时永续、数字孪生、融合现实等特性在深度应用上有很大潜能,但受限于当前技术能力,其潜力远未被挖掘。对元宇宙的畅想受到当前技术、产品、规则制度上的制约,具体包括:技术上还未达到能满足元宇宙体验的能力,产品上不管是硬件还是软件应用类并没有真正成熟的产品乃至场景落地,底层规则上还脱离不了中心化制约等,短期内难以从小众消费转向全民消费。

风险方面,易引发沉迷虚拟、隐私与伦理、知识产权归属、投机经济、技术垄断、舆论操控、治理争夺等多方面风险。其中,隐私与伦理风险是关系发展方向的关键要素,科技伦理治理推动科技向善是基础。截至 2022 年 3 月,国家已陆续出台相关科技伦理政策,如中国科学技术协会 2019 年发布《科技期刊出版伦理规范》,2022 年我国印发首个国家层面的科技伦理治理指导性文件《关于加强科技伦理治理的意见》,尤其是在制定科技伦理高风险科技活动清单这一任务上已经作出部署,对高风险科技活动的伦理审查结果进行复核,医学、生命科学和人工智能方面是重点领域;中国科学技术协会也在筹划推动成立科技伦理学会;国家卫生健康委员会也表示要提高伦理审查能力,强化监督管理。

六、发展趋势

元宇宙将走向元化、工具化、产业深度融合化。其中,重要的底层架构是数字孪生、数字原生乃至虚实相生技术架构。

在未来,元宇宙将比物理世界大数千倍,可能有一个新的城市,工厂、建筑等都将有一个数字孪生模拟与跟踪它的实体版本,数字孪生将服务比真实世界更大的经济实体。

数字原生指在数字世界中创造出现实世界里不存在的事物,纯粹用数字化的方法创新创造出原生的数字化产品或数字化服务。包括:①无代码开发工具,具有提供无代码环境的能力,即蕴含了巨大的商业机会;②人工智能体生产(AIGC),除了中心化的平台生产内容 PGC 和去中心的用户生产内容 UGC,元宇宙还会出现 AIGC,自发地在数字世界中创造原生的众多内容。数字原生是数字经济真正的推动者,是元宇宙最为核心的工具手段。数字原生是由“以物理世界为重心”向“以数字世界为重心”迁移的主要问题思考方式(图 15-5)。

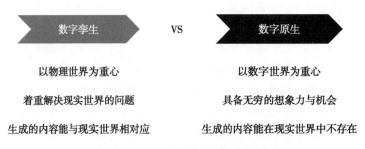

图 15-5　数字孪生与数字原生对比

第二节　类脑智能

我们屡屡在科幻电影中感受到类脑计算,支持脑机接口、交互的魔幻。在电影《黑客帝国》中,矩阵通过侵入式脑机接口和大脑神经连接,人类感受到视觉、听觉、嗅觉、味觉等讯号,用以囚禁人类心灵;在电影

《X 战警》中,X 教授通过脑波强化机将脑电波放大,可与任何人连接。

这些场景背后的技术原理是脑机交互与接口[5],以及类脑计算[6]支持,是重要的前沿科技。历史上,神经科学和人工智能两个领域一直存在交叉,对生物脑更好的理解将对智能机器的建造起到重要作用。脑科学的研究目的是认识脑、保护脑和模拟脑,其中模拟脑是人工智能的重要灵感来源和终极目标,类脑计算是模拟大脑信息处理机制的计算技术,而脑机交互与接口通常基于现有通用计算体系结构及人工智能进行脑电相关信息采集与处理以实现感知并模拟脑功能。

人的大脑约重 1kg,是由约 1 000 亿个高度连接的神经元以及 100 万亿个突触组成的复杂网络,其中的部分神经元专门负责特定功能,神经元之间的信息流同时通过电和化学反应两种方式实现。人脑的学习和记忆等智力能力来自神经元与突触互连的复杂网络。一个神经元结合突触前的输入刺激来发射电脉冲,而一个突触连接相邻的神经元以在整个网络中传输信号。

因为人类大脑足够复杂,机制还不明朗,因此,一些研究以最简单的智能生命体线虫为突破口,借鉴自然界要小得多的某些其他生物的大脑,如选择秀丽隐杆线虫(体长仅 1mm,共 1 090 个体细胞,其中 302 个为神经元细胞,是目前研究最为透彻的模式动物,能完成感知、逃逸、觅食、交配等一系列智能行为,是当前人工智能系统难以比拟的)作为通过生物神经机制模拟实现通用人工智能的最小载体,并开始商业应用,用于医药研发与医疗诊断等众多行业场景的智能应用体。其他的研究则瞄准更复杂的如人类生物大脑,开展精细化脑模拟与智能的相关研究,包括欧盟脑计划、欧盟脑计划支持下的 Blue Brain 项目、美国脑计划等,谷歌、Meta 等科技公司近年来也在持续加大对 AI 前沿领域的探索。

人工智能发展存在两大技术路径,一条是以模型学习驱动的数据智能,可以称之为脑启发(brain inspired)型,功能上模拟大脑;另外一条是以认知仿生驱动的类脑智能,即仿生类脑(brain like)型,结构上模拟大脑[7]。前者即通常所指的现今人工智能技术,已广泛应用于人脸识别、机器视觉等各大领域;后者作为全新技术还处于探索阶段,又称强人工智能,具备巨大的发展空间(图 15-6)。

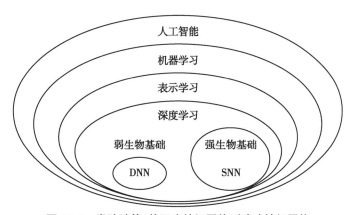

图 15-6　类脑计算:从深度神经网络到脉冲神经网络

强人工智能的发展任重而道远。实现脑机智能融合的关键技术环节之一是实现人脑与机器之间的信息交互,即脑机交互与接口,这可以认为是类脑计算的初级阶段,用于了解、建模,并模拟脑的一种过渡的技术。

类脑计算是当前的人工智能技术,在脑科学研究与信息等技术协同进化后的高级产物,需要底层架构的重构。类脑计算又称为类脑智能,是受大脑神经运行机制和认知行为机制启发,以计算建模为手段,通过软硬件协同实现的机器智能。类脑智能具备信息处理机制上类脑、认知行为表现上类人、智能水平上达到或超越人的特点。

2018 年 8 月,Gartner 公司发布 2018 年新兴技术成熟度曲线,公布了五大新兴技术趋势,其中类脑智能、神经芯片硬件和脑机接口被作为重要技术趋势,2019 年 12 月发布的成熟度曲线则分析认为类脑芯片最快将于 2023 年成熟,能效比有望较当前芯片高 2~3 个数量级,但人工通用智能技术成熟则需要超过 10 年的时间。

我国从 2010 年开始发起自己的类脑研究计划,被列入"十三五""十四五"规划并占据重要位置。《中华人民共和国国民经济和社会发展第十四个五年规划和 2035 年远景目标纲要》提出,在类脑智能、未来网络等前沿科技和产业变革领域,前瞻谋划一批未来产业。类脑计算是国家面向未来,特别是面向 2035 年远景目标提出的一个重要战略思想,将提前布局并积极培育发展类脑智能等未来产业。

一、概述

生物神经元要比人工神经元更加复杂。深度学习算法是一种人工神经元,虽然在层级上模拟了神经系统,但受限于计算机体系结构中存储与运算分开的模式,做不到像人类的神经元一样将计算(神经元)和存储(突触)一体化,只能把神经元的运作方式抽象成一个输入与输出相结合的计算过程。2021 年 7 月研究揭示,深度神经网络需要 1 000 个以上的计算单元,5~8 层互连神经元才能表征(或达到)单个生物神经元的复杂度。

(一) 模拟大脑的类脑计算

为了解决深度学习对算力和能耗的巨大需求问题,科学家提出的类脑计算思路为进一步模拟人脑神经元 - 突触体系,分别从算法和硬件两个方面探索打造人工大脑的方法(图 15-7)。

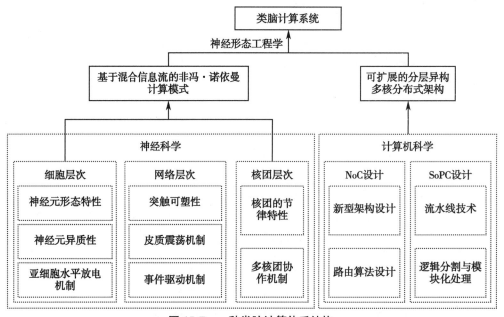

图 15-7 一种类脑计算体系结构

算法层面上,目前的研究重点是脉冲神经网络(spiking neural network,SNN)[7],是模仿神经脉冲信号传递、运算的人工智能算法。在脉冲神经网络中,神经元之间是神经脉冲,信息的表达和处理通过神经脉冲发送来实现。人类的大脑中便有大量神经脉冲在传递和流转。

SNN 的最大优点在于,相较传统算法中每个计算单元始终处于活跃状态,其每个计算单元只有在接受或者发出信号时才被激活,同时它进行的只有加减运算,节省了运算资源,也减少了求和量。但脉冲本身的不连续性使得传统的人工智能训练模式并不能适用于它,现在的神经形态计算还比较初步,发展水平与现有的主流人工智能算法相比还存在一定差距,所以尽管理论上其性能可以与深度学习算法相匹配,但相应的具体训练模式还处于研究摸索阶段。

硬件层面,类脑芯片也开始兴起。在芯片上模拟大脑,可以系统提升计算机的整体能力,是建造类脑计算机最关键的部件。类脑芯片主要负责模拟大脑神经元的功能特性、信号传递和学习方式,让计算机在低电能消耗的情况下完成感知、学习、记忆、决策等智能任务。研制理想的类脑芯片需要多个学科交叉融合,从中寻找突破口,如从材料层面探索类生物物质,从器件层面构造神经元与突触,从电路层面实现神经网络的连接,从算法层面研究大脑的思考能力等。

(二)模拟大脑的人工智能

脑机交互与接口可以看作是类脑计算的初级形式。其研究方面,部分已得到规模应用。传统或狭义的脑机接口(brain computer interface,BCI)是指利用中枢神经系统产生的信号,在不依赖外周神经或肌肉的条件下,把用户或被试的感知觉、表象、认知和思维等直接转化为动作,在大脑(含人与动物脑)与外部设备之间建立直接的交流和控制通道,为患者、残障人士和健康个体提供可选的与外部世界通信和控制的方式,以改善或进一步提高他们的生活质量。因大脑与外部接口的通路是大脑向外输出与控制,可以称之为输出式 BCI。

通过这种大脑与计算机或其他电子设备之间建立的直接交流和控制通道,用户直接通过大脑来表达想法或操纵设备,而不需要语言或动作。脑机接口的实现分为四步:脑电采集→信号获取及处理→信号输出(执行)→反馈。

另一种可以称之为输入式 BCI,由外部设备或机器绕过外周神经或肌肉系统,直接向大脑输入电、磁、声和光的刺激等,或神经反馈,以调控中枢神经活动。

广义的 BCI 则是上述输入、输出式 BCI 的合称,本文称上述由神经反馈构成交互式的闭环系统为交互式 BCI,即脑机交互与接口技术。业界对 BCI 较为共识的概念定义是由 Jonathan R Wolpaw 等人于 2012 年提出:脑机接口是一种测量中枢神经系统活动并将其转换为替代、恢复、增强、补充或改善自然中枢神经系统输出的系统,以改变中枢神经系统与其外部/内部环境正在进行的交互。

随着现代医学对大脑结构和功能的不断探索,人类已经对运动、视觉、听觉、语言等大脑功能区有了较为深入的研究,通过脑机接口设备获取这些大脑区域的信息并加以分析,在神经、精神系统疾病的体检诊断、筛查监护、治疗与康复领域拥有广泛的应用。

从人机交互方式来看,由于脑机接口直接捕捉大脑各部位产生的电信号,将电信号处理后用于控制电子设备,具备信息种类多、反应速度快等优势,在短期,非侵入式接口与 AR/VR 等技术相结合,可能成为键盘、鼠标、触摸屏等传统信息系统输入设备之后下一代人机交互方式。从实现的功能看,非侵入式接口能够对用户进行神经反馈训练,强化某一频段脑电波以达到增强反应的目的,如提高某方面的认知与决策能力;此外,可以将非人类感知能力转变为人类感知能力,如对超声波和磁场的感知能力,实现硅基生物与碳基生物融合,打造超强人类,让人脑进一步延伸发展。

脑机接口技术在医疗健康领域有广阔的应用前景[8,9]。长期来看,侵入式接口能够准确地捕捉大脑各个部位发出的信号,帮助伤残人士恢复对肢体的感知。医疗健康领域是目前脑机接口最大的市场应用领域,也是增长最快的领域。

二、发展历程

人类希望能模仿人、动物等生物脑的工作方式来处理信息,构建神经网络模型是模拟脑的关键。

欧盟 2013 年将"人脑计划"纳入其未来旗舰技术项目;2013 年美国总统奥巴马宣布启动名为"通过推动创新型神经技术开展大脑研究(Brain Research through Advancing Innovative Neurotechnologies)"计划,简称脑科学研究计划(BRAIN);我国 2017 年提出"一体两翼"的脑科学与类脑科学研究。目前许多国家专门成立脑科学研究中心,如哥伦比亚大学基础脑科学研究中心、新加坡科技研究局、清华大学类脑计算研究中心等。

构建类脑计算芯片的阵列集成系统,是目前国际通行的大规模类脑计算系统的技术路线。2016年开始类脑计算硬件出现突破,上线三款类脑计算平台,美国的 TrueNorth(异步纯数字实现)、德国的 BrainScales(数模混合实现)、英国的 SpiNNaker(异步纯数字实现),这些平台在细节思路上有所不同,使用不同的架构。

（一）模拟大脑的类脑计算

类脑技术是一个颠覆性的全新赛道，从芯片的算法，到架构、芯片的工作机制，以及应用等都是全新的。类脑计算更趋近于通用智能和强智能，更适用于多模态信息的处理。

类脑技术的出现距今已有二三十年的历史，该技术最早起源于 20 世纪 80 年代的美国，Carve Mead 和同事通过半导体晶体管模仿神经元的形态，进而理解生物大脑的工作机制。类脑计算成为重要的研究方向，逐渐受到各国重视。此后，在 1990—1995 年，其前沿研究从美国转移到瑞士的苏黎世。

1. 初期：神经计算　早期的类脑计算（brian like computing），即狭义神经计算（neural computation），将神经元和突触模型作为基础模型，用于现实中的识别任务，发挥模拟人脑功能，如字体和人脸识别等。这种机器学习基于统计学习和优化理论发展而来。在大数据和深度学习之前，这些理论主要用于数据量相对较小的数据挖掘，如逻辑回归、支持向量机（SVM）、主成分分析（PCA）、生成树、提升方法等优秀算法，基于训练数据的统计特征，通过优化方法得到模型参数，从而对测试数据作出预测或分类。

第一代神经网络是 1957 年提出的感知机（perceptron），结合了机器学习和神经元模型。单层感知器是一个具有一层神经元、采用阈值激活函数的前向网络。通过对网络权值的训练，可以使感知器对一组输入矢量的响应达到元素为 0 或 1 的目标输出，从而实现对输入矢量分类的目的。感知机具有很强的数学基础，是多项式回归的变种形式，因为激活函数不可导，所以使用梯度法进行优化，最后得出一组权值参数。

2. 中期：深度学习　早期感知机是单层的，只能完成线性的分类和回归任务，后来发展出多层感知机（multi-layer perceptron，MLP）并且激活函数使用可微分的 sigmod 函数代替，著名的反向传播（back-propergation）算法使得 MLP 可实现训练。MLP 是第二代神经网络，是深度学习的基础理论模型。

3. 近期：SNN　前两代神经网络都是在以数据科学为背景发展而来，将神经元的输入和输出抽象成向量和矩阵，神经元的功能主要是做矩阵的相乘运算。但实际上生物神经元对信息的处理不是由模拟数字组成矩阵，而是以脉冲形式出现的生物电信号，所以前两代神经网络仅保留了神经网络结构，而极大简化了网络中的神经元模型。

类脑计算的研究基础主要是以脉冲神经元模型为基础的神经网络。脉冲神经网络（spiking neural network，SNN）由 W Maass 在 1997 年首次提出，其底层用脉冲函数模仿生物电信号作为神经元之间的信息传递方式，是第三代神经网络。SNN 的优点是具有更多的生物解释性，结构更容易在硬件上实现，如 FPGA 等片上系统（on-chip system）。但是，脉冲函数不可导，因此 SNN 不能直接应用梯度法进行训练，SNN 中应用学习算法一直是近年来主要的研究问题[10]。

类脑计算发展历程主要事件见表 15-2。

表 15-2　类脑计算发展历程主要事件

← 1641 年	法国哲学家勒内·笛卡尔区分了物质自我（身体）和非物质自我（心智）
← 1690 年	哲学家约翰·洛克将意识定义为"对在人的心智中所经过之事物的感知"，为后来的研究奠定了基调
← 1838 年	查尔斯·达尔文看见一只红毛猩猩照镜子，并思索它是否拥有自我觉察，后来启发了自我意识的"镜子测试"
← 1890 年	哲学家威廉·詹姆斯出版了《心理学原理》
← 1915 年	西格蒙德·弗洛伊德宣称潜意识是人类行为的源头
← 1924 年	脑电图发明，它可以实时测量大脑的电波活动，从而打开了一扇观察心智的窗户
← 1950 年	阿兰·图灵发明了图灵测试，作为衡量机器有无意识的标准
← 1957 年	美国计算机科学家罗森布拉特提出感知机，结合了机器学习和神经元模型，是第一代神经网络
← 1960 年	罗杰·斯佩里进行了首批对"裂脑"患者的研究，并描述了奇特的自我觉察和认知失调现象
← 1968 年	发现四个睡眠阶段，人类会在这些阶段经历不同程度的意识丧失
← 1970 年	小戈登·盖洛普开发了镜像自我认知测试
← 1974 年	托马斯·纳格尔发表文章《作为一只蝙蝠是什么感觉？》，提出了理解意识体验的主观性问题
← 1977 年	人类首次进行功能性磁共振成像扫描，这种方法后来彻底改变了对活体大脑的研究

← 1981 年	伟博斯在神经网络反向传播（BP）算法中具体提出多层感知器,BP 仍然是今天神经网络架构的关键因素,加快了神经网络的研究,是第二代神经网络
← 1985 年	经颅磁刺激的发明,可以暂时"敲除"特定大脑区域,以探究它们的功能
← 1991 年	丹尼尔·丹尼特出版了《意识的解释》,陈述了他的唯物主义意识理论
← 1995 年	大卫·查尔默斯指出了理解意识这一"难问题"
← 1995 年	W Maass 首次提出脉冲神经网络,底层用脉冲函数模仿生物电信号作为神经元之间的信息传递方式,是第三代神经网络
← 1998 年	橡胶手错觉首次表明,人类的自我感比之前认为的更灵活
← 2011 年	艾德里安·欧文使用脑电图测量法,令被认为处于植物人状态的患者能够作出反应
← 2014 年	克里斯托弗·科赫提出意识拥有至关重要的网络属性
← 2014 年	计算机人工智能通过图灵测试

最初类脑芯片仅由科研学术机构进行探索,展示出出色的类似于大脑的计算模型巨大潜力后,许多大公司也开始参与类脑芯片的开发。在硬件芯片设计领域,2010 年,一种模拟演示突触功能的忆阻器被创造出来,这是探索基于 NVM 的神经启发式计算的首次尝试。从此,各国研究人员针对基于 NVM 的神经启发式计算的设备、体系结构、芯片和算法投入了越来越多的研究精力。

2021 年我国正式启动科技创新 2030 "脑科学与类脑研究"重大项目,将大力开展类脑研究。一些发达国家也相继提出类脑研究计划。可以预见,类脑研究将进入前所未有的高速发展期,催生一批新理论和技术成果,引领新一轮科技革命,目前已取得不少突破(表 15-3)。

分国别的研究重点来看,美国重视相关理论建模、脑机接口、类脑硬件等方面,主要目标是大脑新技术和实现脑科学的新发现;日本启动"脑科学战略研究项目(SRPBS)",重点开展脑机接口、脑计算机研发和神经信息相关的理论构建,侧重在实现各层次脑功能的模拟;欧盟"人脑计划"重点开展策略性人脑数据、脑研究数学与理论基础、大脑仿真平台、计算平台等领域的研究;韩国重视脑图谱绘制和核心技术开发等领域;我国侧重以探索大脑认知原理的基础研究为主体,发展类脑人工智能的计算技术和器件,应用方向主要为研发脑重大疾病的诊断干预手段。

在产学研合作方面,各国积极调动力量开展合作研发。

美国联邦政府机构主导类脑智能的基础与应用研究,大学、私营机构和企业等重点开展相关技术开发和产品应用推广,跨学科、跨部门合作。社会力量对类脑计算的投入与公共机构几乎相当。

欧盟将类脑计算研究分为核心项目和合作项目两类。核心项目由欧盟委员会资助,合作项目则通过吸引相关的机构、非政府组织参与。

日本相关研究主要由国际电气通信基础技术研究所、国家级技术研究所和各大学参与,通过跨学科合作的方式开展研发创新。

韩国注重脑研究相关部门机构间的合作运营,形成以脑科学研究院、基础科学研究院、科学技术研究院、生命工学研究院等为主体的合作体系,加强跨学科合作与交叉融合。同时鼓励以产品为导向的研发规划与实施。

我国类脑计算的产学研较发达国家起步较晚,从 2014 年开始,国内顶级高校、院所陆续成立脑科学与类脑智能研究中心,推进相关领域发展。2020 年,浙江大学填补国内本科神经科学专业空白,专门成立脑科学与脑医学学院,设立我国首个脑科学本科专业。

研究组织方面,国内相关的研究团队主要包括[11]:清华大学类脑计算研究中心(天机芯片团队)、华为中央研究院、之江实验室、浙江大学达尔文、鹏城实验室、中国科学院自动化研究所类脑智能研究中心、灵汐科技(天机芯片)、西井科技、时识科技(DYNAP 芯)。国外研究团队主要包括:曼彻斯特 SpiNNaker、欧盟 HBP 计划、苏黎世神经信息研究所(DYNAP,DVS,DAS)、滑铁卢大学(Nengo)、英特尔(Loihi 芯片)、IBM(TrueNorth)、斯坦福大学(Braindrop 和 Neurogrid)、剑桥大学(BlueHive)、德黑兰大学(Spyketorch 框架)。其中,西井科技、AI-CTX 等企业,以及浙江大学、清华大学、曼彻斯特大学等高校侧重点在类脑计算硬件平

表 15-3　各国类脑计算研发情况

国家	领先方面	研究重点	战略项目	产学研合作	重要机构	重要计算平台	硬件主要性能	专用传感器	SNN 软件框架
美国	全方位领先	理论建模、脑机接口、类脑硬件	BRAIN 计划	NIH、DARPA 等主导基础与应用研究＋大学、私营机构和企业等开展开发推广，跨学科、部门合作	IBM	TrueNorth	内置 100 万个模拟神经元和 2.56 亿个模拟神经突触	类脑耳蜗	—
					英特尔	Loihi1/Loihi2	包含 128 个计算核心，12.8 万个神经元，运算规模和虾脑相当/4nm，100 万个神经元	—	Nengo/SLAYER
					高通	Zeroth	—	—	—
					斯坦福大学	Neurogrid	单芯片神经元数为 6.4 万	—	—
瑞士	科研引领	大脑仿真平台、计算平台	欧盟 "人类大脑计划"	核心项目和合作项目	苏黎世联邦理工学院	DynapSEL	单芯片神经元数为 1 000	NEUROCHEM 嗅觉传感器	—
中国	科研领先			理论、芯片、软件、系统协同发展	西井科技	DeepSouth	可模拟出 5 000 万个类脑神经元	—	—
		侧重以探索大脑认知原理的基础研究为主体，发展类脑人工智能的计算技术和器件，应用方向主要为研发脑重大疾病的诊断干预手段	"脑科学与类脑研究" 国家重大科技专项	2014 年起顶级高校、院所陆续成立研究中心，推进发展	清华大学	天机芯	由 156 个计算单元组成，包含约 40 000 个神经元和 1 000 万突触	—	—
			"情感和记忆的神经环路基础" 专项	2020 年浙江大学成立脑科学与脑医学院，设立我国首个脑科学本科专业	浙江大学、杭州电子科技大学	达尔文	单芯片神经元数为 2 048 个	—	—
			"脑功能联结图谱" 专项		天津大学	众核 BiCoSS	—	—	—
					时识科技 (AI-CTX)	DynapCNN/XYLO	100 万个神经元	视觉 DYNAP-CNN 及 SoC-Speck/生物信号/身体信号/语音	开源 SINABS

续表

国家	领先方面	研究重点	战略项目	产学研合作	重要机构	重要计算平台	硬件主要性能	专用传感器	SNN 软件框架
英国	科研引领	通过超级计算机技术未来模拟脑功能	维康信托"理解大脑"	研发推动	曼彻斯特大学	SpiNNaker2	单芯片神经元数为 160 个 ARM	—	Nengo/PyNN/NeuCube
					剑桥大学	BlueHive	每个 FPGA 上 6.4 万个神经元	—	—
德国	科研引领	策略性人脑数据、脑研究数学与理论基础,大脑仿真平台、计算平台,大力支持教育等神经科学发展	欧盟"人类大脑计划"	研发推动	海德堡大学	BrainScaleS	单芯片神经元数为 20 万个	—	PyNN
日本	科研引领	脑机接口、脑计算机研发和神经信息等相关心理论构建	"脑科学战略研究项目" SRPBS	研究所和各大学参与,跨学科合作	国际电气通信基础技术研究所、国家级技术研究所、东京大学等	—	—	—	

台,并取得了较好的实验效果。华为、百度、微软、Meta 等企业主要围绕算法和应用开展研究,不断推进类脑计算的商业化落地。

类脑研究发展迅猛、前景广阔,但总体仍处于起步阶段。要想实现构建"人造超级大脑"的美好愿望,还需突破多个难点。比如当前单颗类脑芯片仅停留在百万级神经元规模,最大的类脑计算系统也只达到了亿级神经元,基于硬件的类脑计算过程模拟与真实大脑相比仍有不小差距,类脑学习的运作机制与算法研究还很有限。目前人类尚不了解神经信息如何产生感知觉、情绪、抉择、语言等各种大脑高级认知功能。要让科幻电影里那样的"人类超级大脑"计算机成为现实,仍需研究者久久为功。

随着神经模型、学习算法、类脑器件、基础软件和类脑应用等方面不断取得突破,类脑计算将迎来更为蓬勃的发展态势,为实现"人造超级大脑"带来希望。

(二)模拟大脑的脑机交互与接口

作为另一种技术途径实现模拟脑,即基于深度学习的人工智能的脑机接口的研究,起源于脑科学基础研究的发展,也可分为三个阶段。

1. 理解并保护脑　1924 年德国精神科医生 Hansberger 发明了 EEG 脑电捕捉设备,首次证明了放置在大脑头皮的电极能够测量反映大脑活动的电流,首次实现了对人类大脑电波的获取,并在之后几年尝试控制大脑信号并提出了脑机接口的概念。

从 20 世纪 90 年代起,网络、信号处理、计算能力迅猛发展,促进了脑机接口的加速研究和开发应用,研究成果主要用于认识及征服脑疾患,控制脑发育和衰老过程、神经精神性疾病的康复和预防。

2. 模拟脑　21 世纪初,BrainGate 首次尝试了侵入式脑机接口并有较为成功的效果,可帮助患者控制机械做简单动作,实现了脑部信息读取。

3. 商业规模应用　近 10 年以来,尤其是 2013 年实现微创脑机接口并采用局部场电位技术开启了商业规模应用大幕。科技硬件逐步成熟,脑机接口应用逐步多元,BrainCo、NeuraLink 等公司发布商业化产品。未来随着脑机交互及接口技术与 VR 融合的深入应用,将极大优化提升用户体验,技术将得到不断地迭代发展。

不同行业领域对需要记录的神经元数量及脑部位置有不同需求,可只采集记录部分神经元信息,并可结合其他采集信号信息进行融合分析,因此,行业应用深化,可加快神经元密码破解进度。据 BNCI Horizon 相关数据,脑机交互与接口技术的当前应用场景主要在医疗健康、科研、通信控制、文化娱乐等领域。当前,脑机交互与接口技术发展迅猛,不断迭代探索,应用场景不断深化。

脑机接口的研究在全球范围内广泛展开,研究的规模呈现明显上升趋势。美国在脑机接口的理论、方法和实践方面领先优势十分明显。欧盟和欧洲国家重视神经系统疾病研究,主要关注非侵入式脑机接口,日本也主要关注非侵入式脑机接口,倡导脑机接口和机器人系统的集成。

国内脑机接口研究取得的显著进展包括清华大学的高速无创脑机接口字符输入、华南理工大学的多模态无创脑机接口、天津大学的神经康复和航天应用、上海交通大学的情感识别等,但在核心范式、核心芯片、核心通信协议、核心算法、核心材料器件等方面均存在缺陷,产业化发展也才起步,未来将实现从点到面的突破,与国际水平接轨并走向前沿。

三、技术与架构

(一)模拟大脑的类脑计算

目前类脑计算的研究主要在三个方面:首先是基础的生物脑的神经元、突触及记忆、注意等机制的建模;其次是基于生物机制建模的神经网络学习算法以及在模式识别等机器学习任务中的应用;最后是基于生物激励的算法和神经网络的硬件系统研究。

类脑计算具有更好的硬件亲和力,不需要复杂的硬件进行矩阵运算,只需要在接收到脉冲时处理脉冲信号,计算效率得到大幅提高,目前已经有一些片上系统的原型出现,初步提供了 SNN 构建的人工智能框架。

技术架构上,硬件上基于仿生物学大脑实现通用的类脑计算芯片和专用的神经形态传感器(neuromorphic sensor),组成神经形态运算平台(neuromorphic computing platform);在其上搭建软件框架——SNN 仿真软件(SNN simulators),组成类脑计算的系统结构;在其上,运行传统人工智能与类脑智能的融合应用。

1. 神经形态运算平台　目前,对于硬件端的类脑芯片研究来说,最具挑战性的是如何把不计其数的脉冲 spiking 神经元和突触放进小小的芯片里,并让其链接结构可调整,解决该问题的主攻方向有三个。

(1)寻找工作行为特性相似的纳米器件。

(2)设计适合的新型计算体系架构:上亿甚至上百亿个类脑纳米器件,要将它们都按人类需要的行为模式协同工作,形成与类脑芯片运行相匹配的体系架构。一些体系架构基于互补金属氧化物半导体(CMOS)的神经形态电路,不支持神经元和突触的协同相互作用。同时实现神经元和突触是一大挑战,需要达到神经形态记忆中神经元和突触的功能适应性。

(3)解决能效问题:研究发现,人脑是一部能效极高的"计算机",若用现在的计算机去处理人脑承担的任务,粗略估计需要高达 100MW 的功耗,是人脑功耗的 500 万倍。类脑芯片不仅要像人脑一样根据外界动态信息作出反应并不断学习,还可以在无信息输入时进入"休息"的省电状态。

IBM 于 2014 年发布 TrueNorth 芯片,单个芯片由 54 亿个晶体管组成,仅消耗 70MW 功率密度,功耗是传统计算单元的 1/5 000,可以实时处理每秒 30 帧的彩色视频流,包含 300 万个神经元,处理功耗只有 200MW。曼彻斯特大学的研究人员开发了 SpiNNaker NM 平台,利用多个 ARM 内核和 FPGA 来配置硬件和 PyNN 软件 API,为 SNN 的硬件实现提供 ASIC 解决方案,并实现了平台的可扩展性。BrianScaleS-2 能够使用更复杂的神经元模型,同时支持非线性突触和定制结构的神经元。类似的还有浙江大学与和杭州电子科技大学共同研发的达尔文、清华大学的混合型天机、天津大学的众核 BiCoSS 等类脑系统。

2019 年 7 月,英特尔宣称其神经形态研究芯片 Loihi 执行专用任务的速度可比普通 CPU 快 1 000 倍,效率高 10 000 倍。

在国内,清华大学发布天机芯片,芯片包含约 4 万个神经元和 1 000 万个突触,被搭载在自动行驶的自行车上,能够实现目标探测和追踪、语音识别、避障、平衡控制、自主决策等多项功能。2020 年浙江大学牵头研制成功亿级神经元类脑计算机。

2. 专用领域类脑传感器　在面向专用领域的传感器方面,包括类脑视听嗅觉传感器等。传统视觉传感器基于周期性的视频帧,帧频越高,视频质量越好,但视频码流所需要的带宽也越大。类脑视觉传感器可以实现对高速移动物体的跟踪,而其所需要的码流带宽比传统的高速摄像头低很多,时间分辨率可达微秒级。动态视觉传感器的低带宽使其在机器人视觉领域具有天然优势,已应用于多种自主系统平台。

动态视觉传感器(dynamic vision sensor,DVS)、动态音频传感器(dynamic audio sensor,DAS)受人类视觉、听觉感知神经的启发,模拟基于人类视觉、听觉系统的事件驱动技术,场景发生很大变化时,提供非常高的时间分辨率,而且功耗低、分辨准确。

3. SNN 仿真软件　在类脑智能软件方面,主要是研究 SNN 的模型与算法[11]。

(1)脉冲神经元建模:脉冲神经网络包含具有时序动力学特性的神经元节点、稳态可塑性平衡的突触结构、功能特异性的网络环路等,高度借鉴了生物启发的局部非监督(如脉冲时序依赖可塑性、短时突触可塑性、局部稳态调节等)、全局弱监督(如多巴胺奖赏学习、基于能量的函数优化等)的生物优化方法,因此具有强大的时空信息表征、异步事件信息处理、网络自组织学习等能力。

SNN 的研究属于交叉学科,按研究目的可分为两大类:一类是更好地理解生物系统;另一类是追求卓越的计算性能及优化。SNN 主要结构有前馈(feedforward)和循环链接(recurrent)两种。SNN 的神经元模型总体上来说是一类以微分方程构成的模型,带有时间属性。可以理解为传统的神经元只是当前时刻的输入与权重的加权和,SNN 的神经元则是在一定宽度的时间窗内的输入与权重的加权和。在类脑智能的软件框架方面,在设计 SNN 的过程中不仅考虑了网络本身的可行性,而且还可以扩展到诸如生物学上的合理性、计算成本和学习机制之类的功能。SNN 的建模可按照仿真精度要求,有多种需求层次。搭建大规模生物仿真系统来负责生物脑的功能是极为困难的。

（2）训练与学习算法:脉冲神经网络的训练与学习算法可以划分为非监督学习、监督学习、强化学习和演化算法。

4. 类脑计算应用层 视觉协同显著性区域检测用于提高老人跌倒检测的准确率、提升视觉假体中视觉感知能力,实现避障、阿尔茨海默病检测、脑胶质瘤分类等功能。如抗跌倒精准检测即受大脑对视觉世界的刺激作出反应的启发,模仿人脑的视觉注意力机制实现智能检测(图 15-8)。

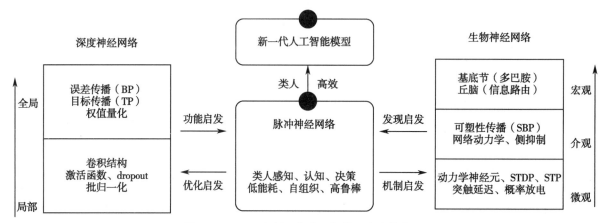

图 15-8 SNN 在新一代人工智能研发中的作用

人类对脑的认知机制的研究还存在很多空白,脑建模是在认知脑的基础上进行的,类脑计算算法还有很大的研究空间,目前发现的生物学机制只有少部分使用了计算神经学的方式进行模拟,被用在类脑计算中的机制则更加有限。

另外,类脑计算没有形成统一的理论框架,面对大数据时代还没办法取代深度学习等成熟算法和工具的地位。

与发达国家相比,我国在支撑类脑智能的前沿研究,以及软硬件结合的类脑智能机器人领域的原创与研发能力方面差距较大,需要做好脑科学、类脑两个学科的融合研究,产生原始创新的理论和方法,同时要进一步加强技术的应用和产业化,在新一代人工智能浪潮中迎头赶上。

（二）模拟大脑的脑机交互与接口

脑机接口是一个跨学科交叉研究领域,其中,与生命科学相关的学科领域包括基础神经科学、认知科学和心理学等;与医学科学相关的学科领域包括神经系统、影像医学(包括脑成像)、生物医学工程、神经工程和康复医学等;与信息科学相关的学科领域包括计算机科学与技术、自动化与机器人技术、人工智能(AI)技术和半导体集成电路技术等;与材料科学相关的学科领域等。

目前,受技术成熟度和安全性等因素的影响,无须手术植入的非侵入式脑机接口仍然是主流的研究方向,已有较为成熟的应用案例,而植入有创的侵入式脑机接口的研究组或人员相对较少,但该类脑机接口研究具有探索价值和潜在应用,关键在于相关技术的突破。

脑机接口底层的技术框架主要包括三个方面。

1. 采集、获取反映大脑活动状态的相关信息 主要是大脑中枢神经元的相关电位。采集的电位包括以下内容。

（1）神经元膜电位变化产生的锋电位(spike potential)或动作电位(action potential)。

（2）神经细胞突触间传递的离子移动产生的场电位(field potential)。

利用传感器采集并放大这些神经电生理信号,在不同位置和深度采集场电位,主要有头皮脑电信号(electroencephalograpm,EEG)、皮质脑电信号(electrocortico graphy,ECoG)以及局部场电位(local field potential,LFP)。

脑组织代谢活动相关的血氧信号等也能反映大脑的活动状态,采用脑磁技术(MEG)、磁共振成像等技术采集,适合特定的场景,如医学诊断、治疗。

脑电因无创、时间分辨率高、设备价格低廉等优点成为脑机接口研究采用最多的信号,也是最早采用的脑机接口输入信号。肌电、眼电等电信号同样具有较高的时间分辨率,是 BCI 中采集数据的主要辅助。

根据脑电信号获取的方式,可分为非侵入式和侵入式。

非侵入式接口的发展方向面向消费端,优点在于只需要通过相关设备对大脑皮质表面信号进行分析,无须外科手术介入,可直接进行信号采集和处理,如一些科幻电影中展示的可穿戴设备。

非侵入式接口避免了手术风险及部分硬件成本,但颅骨对大脑信号会产生隔离或衰减,分散和模糊,使得外部设备捕捉到的信号和清晰度较低。侵入式接口主要应用在医疗及康复领域,优点在于可以精准监测脑电波信号,多用于义肢器械操作,如电影《黑客帝国》中的脑电信号采集处理。

实用化的脑机接口系统,除了尽可能采集到时空分辨率高和信噪比高的高质量脑信号外,更为重要的是确保传感器的安全性、舒适感、人体工程美学和易使用。

2. 脑电信号的编码、解码,将大脑功能与相关信号模型对应,神经元和神经突触发挥意识、思维和记忆等大脑功能,并且这些功能有分区,对应于人体不同器官和肢体功能,负责感知觉、运动、注意、记忆、认知、语言、思维、情绪等各种功能。

编码过程是通过设计适当的实验范式,将脑功能编码在神经电生理信号中;解码过程是脑机接口技术对采集的电信号进行模式识别,解析得到大脑活动状态或意图。

(1)预处理:需要对脑信号进行预处理以剔除伪迹,提高信噪比或改善空间分辨率,方法主要有时域滤波和空域滤波。

(2)特征提取:根据特定的 BCI 范式设计的心理活动任务相关的神经信号规律来提取特征,采用时域、频域、空域方法或相结合的方法进行。

(3)模式识别:用户之间存在个体差异,应用先进的模式识别技术或机器学习算法训练分类模型。

3. 控制与反馈　根据通信或控制应用要求,把用户意图逻辑控制信号转换为语义控制信号,并转化为物理控制信号。

通过与脑机接口通信或可控制的多种计算机外部设备,如计算机系统、机器系统进行神经反馈等双向脑机交互。

应用条件反射和人脑可塑性,神经反馈可以把用户的脑活动特征、解码结果以及与外设通信或控制的结果以视觉、听觉或触觉等方式可视化地反馈到用户,以调整用户的心理活动,从而调节用户的脑信号,最终提升脑机交互的性能。

BCI 操作的关键在于两个自适应控制器——用户和 BCI 自适应算法的有效交互,神经反馈是其中的核心能力。此外,还有用于评估和提高用户运动想象能力的神经反馈功能。

四、医疗健康行业应用

(一)模拟大脑的类脑计算

我们可以畅想广泛的应用,所有当前和将来的人工智能应用场景都会是类脑计算的深耕领域,而医疗健康领域将会是其应用最大、最深的行业[12]。根据 Yole 2021 年 4 月发布的报告,类脑智能在人工智能的占比将会逐步提升,预计到 2035 年达到将近 20%。

首先,基于事件的反应式、多模态处理平台应用场景。反应式系统是一种类似于人脑工作原理的系统,在外部刺激下反应式处理。硬件类的平台包括物联网、机器人与无人机等,需要在智能处理环境实现自主决策与活动,可基于类脑计算体系实现。软件类平台包括电子病历、临床辅助决策、物联网管理、实时交互仿真临床示教与训练平台等,在类脑计算体系的辅助下,可对视觉、声音、掌纹、触觉、文本语义等进行感知与认知,由于是天然的多模态融合处理,其计算更高效低耗,决策更科学。

其次,人体植入式场景也非常适合类脑计算体系,脑电、心电、肌电信号分析,可采用植入式仿生智能感知设备,用于人机交互、人体增强。

最后,在端侧可以基于类脑智能创建新的强智能硬件终端,如端侧视觉、掌纹、指纹推理芯片等,以及压力、震动、温度、声音、定位、加速度等识别和检测,借助类脑智能,很多新的人工智能医疗器械、数字疗法、诊断工具将不断涌现。

(二) 模拟大脑的脑机交互与接口

脑机交互与接口技术的功能可总结为五类,在医疗健康行业均有不同程度的应用。

1. 监测 监测部分人体意识状态。如对陷入深度昏迷等微小意识状态的患者,帮助测量并评定其意识等级;对于存在视/听觉障碍的患者,用于测量其神经通路状态,协助医生定位视/听觉障碍成因。研究微型、轻便、无线、可植入的微系统,改变无线系统占比小的问题,实现对动物或人类在自由移动和自然状态下进行长期、实时和稳定的监测。

将人工智能领域的元学习方法引入神经科学及医疗领域,能在有限的医疗数据(几十到上百人的小规模数据样本)上训练可靠的 AI 模型,提升基于脑成像的精准医疗效果,预测个人的一些表征特性,如智商、对于某种药物或某项治疗产生的临床效果等,从而促进针对个人的精准医疗,提高社会的医疗与护理水平。

2. 替代 输出取代由于损伤或疾病而丧失的自然输出。如丧失说话能力的患者通过脑机接口输出文字,或通过语音合成器发声。帮助脊髓损伤患者恢复触觉,进一步丰富瘫痪患者的运动感知功能。

3. 改善/恢复 主要针对康复领域,改善某种疾病的症状或恢复某种功能,针对多动症、脑卒中、癫痫、记忆减退等疾病进行对应的恢复训练。对于感觉运动皮质相关部位受损的脑卒中患者,刺激失能肌肉或控制矫形器,改善患者的手臂运动。

瑞士临床研究通过 SleepLoop 实验性头戴式装置,向佩戴者头部发出一种慢波噪声,通过听觉来刺激并促进深度睡眠、一般性大脑功能、抑郁症、癫痫、创伤性脑损伤、帕金森病等的改善。基于 2D MXene 声学传感器的人工耳膜,模仿人耳膜的功能实现语音检测和识别,实现高精度的实时语音分类机器学习算法,达到可穿戴声学保健的目的。

基于 VR 设备的特定恐惧心理康复训练软件,是全球首个适用于特定恐惧症(恐高症)的医疗器械,针对临床治疗中需要患者自行想象各种场景和治疗效果差异大的痛点,借助 VR 眼镜,进入设定虚拟场景,引导并帮助患者识别诱发和维持恐惧的适应不良性认知,对抗回避反应,实现焦虑自然下降或放松训练以逐步减轻症状。

此外,还有癫痫发作抑制、孤独症儿童康复训练、实现肢体运动障碍诊疗的 BrainRobotics 智能假肢、痴呆症早期干预、脑卒中患者康复、慢性意识障碍改善等很多应用。

4. 增强 主要针对健康人,实现人体功能的提升和扩展。

侵入式接口利用芯片植入大脑,实现增强记忆、推动人脑和计算设备的直接连接等,如 2022 年我国自主研发的国内首款介入式脑机接口完成动物实验,Neuralink 正在开展研究并开始试用,可以监测超过 10 000 个神经元,利用一台神经手术机器人向大脑内植入直径 4~6μm 的脑电波监测线(1/10 发丝直径)。

非侵入式接口,包括美国 DARPA,利用电极贴在大脑皮质的特定位置,通过释放少量电流帮助学习者在短时间内快速提升学习效果,用于训练士兵的认知和决策能力,减少专业人员的训练时间;Focus 圆形头环用于开展专注力提升训练,通过 4 枚 EEG 电极获取脑信号,软件在信号获取后将提取并分析信号特征,开展专注力训练,广泛应用于中国、美国及欧洲等学校。

5. 补充 主要针对控制领域,增加脑控方式,作为传统单一控制方法的补充,实现多模态控制。如 Neurable 创建娱乐及健康教育方向的人机交互脑机接口,能够让用户借助脑电波控制 VR、AR 和智能手机。Ctrl-labs 腕带内置 16 排电极,监测手部肌肉神经的运动信号,借助机器学习算法区分每根神经的多个脉冲,从而将肌电信号转变为机器可读指令,并能操作虚拟键盘,将手指动作映射到 PC 或智能手机中。

第三节　其他未来技术 ∨

一、量子信息

量子信息技术,以量子计算、量子通信、量子测量为代表,是量子科技领域的重要组成部分,有望突破计算处理能力、信息安全保障和测量精度极限等方面的瓶颈,为推动基础科学研究探索、信息通信技术演进和数字经济产业发展注入新动能。

近年来,全球各主要国家在量子信息技术领域的关注和规划布局日渐加大,科研探索和技术创新保持活跃,代表性研究成果和应用探索进展前景可期,我国在此领域进展喜人,发展态势良好,未来有望在新一代信息技术浪潮中实现弯道超车,跨越式发展。

(一)量子计算

量子计算遵循量子力学规律,以量子比特为基本单元,利用量子叠加和干涉等原理进行高速运算、存储、处理信息,实现并行计算,能在某些计算困难问题上实现指数级加速,是未来计算能力跨越式发展的重要方向。量子计算机能够解决问题的规模在很大程度上取决于量子比特的数量,另一个维度是量子比特的质量(主要指标包括决定量子态可以保持多久的相干时间、量子比特之间的连接程度、门保真度等)。

近年来量子比特数量实现较大规模增长,超导量子比特数量即将进入百位时代;多技术路线齐放异彩,各量子计算硬件技术快速发展;越来越多的机构开始研发上层软件和算法,量子计算应用积极探索,并有越来越多的算法在小规模实际问题上得到实验[13]。

近期量子计算有望突破 1 000 个量子比特,量子纠错的进展对实现可用逻辑量子比特至关重要,量子计算与经典计算相结合的混合计算体系或将成为更加有效的应用方案,而量子计算在组合优化、化学制药、机器学习等领域也有望产生实际的应用价值。

中国连续两次实现了量子计算优越性,量子比特数量实现较大规模增长,祖冲之二号量子比特数量已达 66 个。国际上 IBM 推出了 127 量子比特超导量子处理器 Eagle 以及基于中性原子的 256 量子比特模拟器,软件开发和算法应用也在加紧实验探索中。

当前,量子计算处于含噪声中等规模量子(NISQ)时代。产业界均在努力增加量子比特数量,提升单个量子比特的质量。同时,由于多个量子比特相互作用会产生新的错误,学术界和产业界都在寻求纠错的突破。国内量子计算发展追赶很快,总体上,在量子比特数量和质量方面与国际上差距不大,但在支持量子计算运行的关键设备的研制方面,如稀释制冷机和测控系统,与国际水平相比还存在差距。此外,国内量子软件和算法开发相对落后,开展量子计算用例研究的企业偏少。

近几年,随着 100+ 量子比特设备的推出,需要开发适用于更大规模量子计算机的软硬件相关技术,为未来通用量子计算机的实现打好基础。

硬件方面,主流量子计算硬件技术(如超导、离子阱、光量子等)将并行发展。实现量子计算的物理平台需要有编码量子比特的物理载体,使不同量子比特之间可以可控耦合,并对噪声环境影响有一定的抵抗力。在最受关注的超导体系方面,中国技术团队已取得了量子计算优越性;离子阱体系提出了量子电荷耦合器件(QCCD)架构,比特串扰小,且可扩展性较好;光子技术除了达到量子计算优越性外,还成功实现了编程。由于量子纠错难题短期内难以突破,因此未来何时实现可用的量子逻辑比特还不清晰,如在超导技术体系方面,宇宙射线可能是导致量子比特出错的原因之一。此外,从几十到一百、从几百到一千,跨过每个门槛都可能需要工艺上的重大调整。最后,还需要解决串扰、发热控制和测控自动化等方面的问题。量子计算机短期内主要目标是规模扩大和性能提升,预计各个方案的运行温度和体积不会有量级上的变化。

量子计算与经典计算相结合的混合计算体系或将成为更加有效的应用方案。量子计算解决部分擅长的问题,而经典计算作为辅助来协同解决整个问题。目前国内外研究人员已开始研究混合量子-经典算法。未来,量子计算机可能在高性能计算中心与经典计算进行集成。

在软件算法方面,量子计算有望开始在若干领域实现具有应用价值的专用量子模拟机。目前,很多世界五百强企业开始进行量子计算的概念验证。但是还没有哪个领域的应用有公认的落地应用表现。根据技术成熟度判断,最先带来价值的应用可能会在模拟、化学、优化、机器学习等领域相关的方向出现。优化包括医疗健康流程的路径优化、运营与投资优化。有望用于小规模的分子模拟,是新药物、新材料开发的基础。另外,量子计算有望为更大规模的模拟提供加速,可能在学术领域产生价值,如通过模拟物理系统带来新的科学发现。

量子计算产业链将随科研及应用发展逐步形成,从稀释制冷机、低温布线生产商,到量子芯片、量子测控系统生产商,云平台、开发平台提供商,量子算法和软件开发商,到下游的制药、物流等。多学科相互协同、软硬件算法各方面研发相互促进,学术界和产业界共研、共创、共同进步,是促进量子计算的科研及产业生态健康发展的重要因素。

(二) 量子通信

量子通信利用量子叠加态及纠缠效应,在经典通信辅助下,进行量子态信息传输或密钥分发,在理论协议层具有无法被窃听的信息论安全性保证。主要应用包括量子隐形传态(QT)、量子密钥分发(QKD)、量子安全直接通信、量子秘密共享和量子密集编码等。

2022 年 5 月,中国科学技术大学潘建伟院士团队利用"墨子号"量子科学实验卫星,首次实现了地球上相距 1200km 的两个地面站之间量子态远程传输,创造了新的世界纪录,向构建全球化量子信息处理和量子通信网迈出重要一步。在产业化方面,2022 年北京冬残奥会上,应用量子加密对讲技术,将量子加密、专网通信、公网对讲等技术融合,基于翼安巡防量子加密平台开展对讲调度工作。主要功能为"点对点、可视化"的巡逻值守、精准化布防、指挥调度,实现人、车、地、事、物、情、组织的融合与关联,同时通过加密手段和链路安全技术实现端到端的加密通信,为会场指挥调度提供数据、链路双重安全保障服务。加密融合通信保障了北京冬残奥会的通信安全。

(三) 量子测量

通过微观粒子系统调控和观测实现物理量测量,量子测量在精度、灵敏度、稳定性等方面比传统测量技术有数量级提升,诸如时间基准、重力测量、磁场测量、目标识别等应用场景,有巨大的应用价值,在基础科研、生物医疗器械等领域应用前景广阔。

具体的应用场景包括量子定位导航、量子时间基准、量子目标识别、量子重力测量、量子磁场测量。量子磁力仪最高磁场测量灵敏度可达 fT 量级(10^{-15}T),可用于高精尖医疗检查检验。

二、6G 通信

面向 2030 年及未来,人类社会将进入智能化时代,社会服务均衡化、高端化,社会治理科学化、精准化,社会发展绿色化、节能化将成为未来社会的发展趋势。踩在 5G 巨人的肩膀上,全球业界已开启对下一代移动通信 6G 的探索研究,将从服务于人、人与物,进一步拓展到支持智能体的高效互联,实现由万物互联到万物智联的跃迁,成为连接真实物理世界与虚拟数字世界的纽带,促进社会生产方式的转型升级,助力人类社会实现"万物智联、数字孪生"。

6G 将主要应用于沉浸式云 XR、全息通信、感官互联、智慧交互、通信感知、普惠智能、数字孪生、全域覆盖八大场景。云化 XR、全息通信、智慧交互等沉浸化业务将带来更加身临其境的极致体验,满足多重感官、情感和意识层面的交互需求,并赋能生活、医疗健康、工业生产等领域,助力各行业数字化转型升级。通信感知、普惠智能、数字孪生等智慧化业务借助感知、智能等全新能力,助力物理世界的数字化,推动人类进入虚拟化的数字孪生世界。6G 构建全球无缝覆盖的空、天、地一体化网络,全球将不再存在任何移动通信覆盖盲点(表 15-4)。

表 15-4　6G 主要应用场景

业务	细分业务	内容
沉浸化	沉浸式云 XR	扩展现实（XR）是虚拟现实（VR）、增强现实（AR）和混合现实（MR）等技术的统称。云化 XR 作为通用业务将赋能工业、文化、教育等领域,助力行业数字化转型。云 XR 要求端到端时延 <10 毫秒,用户体验速率达 Gbps 量级
	全息通信	全息通信通过自然逼真的视觉还原,实现人、物及周边环境的三维动态交互,满足人类对于人与人、人与物、人与环境之间的沟通需求。全息通信可打通虚拟与真实场景的界限,为用户提供身临其境的沉浸体验。全息通信要求用户吞吐量达到 Tbps 量级
	感官互联	除视觉和听觉外,触觉、嗅觉和味觉等更多感官信息的传输将成为通信手段的一部分,感官互联可能成为未来主流的通信方式。不同感官传输的一致性和协调性需要毫秒级时延作为保证;触觉的反馈信息对定位精度提出了较高要求;安全性则需要保护用户隐私
	智慧交互	6G 将助力情感交互和脑机交互等全新研究方向,具有感知、认知能力的智能体将取代传统的智能交互设备,变革人类交互方式。智能体对人类的实时交互和反馈,时延 <1 毫秒,用户体验速率 >10Gbps,可靠性达到 99.999 9%
智慧化	普惠智能	到 2030 年,越来越多的个人和家用设备、城市传感器、无人驾驶车辆、智能机器人等都将成为新型智能终端,这些智能体通过不断学习、合作、更新,将实现对物理世界的高效模拟、预测。6G 网络的自学习、自运行、自维护都将构建在 AI 和机器学习之上,以应对各种实时变化,通过自主学习和设备间的协作为社会赋能、赋智
	通信感知	6G 网络可利用通信信号实现对目标的检测、定位、识别、成像等感知功能,获取周边的环境信息,挖掘通信能力,增强用户体验。毫米波、太赫兹等更高频段的使用将加强对环境和周围信息的获取。6G 利用通信信号的感知功能提高定位精度,实现动作识别等高精度感知服务以及环境监测等
	数字孪生	物理世界中的实体将在数字世界中得到镜像复制,人与人、人与物、物与物之间可凭借数字世界中的映射实现智能交互,通过在数字世界中对物理实体或过程进行模拟、验证、预测和控制,可以获得物理世界的最优状态。数字孪生对 6G 网络架构和能力提出诸多挑战,如万亿级的设备连接能力、亚毫秒级时延、太比特级传输速率以及数据隐私和安全需求等
全域化	全域覆盖	目前全球仍有超过 30 亿人没有基本的互联网接入,无人区、远洋海域无法通过地面网络实现信号覆盖,地面蜂窝网与卫星、高空平台、无人机等空间网络融合,构建起全球广域覆盖的空天地一体化三维立体网络。全域覆盖将为偏远地区、飞机、汽车、轮船等提供宽带接入;为全球没有地面网络覆盖的地区提供广域物联网接入;提供高精度定位,实现高精度导航、精准农业、应急救援等服务

　　2021 年 6 月,IMT-2030（6G）推进组正式发布《6G 总体愿景与潜在关键技术》白皮书,涵盖总体愿景、八大业务应用场景、十大潜在关键技术等。基于八大业务应用场景,6G 网络将提供更加普遍的服务能力,助力全人类的可持续发展。进一步拓展和深化物联网应用范围和领域,持续提升现有网络基础能力,进而实现由万物互联到万物智联的跃迁,从网络虚拟化走向网络智能化,是具有划时代意义的网络架构革命。

　　6G 网络可实现甚大容量与极小距离通信（VLC&TIC）、超越尽力而为与高精度通信（BBE&HPC）和融合多类通信（ManyNet）,相较于 5G,6G 的峰值速率、用户体验速率、时延、流量密度、连接数密度、移动性、频谱效率、定位能力、频谱支持能力和网络能效等关键指标都有明显提升（表 15-5）。

表 15-5　6G 与 5G 网络关键性能指标对比

指标	6G	5G	提升效果
速率	峰值速率:100Gbps 至 1Tbps	峰值速率:10~20Gbps	10~100 倍
	用户体验速率:Gbps	用户体验速率:0.1~1Gbps	
时延	0.1 毫秒,接近实时处理海量数据时延	1 毫秒	10 倍
流量密度	100~10 000Tbps/km²	10Tbps/km²	10~1 000 倍

续表

指标	6G	5G	提升效果
连接数密度	最大连接密度可达 1 亿个连接 /km²	100 万个连接 /km²	100 倍
移动性	大于 1 000km/h	500km/h	2 倍
频谱效率	200~300bps/Hz	可达 100bps/Hz	2~3 倍
定位能力	室外 1m,室内 10cm	室外 10m,室内几米甚至 1m 以下	10 倍
频谱支持	常用载波带宽可达到 20GHz,多载波聚合可能实现 100 GHz	Sub 6G 常用载波带宽可达 100MHz,多载波聚合可能实现 200MHz;毫米波频段常用载波带宽可达 400MHz,多载波聚合可能实现约 800MHz	50~100 倍
网络能效	可达到 200bits/J	可达 100bits/J	2 倍

依托 6G 通信的技术特性,可实现全息通信技术,即基于裸眼全息技术的高沉浸、多维度交互应用场景数据的采集、编码、传输、渲染及显示的整体应用方案,包含从数据采集到多维度感官数据还原的整个端到端过程,是一种高沉浸式、高自然度交互的业务形态,支持人类对物理世界进行更深刻的理解与感知。

在医疗健康领域,6G 除了替代 5G 网络外,应用场景将更丰富,新增的主要应用场景包括实现多维度交互体验、全息数字人、沉浸式全息影像、高质量人像互动医疗教学及远程教学、超智能医院信息网络、新态势模型展示、高带宽医院 IT 运维远程管理、低时延精密辅助手术显示及操作等。

(刘家红)

参考文献

[1] 速途元宇宙研究院 .2022 元宇宙产业趋势报告[R].(2022-03)[2022-06-19]. https://mp.pdnews.cn/Pc/ArtInfoApi/article?id=27009358.

[2] 国家质量监督检验检疫总局,国家标准化管理委员会 . 中华人民共和国学科分类与代码简表:GB/T 13745—2009 [S]. 北京:中国标准出版社,2009.

[3] 元宇宙行业深度研究报告:愿景、技术和应对[R]. 北京:德勤,2022.

[4] 金小桃,王光宇,黄安鹏 ."全息数字人"——健康医疗大数据应用的新模式 .[J]. 大数据,2019,5(1):3-11.

[5] 中国人工智能产业发展联盟(AIIA). 脑机接口技术在医疗健康领域应用白皮书(2021 年)[R/OL].(2021-08) [2022-06-14]. http://www.caict.ac.cn/kxyj/qwfb/ztbg/202107/P020210715603240201817.pdf.

[6] David Beniaguev,Idan Segev,Michael London.Single cortical neurons as deep artificial neural networks[J/OL]. Neuron, 2021,109(17):2727-2739.

[7] Zhang Y,Qu P,Ji Y,et al.A system hierarchy for brain-inspired computing[J/OL]. Nature,2020(586):378-384.

[8] 国家统计局 . 第七次全国人口普查公报(第一号)- 第七次全国人口普查工作基本情况[EB].(2021-05-11) [2022-06-15]. http://www.stats.gov.cn/sj/zxfb/202302/t20230203_1901081.html.

[9] 中共中央,国务院 ."健康中国 2030"规划纲要[EB/OL].(2016-10-25)[2022-05-19]. http://www.gov.cn/xinwen/2016-10/25/content_5124174.htm.

[10] 张铁林,徐波 . 脉冲神经网络研究现状及展望[J/OL]. 计算机学报,2021,44(9):1767-1785.

[11] Yannan_Strath. 类脑运算——脉冲神经网络(Spiking Neural Network)发展现状[EB/OL].(2020-08-24)[2022-05-19].https://blog.csdn.net/Yannan_Strath/article/details/108190281.

[12] 葛辰杰 . 类脑计算模型在智能医疗中的研究与应用[D]. 上海:上海交通大学,2020.

[13] ICV,光子盒 . 2023 全球量子计算产业发展展望[R].(2023-02)[2023-05-03]. https://baijiahao.baidu.com/s?id=1757963316638364236&wfr=spider&for=pc.

55检